全国高职高专医药院校教材

安徽省高等学校"十二五"规划教材

护理礼仪与人际沟通

（第2版）

（可供护理、助产等专业使用）

主　编　陈　文

副主编　吕绍玖　陈素琴

编　者　（以姓氏笔画为序）

丁　璐　　方士英　　王　侠　　吕绍玖

刘晓静　　陈　文　　陈素琴　　陈晓燕

范楚苓　　涂珣璟　　徐　雨　　黄　梅

夏和先　　臧谋红　　翟红慧

东南大学出版社

SOUTHEAST UNIVERSITY PRESS

·南京·

内 容 提 要

本书分上下两篇。上篇主要介绍护理礼仪概论、护士仪表礼仪、护士仪态礼仪、护士生活社交礼仪等；下篇主要介绍人际沟通概述、人际关系概述、护理工作中的人际关系与沟通、护理工作中的语言沟通、护理工作中的非语言沟通、护理工作中与特殊患者的沟通、多元文化与护理等。本书内容丰富，实用性和可操作性强，融理论、实践、案例于一体。

本书可作卫生职业教育高、中职护理、助产等专业教材，也可以作为在职护理人员培训教材，同时可供在职护理人员参考。

图书在版编目(CIP)数据

护理礼仪与人际沟通 / 陈文主编. — 2 版. — 南京：东南大学出版社,2015.3（2023.7重印）

ISBN 978 - 7 - 5641 - 5498 - 1

Ⅰ. ①护… Ⅱ. ①陈… Ⅲ. ①护理—礼仪 ②护理学—人际关系学 Ⅳ. ①R47

中国版本图书馆 CIP 数据核字(2015)第 029839 号

护理礼仪与人际沟通

出版发行	东南大学出版社
出 版 人	江建中
社　　址	南京市四牌楼 2 号(邮编：210096)
印　　刷	大丰市科星印刷有限责任公司
经　　销	江苏省新华书店
开　　本	787 mm×1 092 mm　1/16
印　　张	15.25
字　　数	378 千字
版　　次	2015 年 3 月第 2 版　2023 年 7 月第 7 次印刷
书　　号	ISBN 978 - 7 - 5641 - 5498 - 1
定　　价	32.00 元

＊ 东大版图书若有印装质量问题，请与读者服务部联系，电话：025—83792328。

第2版前言

护理礼仪与人际交往能力是护理人员职业素质的基本要求。

为了更好地培养具有良好的职业道德、符合角色需要的职业礼仪、掌握沟通技巧的高素质护理人才,我们组织有丰富教学经验的教师编写了《护理礼仪与人际沟通》一书。本教材自 2011 年发行第一版以来,得到了专家学者及广大师生的关注,并在 2014 年被安徽省教育厅批准为面向"十二五"省级规划教材。

通过多年的教学积淀,结合当前高等护理教育的课程体系、护士执业考试和职业岗位要求,本着去粗取精、充实完善的原则,我们对教材进行了修订,主要对护理职业人员仪表、仪态、交往、沟通、工作等多方面做了详细而全面的介绍,进一步强化了实训操作内容,强调实践技能的重要性和可操作性。为了填补本门课程的真人图示和教学视频的空白,进一步提高教学的可视性和趣味性,我们认真研读教材,拍摄了大量真人实景图片,自编、自导、自演了护士仪态训练、仪表训练、日常交往训练、工作场景训练等教学视频,让课堂教学与光盘视频教学相结合,查找自身的不足,改变过去教材艰深古板的固有面貌,并把教材内容和临床实践有机结合起来,有效突出教材的应用性,力求做到科学性、实用性、启发性和创新性,以实现教材新颖和质量上乘的目标。本教材结构完整,图文并茂,表述直观,内容通俗易懂,融传授知识、培养能力、提高素质为一体,通过理论教学、实践训练和仿真考核,使学生能初步应用基本礼仪原则和具备人际沟通的能力;通过礼仪和人际沟通知识的学习及案例的模拟训练,使学生提高社会适应能力。真正做到培养学生的评判性思维能力、创新能力、终生学习能力,有效实现教学与临床实践之间的对接、教学与社会需求之间的对接，为培养应用型护理人才打下坚实的基础。

本教材教学内容不仅适合卫生类职业院校的教学，同时也适用于卫生单位继续教育人员的培训。通过学习能使在职护理人员自觉养成良好的职业道德和符合角色需要的职业礼仪素质；学会与人沟通，提高人际交往能力；主动与患者沟通，正确处理各种护患关系，减少和避免护患冲突；通过语言和非语言沟通技巧，表达和传递护理人员对患者的人文关怀；强化以"人的健康为中心"的护理理念，实现优质护理服务。

本教材分为上下两篇：上篇护理礼仪分为四个部分，较为系统地介绍了护理工作者应掌握的礼仪常识，并对护理礼仪规范作了全面、详细的介绍，在教学内容和教学方法等方面进行了新的探索与改革创新，并辅以具体的实践训练。下篇人际沟通分为七个部分，主要介绍护理工作人员人际沟通的重要性及技巧。主要内容为人际沟通和人际关系的相关理论，语言、非语言沟通，护理工作中的关系沟通，并辅以案例教学。

本教材参加编写的人员有陈素琴（第一章），涂珣瑎、范楚苓（第二章），陈晓燕、徐雨（第三章），方士英、瞿红慧（第四章），臧谋红、王侠（第五章），刘晓静（第六章），臧谋红、吕绍玖（第七章），陈文（第八章），夏和先、黄梅（第九章），吕绍玖、王侠（第十章），丁璐（第十一章）。

由于编者的专业能力和学术水平有限，我们惟一的希望就是在教材的使用中能够得到使用者的批评指正，以便我们去不断地修订，从中获得宝贵的经验。借本书再版之际，我们对初版单元及篇幅稍作调整，以期更好地服务教学和社会。相关阐述若有争议，请以礼仪的国际惯例为准。

陈　文

2014 年 12 月

目　录

上篇　护理礼仪

— 1 —

目　　录

目　录

下篇　人际沟通

第五章　人际沟通概述

第六章　人际关系概述

目　录

目　录

目　录

上篇　护理礼仪

第一章　护理礼仪概论

学习目标

1. 掌握礼仪的概念、护理礼仪的内涵和规范。
2. 熟悉礼仪的特征、原则和功能。
3. 了解护理礼仪的作用。

第一节　礼仪的基本概念

人类的活动受自然规律的影响和制约的同时,还受社会规律以及由社会规律决定的各种社会规范的影响和制约。在这些社会规范中,除了道德和法律规范以外,还有一个很重要的方面,那就是礼仪规范。

社会心理学研究告诉我们,人与人之间的沟通所产生的影响力和信任度,是来自语言、语调和形象三个方面。但它们所占比重是不相同的,分别是:语言只占 7%;语调占 38%;视觉(即形象)占 55%。由此可见,形象的确是一种征服人心的利器。礼仪是构成形象的一个更广泛的概念,社交礼仪更包括了语言、表情、行为、环境、习惯等等,相信没有人愿意自己在社交场合上因为失礼而成为众人关注的焦点,也不希望因此给人们留下不良的印象。由此可见,掌握礼仪在社会交往中的运用就显得非常必要了。

一、礼仪的含义

荀子曰:"人无礼则不生,事无礼则不成,国无礼则不宁。"礼仪,作为在人类历史发展中逐渐形成并积淀下来的一种文化,始终以某种精神的约束力支配着每个人的行为。

礼仪是人类社会为了维系社会的正常生活秩序而制定的一种行为规范。对一个人来说,礼仪是一个人的思想道德水平、文化修养、交际能力的外在表现;对一个社会来说,礼仪是一个国家社会文明程度、道德风尚和生活习惯的反映。重视、开展礼仪教育已成为道德实践的一个重要内容。

从广义上讲,礼仪指的是一个时代的典章制度;从狭义上讲,礼仪指的是人们在社会交往中由于受历史传统、风俗习惯、宗教信仰、时代潮流等因素的影响而形成的,既为人们所认同,又为人们所遵守,以建立和谐关系为目的的各种符合礼的精神及要求的行为准则或规范的总和。

（一）礼仪是一种行为规范或准则

一个人要进入某一地域,就应了解那里的习俗和行为规范,并按照这样的习俗和规范约束自己的言行。

（二）礼仪是人们约定俗成、共同认可的行为规范

在社会实践中,礼仪往往表现为一些不成文的规矩、习惯,然后逐渐上升为大家认可的,可以用语言、文字、动作进行准确描述和规定的行为准则,并成为人们自觉学习和遵守的行为规范。

（三）礼仪是一个人的学识、修养和价值的外在表现

礼仪可以有效地展现施礼者和受礼者的教养、风度与魅力,它体现着一个人对他人和社会的认知水平、尊重程度,一个人只有在尊重他人的前提下,才会被他人尊重,人与人之间的和谐关系,也只有在这种互相尊重的过程中,才能逐步建立起来。礼仪是人际交往的通行证,遵守礼仪是一个人获得成功的重要手段和途径之一。同时,由于礼仪是社会、道德、习俗、宗教等方面对人们行为的规范,所以它又是人类文明程度的一种外在表现形式。从个人修养的角度来看,礼仪可以说是一个人内在修养和素质的外在表现。

礼仪是人类文明进步的重要标志,是适应时代发展、促进个人进步和成功的重要途径。现代社会的人们已经越来越意识到,一个有修养、有风度、明礼、诚信的人更容易在社会上立足。各行各业的从业人员都迫切需要掌握礼仪规范来充实自己,完善自我形象,改进人际关系,从而在社交中游刃有余,实现自己的人生价值。

二、与"礼"有关的概念

在中国五千余年的历史演变过程中,中华民族不仅形成了一整套完整的礼仪思想和礼仪规范,而且重礼仪、守礼法、行礼教已内化为一种自觉意识贯穿于中华民族的心理与行为活动之中,成为了中华民族独有的文化特质。

一般而言,我们认为"礼"是表示敬意的通称,是人们在社会生活中处理人际关系并约束自己行为以示尊重他人的准则。

与"礼"相关的词语最常见的有三个,即礼貌、礼节、礼仪。

礼貌:是人与人之间在接触交往中,通过言语、动作相互表示敬重和友好的行为规范,它体现时代的风格与道德品质,侧重于表现人的品质与素养。

礼节:是人们在日常生活中,特别是在交际场合,相互问候、致意、祝愿、慰问及给予必要的协助与照料的惯用形式,是礼貌的具体表现方式。它与礼貌的相互关系是:没有礼节,就无所谓礼貌;有了礼貌,就必然伴有具体的礼节。

礼仪:通常是指在较大或较隆重的场合,为表示重视、尊重、敬意所举行的合乎社交规范和道德规范的仪式。

礼貌是礼仪的基础,礼节是礼仪的基本组成部分。换言之,礼仪在层次上要高于礼貌、礼节,其内涵更深、更广。礼仪,是对礼节、仪式的统称,实际上是由一系列的、具体的、表现礼貌的礼节所构成的,是一个表示礼貌的完整而系统的过程。

三、对礼仪不同角度的理解

礼仪是在人际交往中,以一定的、约定俗成的程序、方式来表现的律己、敬人的过程,涉及穿着、交往、沟通、情商等内容。

(一)从交际的角度来看

礼仪可以说是人际交往中适用的一种艺术,一种交际方式或交际方法,是人际交往中约定俗成的示人以尊重、友好的习惯做法。

(二)从个人修养的角度来看

礼仪是一个人的内在修养和素质的外在表现。"金无足赤,人无完人",然而现实生活中,人们却都在以各种不同的方式追求着自身的完美,寻找通向完美的道路。我们认为,只有将内在美与外在美融于一身的人才称得上惟真惟美,才可冠以"完美"二字。加强个人礼仪修养可以说是实现完美的最佳方法,它可以丰富人的内涵,增加人的"含金量",从而提高自身素质的内在实力,使人们面对纷繁社会时更具勇气,更有信心,进而更充分地实现自我。

(三)从道德的角度上来看

礼仪是为人处世的行为规范或标准做法、行为准则。"明礼"已经成为我国公民基本道德规范之一。个人礼仪是社会成员之间相互尊重、彼此友好的表示,这也是一种德,是一个人的公共道德修养在社会活动中的体现。礼仪是一种文明。一个社会进步还是落后,文明还是野蛮,通过礼仪这个窗口就能够判断出来,越进步越文明的社会,就越讲究礼仪,社会成员的礼仪教养也就越好。

(四)从传播的角度来看

礼仪可以说是在人际交往中进行相互沟通的技巧。礼仪行为是一种信息性很强的行为,每一个礼仪行为包含着多层信息。当有了好的形象,好的开始,那么沟通就变得更自然更愉快,信息传递也更加有效。相信大家都喜欢和有内涵、有素质的人相处并交流思想。

(五)从民俗的角度来看

礼仪是人际交往中必须遵守的律己敬人的习惯形式,也可以说是在人际交往中约定俗成的待人以尊重、友好的习惯做法。简言之,礼仪是待人接物的一种惯例。

四、礼仪的构成

从礼仪的构成要素上来看,它至少包括四个方面:

(一)礼仪主体

指各种礼仪行为和礼仪活动的操作者和实施者。它包括个人和组织两种类型。

(二)礼仪客体

指各种礼仪行为和礼仪活动的指向者和承受者。礼仪的主体和客体相互依存,在一定条件下可以相互转化。

(三)礼仪媒体

任何礼仪行为和礼仪活动必须依托一定的媒介和媒体。这种媒介和媒体就是礼仪的媒体。宏观上可以将礼仪媒体划分为:人体礼仪媒体、物体礼仪媒体、事体礼仪媒体。

(四)礼仪环境

就是进行礼仪行为和活动的特定的时间和空间条件。

第二节 礼仪的特征、原则和功能

一、礼仪的特征

与其他学科相比,礼仪自身独具一些特征。我们学习与运用礼仪,就有必要了解它的一些主要特征,只有这样做,才能有助于深化我们对礼仪的认识。

（一）礼仪的规范性

礼仪是一种规范。礼仪是人们在长期反复的生活实践中形成,并通过某种风俗、习惯和传统的方式固定下来的,通过一定社会的思想家们集中概括出来,见之于人们的生活实践,形成人们普遍遵循的行为准则。这种行为准则,不断地支配或控制着人们的交往行为。规范性是礼仪的一个极为重要的特性。

（二）礼仪的多样性

礼仪与每一个人都有着密切的联系,它涉及不同的生活、学习和工作领域。同时,不同的个人,在其生活、学习和工作的特定领域里又有特定的礼仪要求。因此,不管是在内容上,还是在形式上,礼仪都是丰富多彩的。

1. 在空间上　由于地域和民族的不同,礼仪的表现形式在空间的分布上表现出多样性。由于各地的气候、物产、民风的不同,在礼仪中的许多具体细节方面,比如用什么样的礼品,穿什么样的礼服,都要从当地的实际情况出发,因地制宜。

2. 在种类上　礼仪的多样性还表现在礼仪的种类的繁多。例如在中国古代,就有"五礼"之说,祭祀之事为吉礼,冠婚之事为喜礼,宾客之事为宾礼,军旅之事为军礼,丧葬之事为凶礼。民俗界认为礼仪包括生、冠、婚、丧4种人生礼仪。实际上礼仪可分为政治与生活两大部类。政治类包括祭天、祭地、宗庙之祭、祭先师先圣、尊师乡饮酒礼、相见礼、军礼等;生活类包括五祀、高禖之祀、傩仪、诞生礼、冠礼、饮食礼仪、馈赠礼仪等。

3. 在社会生活上　由于社会生活的复杂多样,使每一个社会成员都要在其中扮演多重角色。社会成员在社会生活中随时随地可能出现角色转换,因此他必须相应地遵行不同的礼仪规范,因此,这也造成了礼仪的多样性。

（三）礼仪的继承性

礼仪是一个国家、民族传统文化的重要组成部分。每一个民族的礼仪文化,都是在本民族固有传统文化的基础上,通过不断吸收其他民族的礼仪文化而发展起来的,即礼仪在时间传衍上的连续性,在空间伸展上的蔓延性。

礼仪是一种传统,行为方式有时容易改变,但支配行为方式的文化心理则往往是相对稳定的。这种文化心理,尤其是群体文化心理,它是可以世代相传的。包括观念定式、思维定式、价值判断定式等。社会文化教育对于礼仪的世代传承具有决定作用。各种教育有效地实现了礼仪在全社会的推行,同时也保证了礼仪在历史上的传衍。

（四）礼仪的差异性

礼仪作为一种行为准则和规范是约定俗成的,这是民族礼仪文化的一个共性。但是对于礼仪的具体运用,则会因现实条件的不同而呈现出差异性。这主要表现在:同一礼仪形式常常会因时间、地点的不同使其意义出现差异。

礼仪的差异性,还表现为同一礼仪形式,在不同场合,针对不同对象,会有细微差别。如同样是握手,男女之间的力度就应不同,新老朋友之间亦应有差别。同样是打招呼,不同地区、不同民族也是不一样的。

（五）礼仪的社会性

礼仪贯穿于整个人类社会的始终,遍及社会的各个领域,渗透到各种社会关系之中,只要有人与人的关系存在,就会有作为人的行为准则和规范的礼仪存在。

（六）礼仪的应用性

礼仪具有很强的实用性和可操作性。从某种意义上说,它实际上就是有关交际艺术的科学。

（七）礼仪的实践性

与纯粹的理论演绎、概念探讨、逻辑抽象不同,礼仪来源于社会实践,并且直接服务于社会实践。

（八）礼仪的普及性

在现实生活中,每个人都必须参加交际活动,每个人都希望自己的交际活动能取得成功,而礼仪正是一门可将交际活动导向成功的科学。因此,礼仪是一门值得人人必修的普及性学科。

（九）礼仪的综合性

礼仪是一门专门研究人的交际行为规范的科学,这是它有别于其他学科的标志。但在另一方面,它又广泛吸收了许多其他学科的成果,用以充实、完善自身。在这个意义上,又可将它视为一门综合性学科。

（十）礼仪的限定性

礼仪主要适用于交际场合,适用于普遍情况下一般的人际交往和应酬。在这个特定范围之内,礼仪肯定行之有效。离开了这个特定的范围,礼仪则未必适用。这就是礼仪的限定性特点。

（十一）礼仪的可操作性

礼仪既有总体上的原则、规范,又在具体的细节上以一系列的方式、方法,仔细周详地对原则、规范加以贯彻,使其被广泛地运用于交际实践,并受到广大公众的认可。

（十二）礼仪的变异性

礼仪是一种社会历史发展的产物,并具有鲜明的时代特点。一方面它是在人类的交际活动实践之中形成、发展、完善起来的;另一方面,社会的发展、历史的进步,由此而引起的众多社会交往活动的新特点、新问题的出现,又要求礼仪有所变化,这就使礼仪具有相对的变异性。

人们在礼仪的社会实践中发现有不适合实际情况的,就会加以变通。由于时代的变革,人们的文化心理也随着发生了很大的变化,这就必然会引起礼仪规范的变革。传统礼仪中适应当时社会的那部分被保留下来,而不适应的部分就不再出现。

二、礼仪的原则

礼仪固然是一种行为规范,但总有一种指导思想去支配它,在日常生活中学习、应用礼仪,有必要在宏观上掌握一些具有普遍性、共同性、指导性的礼仪规律。这些礼仪规律,即礼仪的原则。因此,只有把握礼仪的原则我们才能真正体会礼仪的意义。

(一)宽容的原则

即人们在交际活动中运用礼仪时,既要严于律己,更要宽以待人。在人际交往中,要容许其他人有个人行动和独立进行自我判断的自由。对不同于己、不同于众的行为要能耐心容忍,不必要求其他人处处效法自身,与自己完全保持一致,实际上这也是尊重对方的一个主要表现。任何人,不论身份高低、职位大小、财富多寡,都有自觉遵守、应用礼仪的义务,否则,就会受到公众的指责。

(二)敬人的原则

这是礼仪的最主要原则,也就是尊敬他人的原则,是人际交往获得成功的重要保证,也是礼仪的核心。孔子曾经对礼仪的核心思想有过一次高度的概括,他说:"礼者,敬人也。"敬人的原则,就是人们在社会交往中,要敬人之心常存,处处不可失敬于人,要把对交往对象的恭敬和尊重放在首位,不可伤害他人的个人尊严,更不能侮辱对方的人格。

尊重更多地表现在我们应该在细节上处处为对方考虑,处处以对方为先。礼仪要求在行为上尊敬对方,更重要的是必须是发自内心的真诚的尊敬。

"敬人者,人恒敬之"。掌握了这一点,就等于掌握了礼仪的灵魂。

(三)自律的原则

这是礼仪的基础和出发点。礼仪在对每个人规定"敬人"的同时,确定的初衷不是兴兵戈,要达到"礼治"安天下,而不是使用暴力。从总体上来看,礼仪规范由对待个人的要求与对待他人的做法两大部分所构成。对待个人的要求,是礼仪的基础和出发点。学习、应用礼仪,最重要的就是要自我要求、自我约束、自我控制、自我对照、自我反省、自我检点。古语云:"己所不欲,勿施于人。"若是没有对自己的首先要求,人前人后不一样,只求律人,不求律己,不讲慎独与克己,遵守礼仪就无从谈起,就是一种蒙骗他人的大话、假话、空话。

(四)遵守的原则

即人们在交际应酬中,每一位参与者都必须自觉、自愿地遵守礼仪,用礼仪去规范自己在交往活动中的言行举止。没有这一条,就谈不上礼仪的应用、推广。

(五)适度的原则

所谓适度,就是礼仪的合理性和适用性,它必须符合事物的客观规律,必须切实可行,必须使与此有关的群体人员都能满意或是至少使大多数人基本上满意,应该有利于社会的进步。这就要求我们在应用礼仪时,要注意把握分寸,认真得体。

(六)真诚的原则

礼仪上所讲的真诚的原则,就是要求人们在人际交往中运用礼仪时,务必待人以诚、诚心诚意、诚实无欺、言行一致、表里如一。只有如此,自己在运用礼仪时所表达的对交往对象的尊敬与友好,才会更好地被对方所理解、所接受。与此相反,倘若仅把运用礼仪作为一种道具和伪装,在具体操作礼仪规范时口是心非、言行不一、弄虚作假、投机取巧,或是当时一个样,事后一个样,有求于人时一个样,被人所求时另外一个样,则有悖礼仪的基本宗旨。将礼仪等同于"厚黑学",肯定是行不通的。

(七)从俗的原则

由于国情、民族、文化背景的不同,在人际交往中,实际上存在着"十里不同风,百里不同俗"的局面。对这一客观现实要有正确的认识,不要自高自大、唯我独尊、以我画线,简单否定其他人不同于己的做法。必要之时，必须坚持入乡随俗，与绝大多数人的习惯做法保持一致，切勿目中无人、自以为是、指手画脚、随意批评、否定其他人的习惯性做法。遵守从俗原则的这些规定，会使对礼仪的应用更加得心应手，更加有助于人际交往。

（八）平等的原则

礼仪的核心是尊重交往的对象，以礼相待，对任何交往对象都必须一视同仁，给予同等程度的礼遇。不允许因为交往对象彼此之间在年龄、性别、种族、文化、职业、身份、地位、财富以及与自己关系亲疏远近等方面有所不同而厚此薄彼、区别相待。但是，我们是允许根据不同的交往对象，采取不同的具体方法。

知 识 链 接

白金法则

"白金法则"是1987年美国著名学者亚历山德拉、奥康纳等人提出的人际礼仪沟通原则，其基本内容：在人际交往过程中，尤其是在服务岗位上，若要获得成功，就必须了解交往对象需要什么，然后在合法的条件下努力满足对方。

这意味着，服务人员在工作岗位上要摆正自己的位置，意识到如何做到服务于人，做到处处以服务对象为中心。要做到对被服务对象时时有求必应，事事不厌其烦。同时，服务者需具有换位思考能力，在服务时真正地容纳和善待对方，而不是排斥对方。此外，在服务过程中，服务者应以一种正确而健康的心态宽以待人，尊重服务对象，善待服务对象。

三、礼仪的功能

学习礼仪的目的之一，就是使我们的言行在社会交往活动中，与自己的身份、地位、社会角色相适应，从而被人理解和接受。

礼仪是人们在生活和社会交往中约定俗成的，人们可以根据各式各样的礼仪规范，正确把握与外界的人际交往尺度，合理处理好人与人之间的关系。如果没有这些礼仪规范，往往会使人们在交往中感到手足无措，乃至失礼于人，闹出笑话，所以熟悉和掌握礼仪，就可以做到触类旁通，待人接物恰到好处。

礼仪是塑造形象的重要手段。在社会活动中，交谈讲究礼仪，可以变得文明；举止讲究礼仪，可以变得高雅；穿着讲究礼仪，可以变得大方；行为讲究礼仪，可以变得美好……只要讲究礼仪，事情都会做得恰到好处。总之，一个人讲究礼仪，就可以变得充满魅力。

礼仪的主要功能，从个人的角度来看，一是有助于提高人们的自身修养；二是有助于美化自身、美化生活；三是有助于促进人们的社会交往，改善人们的人际关系；四是有助于净化社会风气。

具体来讲，礼仪的实际运用功能和作用，它应有以下几点：

（一）沟通的功能

人们在社会交往中，只要双方都自觉地遵守礼仪规范，就容易沟通感情，从而使交际往来容易成功。

（二）协调的功能

在社会交往时，只要人们注重礼仪规范，就能够互相尊重，友好合作，从而缓和或避免不必要的冲突和障碍。向对方表示尊敬、表示敬意，同时对方也还之以礼。礼尚往来，有礼仪的交往行为，蕴含着彼此的尊敬。

（三）维护的功能

礼仪是社会文明发展程度的反映和标志，同时也对社会的风尚产生广泛、持久和深刻的影响。礼仪作为行为规范，对人们的社会行为具有很强的约束作用。它一经制定和推行，久而久之，便形成社会的习俗和社会行为规范。任何一个生活在某种礼仪习俗和规范环境中的人，都会自觉或不自觉地受到该礼仪的约束，自觉接受礼仪约束的人是"成熟的人"的标志，不接受礼仪约束的人，社会就会以道德和舆论的手段来对他加以约束，甚至以法律的手段来强迫。因此讲礼仪的人越多，社会便会越和谐安定。

（四）教育的功能

礼仪通过评价、劝阻、示范等教育形式纠正人们不正确的行为习惯，倡导人们按礼仪规范的要求协调人际关系，维护社会正常生活。讲究礼仪的人同时也起着榜样的作用，潜移默化地影响着周围的人。

知 识 链 接

曾子避席

"曾子避席"出自《孝经》，是一个非常著名的故事。曾子是孔子的弟子，有一次他在孔子身边侍坐，孔子就问他："以前的圣贤之王有至高无上的德行、精要奥妙的理论，用来教导天下之人，人们就能和睦相处，君王和臣下之间也没有不满，你知道它们是什么吗？"曾子听了，明白老师孔子是要指点他最深刻的道理，于是立刻从坐着的席子上站起来，走到席子外面，恭恭敬敬地回答道："我不够聪明，哪里能知道，还请老师把这些道理教给我。"在这里，"避席"是一种非常礼貌的行为，当曾子听到老师要向他传授时，他站起身来，走到席子外向老师请教，是为了表示他对老师的尊重。曾子懂礼貌的故事被后人传诵，很多人都向他学习。

第三节　护理礼仪的基本概念

一、护理礼仪的含义

人们对礼仪的研究，目的在于让它更好地服务于社会。

与其他服务行业相比较，护理人员是专业技术性较强的服务人员，是与患者接触最多、最密切、时间最长的群体。护理工作集治疗、康复、预防、保健于一身，实践着为人类健康服务的宗旨，作为社会主义精神文明建设的"窗口"行业，应该有更高的、更科学的礼仪规范要求,而无愧于"白衣天使"的崇高称号。对于护理人员个人来说,礼仪是思想水平、文化修养、交际能力的外在表现;学习必要的礼仪常识,有助于促进护理人员的社会交往,改善护理人员的人际关系。

随着医学模式的转变,以人的健康为中心的医疗护理改革正在不断深化。人们越来越深刻地认识到,高质量的医疗护理服务必须与高素质的护理人员相匹配。因此,护理人员不仅要有广博的文化基础知识,精湛的专业技能,而且还要有良好的护理礼仪修养。

护理礼仪是一般礼仪在护理工作中的运用和体现,它属职业礼仪的范畴,是护理人员在进行医疗护理和健康服务过程中形成的,被大家公认和自觉遵守的行为规范和准则,是护理人员职业形象的重要组成部分。它既是护理人员素质、修养、行为、气质的综合外在表现,也是护理人员职业道德的具体体现,包括护理人员的仪表、使用语言的艺术、人际沟通与沟通技巧及护士行为规范。

二、护理礼仪的特征

护理工作是一种独特的艺术。随着现代医学模式的转变和护理学的发展,严格护理管理、完善护理程序、强化护理人员高度的责任感都是现代护理发展成就不可缺少的促进要素。在贯穿这些要素中,护理礼仪作为护理工作的内在品质和灵魂,在当前的护理教育中越来越被重视,并作为护理人员在职业工作中应遵循的行为准则被规范下来,良好护理礼仪规范的实施已成为维护良好的护患关系的重要互动方式。

(一)规范的仪表

护理工作既是一门科学,又是一门艺术。患者在进入医院后,首先注意的是护士的仪表、风度,它决定着护患关系的发展方向。着装直接影响护士的职业形象,护士着装应符合护理工作的职业特点,护士服应大方、合体、干净,燕尾帽要戴端正,给患者一个利落的感觉;长发不拖肩,不化妆或淡妆上岗,给患者以整洁俊美之感;精神要饱满,以赢得患者的尊重和信任。端庄的仪表是建立良好护患关系的开端。

(二)规范的职业用语

俗话说,"良言一句三冬暖,恶语伤人六月寒。"护士在护理工作中熟练掌握和使用文明用语及职业用语尤为重要。工作中应当以"请"字当头,"谢"字结尾,在接待患者或进行各项护理操作时,应根据患者不同的年龄、性别、职业、地位、文化背景和病情等,给患者一个合适的称谓,以表示对患者的尊重;每次查房及操作时向患者问一声好;患者提出问题时,护理人员应耐心倾听,做好解释、解答和安抚工作;因护理操作失败给患者增加了痛苦时,要说"对不起",以表示歉意。

(三)规范的形体语言

形体语言是非语言交流的一个重要组成部分,护士在日常护理工作中要特别注意。比如:进出病区时步履轻盈,挺胸抬头,平视前方;患者向你走来时,要起身相迎;患者行动不便时,要出手相助;在为患者测血压、心率和脉搏等需要接触病人的身体时,冬天要先将手搓热;护理操作要认真、细致、规范,着力轻重、范围大小都要适当。护士通过这些形体语言,可以使患者消除顾虑,减少紧张情绪,增加信任感。

（四）规范的专业技术操作

患者生病后,既要忍受疾病的折磨,承担精神压力,还要忍受各种治疗带来的痛苦。因此,他们必然对护士提供的医疗护理服务质量提出更高的要求。所以,护士在进行各项护理操作时,要为患者着想。操作时,动作要轻柔、娴熟,以减轻患者的痛苦和思想负担,给患者以安全感;护士除了要具备扎实的理论基础外,还要不断提高自身的技能水平,以最大限度减轻患者的痛苦。

（五）规范的职业形象

在患者面前,护士应态度认真,对患者的病痛、伤残、死亡应给予同情和帮助,不可漠不关心或嬉笑诙谐,也不能哭泣悲哀,要做好保护性医疗;在护士办公室及病室内不应吃东西,不接受患者的馈赠;与患者讲话时,应注意保持平等水平,如患者坐着,自己也坐着,如患者站着,自己也应起身与之谈话。护理人员只有规范礼仪服务才能体现护理职业道德,这也是树立良好护理职业形象的有效手段。

在护理行业开展礼仪服务,使护理人员真正做到"微笑在脸上,文明用语在嘴上,娴熟动作在手上,仪表整洁在身上",用我们的"四心"(细心、热心、爱心、耐心)真情换来患者的理解、尊重和支持,从而减少护患矛盾,提高服务质量,更好地为患者服务。

三、护理礼仪在护理工作中的作用

随着社会经济的快速发展,人民群众的生活水平不断提高,各行各业对职业修养与礼仪规范的要求也越来越高,对医疗护理服务的质量提出了更高的要求。作为一名现代护士,为适应社会进步和现代医学模式转变的需要,除了具备扎实的理论基础、精湛的技术之外,还应具备良好的职业道德修养和文化修养,而良好的护士礼仪不但能使护理人员在护理实践中充满自信心、自尊心、责任心,而且其优美的仪表、端正的态度、亲切的语言、优雅的举止,可以创造一个友善、亲切、健康向上的人文环境,能使患者在心理上得以平衡和稳定,同时对患者的身心健康将起到非医药所能及的效果。因此,护理人员必须要学习必要的护理礼仪知识,规范自身行为,才能满足不同层次、不同文化背景的患者的自身护理服务需求。

（一）护理礼仪是强化护理行为效果,提高护理质量的重要手段

制度规范行为,礼仪通过行为体现。而护理质量取决于两方面的因素:一是护理技术,二是良好的护理礼仪。虽然护理质量好坏是由护理技术水平直接决定的,但如何使护理技术在应用中达到最佳效果,还取决于护理人员的职业礼仪。因此,护士护理礼仪的塑造,是强化护理行为效果、促进护理质量提高的重要条件。护士的一言一行、一举一动,以及护理操作的娴熟程度,对患者及家属都将起到举足轻重的作用。在护理工作中,礼仪被融于护理操作的每个环节,如入院接诊、三查七对、查房问候、交接班等。而良好的护理礼仪能使护理人员在护理实践中充满自尊心、自信心、责任心,并在独立工作时也能够用"慎独"精神来约束自己,从而减少差错事故的发生,避免护患纠纷,提高护理服务工作质量。

（二）护理礼仪是满足患者心理需求,促进康复的有效行为方式

护理人员在工作中的美不仅是外表美,同时还有心灵美、语言美、行为美。患者入院时投以微笑,并亲切地作自我介绍、环境介绍,消除患者因陌生而产生的不安情绪;及时询问病

情、耐心地回答问题、细致地讲解规章制度及一些疾病的注意事项，给患者讲解治疗的目的，可以使患者在与护理人员的沟通中得到安慰、理解、帮助和鼓励，有效地排除患者的紧张、焦虑心情，为早日康复而积极地配合各项治疗与护理奠定良好的基础。一位具有良好礼仪风范的护理工作者，给患者传递的信息就会产生正面效应；相反，如果护理人员在工作中不注意语言艺术、保护性医疗制度，就会给患者造成不良后果，对患者及家属造成很大的负面心理。所以，护理人员端庄的仪表、得体的举止、和蔼可亲的态度、恰当的言谈等良好的礼仪行为可达到医药所不能达到的良好效果。

（三）护理礼仪是协调护患关系的润滑剂

礼仪是社会活动中的润滑剂，它对营造一个平等、团结、友爱、互助的新型人际关系起着不可忽视的作用。长期以来，护患关系一直停留在单纯的打针、发药、机械地执行医嘱、完成一些技术操作和简单的生活护理上，护患之间缺乏应有的沟通和交流，而在市场经济的今天，护患关系不再是单纯的患者与护士关系，而是建立在平等、信任合作之上。良好的护士礼仪所表达的是尊重，无论是对患者、对家属，还是对医生，热情大方、仪容整洁、语言亲切、举止优雅，都能使人产生亲切感、温暖感、信任感。这样患者就愿意与护士接近，将自己的问题说给护士听，既可及时解决问题，也便于发现患者现在或潜在的健康问题，防患于未然。

（四）护理礼仪能塑造护理人员的职业形象

在激烈的社会服务竞争中，社会对护士的业务水准提出了更高的要求。现在社会上有一部分人对护士的形象不太肯定，有一定的偏见。这就说明我们自身做得不够好，在工作中，我们有些护士因为工作忙，对患者及家属态度冷硬、不耐烦，严重损害了护士的形象。护理人员在工作中学习和运用护理礼仪，是宣传、塑造护理人员职业形象的主要手段。

（五）护理礼仪是美化医院等医疗卫生场所和社会环境的良方

在医院竞争日益加剧的今天，随着医疗改革的不断深入，医院所面对的最重要的公众——患者，有权利对医疗单位进行选择。随着医学模式的转变，人类对健康的需求以及对医疗质量要求的提高，礼仪已成为代表医院文化、促进医院文化建设的重要组成部分。护理人员可以从仪表、言谈、姿态、操作等方面强化礼仪规范，在和患者的交往中践行护理礼仪。因为礼仪蕴涵着丰富的文化内涵，是一种高尚、美好的行为方式，良好的护士礼仪能潜移默化地净化人的心灵，并可以通过劝阻、教育等形式纠正患者的不良生活习惯。同时礼仪讲究和谐，重视内在美和外在美的统一，当一个人重视了自身的美化，人际关系将会更加和睦，护理纠纷将会逐步减少，工作和生活也将变得更加温馨。

良好的礼仪可以体现出护士的文化修养、审美情趣及知识涵养，是个人自尊自爱的表现。护士在工作中注意自己的礼仪也反映出自己敬岗、爱岗、对岗位工作的高度责任心和事业心。护理礼仪服务还可以带给患者一个整洁、舒适的居住环境，同时创造一个友善、亲切、健康向上的人文环境。从某种意义上说，护理人员的形象提高了，同时也塑造了医疗机构的整体良好形象。特别是在医院竞争日益激烈的今天，护士礼仪作为医疗服务的内在因素，已为大多数医院所接受，并且它作为技术服务的附加服务越来越被患者所关注，成为影响医院在社会公众中总体形象的关键，成为人们选择医院的重要考虑要素。优质的护理服务，高水平的人员素质，饱满的精神风貌将直接显示医院的管理水平，同时也关系到医院的发展。因此,护理礼仪是护理人员应具备的职业素质。

1. 什么是礼仪？它有哪些特征、原则和功能？

2. 护理礼仪的含义是什么？它有哪些特征？

3. 作为一名现代护理人员,学好和掌握护理礼仪并运用于护理工作实践,它有哪些现实意义？

（陈素琴）

第二章　护士仪表礼仪

学习目标

1. 掌握护士妆容礼仪和着装礼仪的基本要求。
2. 熟悉护士仪表礼仪的基本原则。
3. 了解皮肤的种类和养护。

第一节　护士仪表礼仪的基本原则

一、护士仪表礼仪

（一）仪表的概念

《礼记·冠义》中称："礼仪之始,在于正容体,齐颜色,顺辞令。"意思是,礼是从人的仪表开始的。仪表,即人的外表,是一个人精神面貌、文化教养、内在气质、性格内涵的外在表现,也是个人基础礼仪和个人形象的重要组成部分。它是一种无声的语言,通过人的容貌、发型、服饰、动作、姿态来体现(图2-1)。

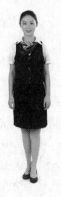

图 2-1　优雅的仪表

一个人的仪表不但可以体现他的文化修养,也可以反映他的审美趣味。穿着得体,不仅能赢得他人的信赖,给人留下良好的印象,而且还能够提高与人交往的能力。相反,穿着不当,举止不雅,往往会降低你的身份,损害你的形象。由此可见,仪表是一门艺术,是一种文化的体现。它既要讲究协调、色彩,也要注意场合、身份。

（二）护士仪表的概念

护士仪表是护患交往中最先摄入对方视野的信息,是形成最初印象的因素,它是由天然形象和外饰形象共同构成。天然形象指的是人的自然长相,包括五官、脸型、身材等;外饰形象是指通过修饰塑造的外观形象,包括发型、服饰、化妆、姿势等。护士仪表在护理职业中起着举足轻重的作用,它不仅塑造了护士个人形象美,还塑造了医院团体形象美(图2-2)。

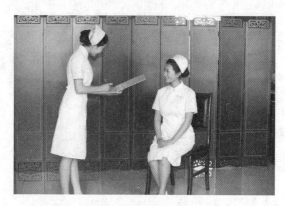

图2-2 护士仪表

南丁格尔说:"护士是没有翅膀的天使,是真善美的化身。"护士美好的仪表应体现自然和谐、亲切、和悦、乐观、生机,它可以将青春的活力传递给患者,使患者得到良好的精神享受,唤起他们对美好生活的向往,增强战胜疾病的勇气和信心。

二、护士仪表礼仪的基本原则

护士要想塑造白衣天使的形象,赢得患者对自己良好的"第一印象",得到他们的信任和尊重,必须遵循以下原则:

（一）TPO原则

TPO原则的概念是1963年由日本"男用时装协会"提出来的,也是目前国际上公认的着装原则。TPO是英语 Time/Place/Occasion 三个单词的首字母,意思是人们要根据时间、地点、目的去选择自己的服装和配饰。

1. Time原则　即时间原则,着装的时间原则是指服装应该与穿着的时间相匹配,不同的时间应该选择不同的衣服。如白天上班时间,应该着职业套装,这样既便于工作又体现专业;参加正式宴会,应该着中式旗袍或西式晚礼服,以示尊重;在家中休息或外出游玩,着装就应该以自然舒适为主。着装还应考虑到春、夏、秋、冬四季的变化,比如:冬天要穿保暖、御寒的冬装,颜色以深沉为主;夏天要穿通气、吸汗、凉爽的夏装,颜色以鲜亮为主;春秋两季着装自由度相对大一些,总体上以轻巧灵便、薄厚适中为原则。着装时个人还应考虑自身所处的年龄阶段,在不同年龄应该表现不同的气质特色,应该有不同的穿衣特色。

2. Place原则　即地点原则,服装的穿着一定要与地点相适宜,不同国家、地区因地理位置、文化传统、风俗习惯不同,着装也不相同。例如,在着装保守的阿拉伯国家,一个女孩身穿吊带衫和短裤,被视为是极端失礼的行为,而且也是对当地人的不尊重,但这在西方国家是最常见的着装。所以,服装穿着应与地点相适宜,否则再美的服装也会显得不协调甚至滑稽搞笑。在办公室这样严肃的环境里,衣着应庄重整齐;听音乐会或看芭蕾舞,则应按惯例着西装;如果以便装出席正式宴会,不但是对宴会主人的不尊重,也会令自己颇觉尴尬。如果参加朋友聚会、郊游等场合,着装应轻便舒适。总之,着装应该随着场合和环境的变化而变化,这样才能产生和谐的效果。

3. Occasion 原则 即目的原则,着装往往体现着一定的目的性,应根据不同的交往目的选择得体的服饰。如去应聘时要根据应聘的职位穿着不同的服饰,到政府部门宜穿正装,说明郑重其事,渴望成功;到广告公司应穿着个性鲜明、时尚的服装,说明有与众不同的创造力和前沿意识;做朋友的伴娘,自己不可穿得过于鲜艳夺目,这样有"喧宾夺主"之嫌;在自己家里接待客人,可以穿着舒适但整洁的休闲服,自然亲切。

(二)整体性原则

正如培根所说,"美不在部分而在整体"。服饰整体美的构成,包括人的形体、内在气质和服饰的款式、色彩、质地、工艺及佩戴的饰品等,它能起到修饰形体和容貌的作用,达到整体美的效果。着装整体性是由人的内在美与服饰的外在美构成的。内在美指人的内在精神、气质、修养及服饰本身所具有的"气韵",外在美指人的形体即服饰的全部外在表现。整体性重点是将人视为一个整体,也就是说着装时应选择与自身的年龄、性格、职业、爱好、身材、体型、肤色以及脸型、发型合理搭配的服饰,还要注重服装色彩以及饰物的合理搭配,使之浑然一体,营造出整体风采。

(三)个体性原则

不同的人由于年龄、性格、职业、文化素养等不同,自然就会有不同的气质,故服饰的选择应符合个人气质要求,既要符合个人气质,同时又要通过服饰表现个性气质。为此,必须深入了解自我,让服装尽显自己的个性风采。一个盲目追求时髦的人必然会失去自我。总之,服饰搭配技巧美的生命力就在于要做到量体裁衣、扬长避短,创造和保持自己独特的风格。服饰的个性原则,归根到底也是一个美的原则。

(四)适宜性原则

1. 与年龄相适宜 在一个人成长过程中,父母是孩子的第一任服装设计师,他们的审美观对孩子影响很大。对于儿童来说,着装应舒适,显得活泼可爱即可;"青春自有三分俏",青少年要避免盲目崇拜、模仿成年人,失去了自然美的魅力,着装则着重体现青春气息,朴素、整洁为宜,清新、活泼最好;中年人已经形成了自己的服装格局与着装习惯,他们着装应体现一种成熟、健康、稳重的美感,服饰会融入更多的职业和文化的气息;最美不过夕阳红,人到老年后,有种强烈的返老还童的心理,希望着装能让自己显得年轻、精神,这是一种正常的、积极的心理反应。

2. 与体型相适宜 形体条件对服装款式的选择也有很大影响。臀、胸、腰比较肥大、腹部凸出,上身较胖的人,宜选择宽松、肥大的上衣,这样把肥胖部遮盖住;体型较瘦、胸部平坦的人,应选择浅颜色、大格、大花等面料做衣服,领口、袖口多褶,样式要多样、复杂些,这样上身可以显得丰满些。腰粗的人不宜穿旗袍;腿粗的人不宜穿瘦裤;脖子短的人不宜穿高领衫,脖子长的人不宜穿低领衫。

3. 与职业相适宜 着装可以反映出一个人所从事的职业、受教育的程度。比如职业女性服装一般以西装、套裙为宜,这是最通用和稳妥的着装,不论年龄,一套剪裁合体的西装、套裙和一件配色的衬衣,外加相配的饰品,会使你看起来显得优雅而自信,会给对方留下一个良好的第一印象。公务员工作中,穿衣应做到大方、得体;教师简单、高雅的着装更为适宜。

4. 与肤色相适宜　肤色白皙者,对服装色彩的适应度较宽,适宜穿茶绿或墨绿衣服;肤色微黄者,穿上粉红色或浅紫色的服装会使脸色增加亮度,显现活力;肤色较深者,不宜穿黑色的服装,也不宜穿太鲜嫩的颜色,可选择咖啡色、米色或茶色系列。

（五）技巧性原则

不同的服装,有不同的搭配和约定俗成的穿着方法,它们形成了着装的技巧。

1. 统一法　上下衣帽、鞋采用一个色彩。这种配色会产生一个和谐的效果。这比较适合身材短小的人。这种身材的人上衣不要穿的太长,裙子不宜太短。

2. 和谐法　上衣和鞋或提包等色彩一致。如:柠檬黄的上衣配一条秋香绿的裙子,挎上柠檬黄(乳白色)的包,这样搭配既和谐又高雅。

3. 衬托法　上衣和袖口,领口和裙摆,色彩和花型相一致,互相呼应,相互陪衬。

4. 点缀法　在统一色调的服装上点缀不同色或相反色的袖边、领口、口袋或装饰等,起到画龙点睛的作用。

5. 对比法　明、暗两种特性相反的色彩进行组合的方法,如黑色的上衣配一条白色的长裤,这就是经典的黑白配。静中求动,突出个性。用对比法显示生动、活泼、色彩美。

知　识　链　接

服装效应

美国形象设计大师乔恩·莫利先生曾做过一个着装实验。他挑选100个25岁左右的年轻大学毕业生,他让其中的50个按照中上层人士的标准着装,另外50个按照中下层人士的标准着装。把他们分别送到100个公司的办公室,声称是新上任的公司经理助理,进而检验秘书们对他们的合作态度。他让这些新上任的助理给秘书下达同样的指令:"小姐,请把这些文件给我找出来,送到我的办公室。"说完后扭头就走,不给秘书对话的机会。结果发现,按照中下层人士标准着装的,只有12个人得到了文件,而按照中上层人士标准着装的,却有42个人得到了文件。显然,秘书们更听从那些比照中上层人士标准着装人的指令,并较好地与他们配合。

第二节　护士的发型与修饰

一、头发的清洁与养护

（一）头发的清洁

头发是人体的最高点,最能够吸引他人的注意力。一头浓密的黑发不仅是魅力的体现,更是健康的表现。健康浓密的头发不仅能增加美感,还能起到夏季防晒、冬季保暖、保护人的头皮和大脑的作用。

1. 发质分类　一般人的发质可以分为干性、中性、油性三种。

（1）干性发质：油脂少，头发干枯；无光泽，容易打结；头皮干燥，容易有头皮屑。在浸湿的情况下难于梳理，通常头发根部颇稠密，但至发梢则变得稀薄，有时发梢还分叉；头发僵硬，弹性较低。干性发质是由于皮脂分泌不足或头发角蛋白缺乏水分，经常烫染或用热水洗发，阳光暴晒导致。

（2）中性发质：不油腻，不干燥；柔软顺滑，有光泽，油脂分泌正常，只有少量头皮屑。如果没有经过烫发或染发，也能够保持原来的发型。

（3）油性发型：由于皮脂分泌过多，而使头发油腻，大多与荷尔蒙分泌紊乱、遗传、精神压力大、过度梳理以及经常进食高脂食物有关。发质细者，油性头发的可能性较大，因为每一根细发的圆周较小，单位面积上的毛囊较多，皮脂腺随之增多，故分泌的皮脂也多。

2. 头发清洁　头发清洁是头发护理的第一步，头发是否健康与清洁密不可分。健康清洁的头发表面是光滑平整的，能够均匀地反射光线，呈现出自然的光泽。洗发时一定要用正确的方法：洗发前先将头发梳顺，然后选用合适发质的洗发液；水温以 40 ℃为宜；头发头皮上有着灰尘、油脂、头屑、炎性物质等污垢，洗时用指腹插入头发在头皮上来回按摩；按摩以后用温水反复冲洗几遍；涂抹护发乳，轻揉 5～10 分钟，最后用温水冲洗干净；用干毛巾擦拭头发，切忌用力揉搓；尽量不要用吹风机吹干头发，最好自然晾干。

（二）头发养护

"头发是内脏的镜子"，头发的改变也可能是某种疾病的信号。如：贫血、糖尿病、肝功能障碍、肾功能障碍等，可能引起头发的脱落或头皮刺激症状。要想拥有一头浓密乌黑的头发，必须懂得一些头发保养与护理的技巧。

1. 选择洗发产品　选择适合自己发质的护发产品，干性头发按摩时可以使用发乳、发油等护发品，使头发光亮润泽。

2. 避免伤害头发　不宜经常烫发、染发，避免损伤头发。烫发时间应相隔三个月，最好半年以上。因为烫发、染发药水都会损伤发质，使发质失去光泽和弹性；夏季外出，要防止阳光暴晒，高温会让头发失去光泽，烈日下外出要使用遮阳帽或遮阳伞；游泳时池水中的矿物质、氯气对头发有腐蚀作用，事先在头发上涂适量的发油，戴不透水的游泳帽，游泳后一定要将头发彻底冲洗干净，并涂以护发素滋养头发。

3. 按摩养护　按摩头发，可促进血液循环，帮助新陈代谢。按摩的方法是：伸开十指，手呈弓形，沿发际线由前额向头顶，再由头顶到脑后，然后由两鬓向头顶做环状揉动。按摩时需用力均匀，要使头皮在手指的揉动下自然地活动，若按摩得法，头皮会发热且有紧缩感。由于按摩有促进油脂分泌作用，油性头发按摩时用力要轻些。

4. 饮食养护　头发所需的主要营养成分，多来源于绿色蔬菜、薯类、豆类和海藻类等。绿色蔬菜有助于黑色素的运动，使头发永葆黑色，由于这些蔬菜中含有丰富的纤维质，还能不断增加头发的数量。多食用菠菜、韭菜、芹菜、辣椒等，此外大豆也能起到增加头发的光泽、弹力和滑润等作用，防止分叉或断裂。海菜、海带、裙带菜等含有丰富的钙、钾、碘等物质，能促进脑神经细胞的新陈代谢，还可预防白发。多进食含有维生素、蛋白质、微量元素丰富的食物，能够增加头发的光泽度，如黑芝麻、核桃肉、燕麦、蔬菜、水果、鱼类、奶类等食品。

二、发型的选择

发型能够反映出一个人的文化修养、社会地位和精神状况。短发给人的印象是精明能干、充满活力;长发则有清纯飘逸、时尚多变的感觉。在选择发型时应根据个人的脸型、身材、服饰、职业,扬长避短,和谐统一,梳理出各种适合自己脸型的秀丽优美的发型来。

（一）发型与脸型的配合

发型与脸型的配合十分重要,发型和脸型搭配适当,可以表现人的性格、气质,而且使人更具有魅力,常见脸形有七种:椭圆形、圆形、长方形、方形、正三角形、倒三角形及菱形。

1. 椭圆形　形似鹅蛋,故又称鹅蛋脸,是一种比较标准的脸形,所有的发型均可以适合,并能达到很和谐的效果。

2. 圆脸形　颊部比较丰满,额部及下巴较圆。圆脸给人以温柔可爱的感觉,较多的发型都能适合,只需稍修饰一下两侧头发向前就可以了,如长、短毛边发型、秀芝发型,不宜做太短的发型。

3. 长脸形　前额发际线较高,下巴较大且尖,脸部较长。为了避免把脸部全部露出,刘海可以做一排,尽量使两边头发有蓬松感,如长蘑菇发型、短秀芝发型、学生发型,不宜留长直发。

4. 方脸形　方脸形缺乏柔和感,做发型时应注意柔和发型,如长穗发、长毛边或秀芝发型,长直披发,不宜留短发。

5. 正三角脸形　形似"梨"又称梨形脸。头顶及额部较窄,下颚部较宽。在做发型时,刘海可削薄薄一层,垂下,最好剪成齐眉的长度,使它隐隐约约表现额头,用较多的头发修饰腮部,如学生发型、齐肩发型。不宜留长直发。

6. 倒三角脸形　做发型时,重点注意额头及下巴,刘海可以做齐一排,头发长度超过下巴 2 cm 为宜,并向内卷曲,增加下巴的宽度。

7. 菱形脸形　上额角较窄,颧骨突出,下巴较尖。设计发型时,重点考虑颧骨凸出的地方,用头发修饰一下前脸颊,把额头头发做蓬松状拉宽额头发量,如:毛边发型、短穗发等。

（二）发型与身材的配合

1. 高瘦身材的发型　这种身材较为理想,让人产生眉清目秀的感觉,但又缺乏丰满感,因此要弥补这个缺点,不适宜盘高发髻或将头发剪得太短,波浪式的发型有一定的协调作用。展现大方、健康、洒脱的美,颈部长的人适合稍长的、波浪大的发型;颈部短的人适合把头发从颈部向后梳,尽量把颈部暴露出来,拉长颈部的线条。

2. 短小身材的发型　体型娇小,应该选择精巧别致的短发型,设计发型应强调丰满与魅力,可利用盘发增加高度,而且要在如何使头发秀气、精致上下工夫。还要尽可能地弥补身材的不足。在选择发型时候要强调整体发式向上,亮出的脖子可以增加一定的身高,可选择有层次的短发,不适宜留长直发和长卷发。

（三）发型与服饰的配合

头发为人体之冠。衣服、鞋袜、化妆都得体,如果发型不协调,也会破坏整体美。因此,发型必须与服饰相协调,才能给人一种整体美的印象。

1. 穿西装时　因西装给人以端庄整洁的感觉,发型要端庄、大方,不要过于蓬松(图 2-3)。

2. 穿礼服时　一般都是比较庄重的场合,可将头发挽起,显得端庄高雅(图 2-4)。

3. **穿运动装时** 可将头发自然披散，或扎马尾，给人以活泼、潇洒的感觉(图2-5)。

4. **穿连衣裙时** 穿连衣裙时，如果穿V字领连衣裙，就可将头发盘起，如果穿外露较多的连衣裙，可选择披肩发或束发(图2-6)。

总之，可以变换的发型很多，只要动动脑筋，就会与服饰配合相得益彰。

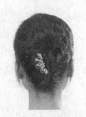

图2-3 西装发型

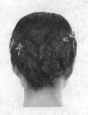

图2-4 晚礼服发型

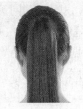

图2-5 运动装发型

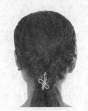

图2-6 连衣裙发型

（四）发型与职业的配合

选择一款最适合自己的发型并非在于一味地追随发式新潮，除了考虑脸型、身材、气质、年龄等因素外，职业也是很重要的因素。不同的职业，各种不同的环境气氛，要求与之相协调的发型，才能体现出风度美。

1. **学生** 发型一般要求轻松活泼，便于梳理。不适合夸张的流行发型，更不能染颜色。

2. **教师** 发型应该简单、大方、得体，不适合披头散发。穿套装时可以选择盘发。

3. **医务人员、警务人员** 由于经常需要戴工作帽，发型不宜太蓬松，额头前可以梳一些刘海或者露出部分头发，可以保持发型美观。

4. **运动员** 因为要经常奔跑运动，头发宜短不宜长，太长了会影响运动。

5. **演员、售货员、服务员** 发型宜选丰满、秀发式的，因为她们经常接触到一些观众或者客人，要给人以美丽、亲切、活泼的印象。

（五）护士的发型要求

护士的工作发型除了遵循基本的发型规律外，还应该体现护士的职业特点和护士的职业要求。

1. **工作时的发型**

（1）戴燕尾帽时的发型：见图2-7。

①短发：头发应自然向后梳，两鬓的头发放于耳后，不超过耳下3 cm，不可披散于面颊，需要时可用小发夹固定。

②长发：应将头发盘起，盘起后的头发前不遮眉，侧不遮耳，后不过领，盘发时候可先将头发梳成马尾或拧成麻花状，用发夹或头花固定，然后佩戴发网。切忌前额头发高于燕尾帽，甚至看不到燕尾帽正面。

（2）戴圆帽时的发型：戴圆帽时，头发要全部遮在帽子里面，不露发际，前不遮眉，后不外露（图 2-8）。男护士无论在什么科室都不可留长发、梳小辫、染发、剃光头或者烫奇异发型。

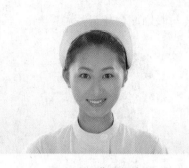

图 2-7　燕尾帽发型

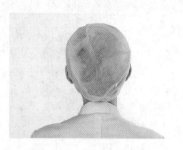

图 2-8　圆帽发型

（3）发饰：工作环境中的发饰，主要是用于固定头发。发卡、发网等应和头发同色系，以素雅、大方为主色调，避免鲜艳、夸张的发饰给患者带来不良的刺激。

2. 社交场合发型　在社交场合，头发完全外露，可根据个人爱好选择相应的发型。发型不仅要符合美观、大方、整洁和方便等原则，还要与自己的发质、年龄、脸型、体型、性格、场合等因素有机结合起来，给人以整体美的形象。

第三节　护士的护肤与化妆

一、护士的护肤

护肤和化妆是护士修饰容貌的最基本的方法。皮肤是人体最大的体表器官，给人传递着最直观的美感，是人体健美的一面镜子。健康而美丽的皮肤是生命活力和优质生活的体现。为使皮肤光滑滋润，应根据自身皮肤的性质养优补缺。

（一）皮肤的分类及护理要点

1. 中性皮肤　脸色红润，富有弹性，纹理细致，既不干燥也不油腻，冬季洗脸后稍有紧绷感，它是最理想最健康的皮肤。这种皮肤的护理要点：选择中性护肤产品，维持水油平衡。

2. 干性皮肤　肤质较薄，缺乏光泽，毛孔细小，没有油腻感，不易生面疱，皮肤比较干燥，易脱皮或干裂，容易出现松弛现象，洗完脸后紧绷感明显。一般皮肤较白者多是干性皮肤。护理要点：补充水分，适量食用一些油脂类食物，适当补充油脂。

3. 油性皮肤　毛孔粗大，皮肤油腻，易生面疱，不易产生皱纹，表皮较厚，一般皮肤偏黑者多是油性皮肤。护理要点：注意面部清洁以及控油保湿。

4. 混合性皮肤　看起来比较健康并且肤质光滑，但面部 T 区（额头、鼻子、下巴）偏油腻，其余部位有些干燥。护理要点：混合性皮肤护理较复杂一些，控制 T 区油脂的分泌，注意清洁，其余部位补水保湿，适当选择一些比较滋养的护肤品。

5. 敏感性皮肤　可见于上述各种皮肤，角质层较薄，对外界刺激很敏感。在臭氧层遭到破坏，紫外线对皮肤伤害日益严重，空气、环境受到污染的情况下，皮肤变得更敏感，无论哪种皮肤都可能出现敏感现象。

皮肤在不同的季节和不同年龄都会发生变化，我们应根据各类型皮肤的特点判断自己的皮肤类型,有针对性地选择护肤产品保养皮肤。

(二)日常护肤的步骤

日常基础皮肤护理包括:清洁、爽肤、润肤、眼部护理四个步骤:

1. 清洁　人体皮肤不停通过皮脂和汗腺分泌油脂和汗液,再加上皮肤长期暴露在外,极易黏附各种污垢,可堵塞毛孔、汗腺等,因此清洁皮肤对于皮肤的护养和保健极为重要。清洁皮肤时,首先根据自身皮肤性质选择洁面产品,取适量分别点在额头、两颊、鼻尖、下颚,用中指和无名指由内向外打圈的手法揉洗,不能太过用力,以免产生皱纹,鼻部从上往下推,然后采用热水和冷水交替冲洗,热水去污力强,冷水可改善血液循环,增强皮肤弹性。油性皮肤多用热水,中性和干性皮肤多用温水和冷水。

2. 爽肤　用化妆棉蘸取爽肤水,由内向外轻拍在面部,避开眼部,起到再次清洁,补充水分及收敛毛孔的作用。

3. 润肤　根据皮肤性质,选择润肤产品,油性皮肤可以选用弱油性霜或乳液,干性皮肤要选择加有营养物质的油性霜。

4. 眼部护理　眼周皮肤比较细弱,而且有许多褶皱,所以眼周肌肤水分蒸发特别快,同时眼周分布的汗腺和皮脂腺比较少,特别容易干燥,这就决定了眼周肌肤是最容易老化的问题肌肤,一定要加强护理。为了达到补水保湿、抗皱去细纹、提拉紧致、去黑眼圈、去眼袋等目的,取绿豆大小量的眼霜、眼胶或眼部精华液,配合按摩和指压,用中指和无名指的指腹进行按摩,上眼睑从眼头轻推至眼尾轻按,下眼睑也一样,重复做2~3次即可。

(三)皮肤护理技巧

1. 不同季节护理技巧

(1)春季:人的皮肤纹理开始舒展,皮脂腺和汗腺分泌增多,正是护肤的好时节,但是春天也是细菌和病毒大量滋生及易发生感染的季节,会给皮肤带来不良影响,容易带来过敏和粉刺。春天要注意清洁肌肤,每天至少清洁肌肤3次,杀除细菌,选择温和的刺激性较小的洁面产品。

(2)夏季:皮肤容易失去平衡,温度升高,皮肤油脂分泌旺盛,同时紫外线较强也威胁着我们的肌肤。选择清洁力度较强的洁面产品,去除面部油脂,随身携带保湿喷雾,给肌肤补充水分,做好防晒工作,选择防晒霜、遮阳伞、遮阳帽等防晒产品抵抗紫外线对皮肤的侵害。

(3)秋季:秋天温差大,天气忽冷忽热使皮肤的抵抗力下降。秋意渐浓时,人们常常忽略了紫外线的存在,其实初秋的紫外线是相当强烈的,这个时候皮肤更容易受到日照的伤害,天气变凉以后皮肤的新陈代谢也变缓慢了,晒黑了之后会很难变回来。秋季要选择清洁力强、弱酸性的洗面奶,重视角质层的保湿工作,要坚持防晒。

(4)冬季:冬天气温低,空气湿度小,皮肤会由于油脂腺和汗腺分泌减少而变得干燥,因此冬季护肤更重要。涂抹油性护肤品,每天洗脸1~2次即可,经常按摩脸部,促进血液循环。

2. 综合护理技巧

(1)保持良好的情绪:这是效果最好的"润肤剂"。"情绪好,促人少,情绪不好,催人老"。护理工作强度大,承受的身心压力也大,因此,在职业环境和日常生活中要注意保持积极乐观的心态,经常微笑,因为笑的时候,表情肌的舒展活动,使面部皮肤的新陈代谢加快,促进血液循环,增强皮肤弹性,起到美容作用。

(2)保持皮肤的水分:皮肤的弹性和光泽,主要是由它的含水量决定的。体内缺水是使皮肤干燥粗糙的一个重要原因,皮肤缺水,就会出现干燥、粗糙、无光泽并易出现皱纹。每天要多喝水,多吃些含水分多的食物,特别是每天晚上睡觉前饮一杯凉开水,这对肌肤有很大的好处,因为睡眠时,水分会融入细胞,被细胞吸收,使肌肤变得滋润、细嫩。干性皮肤,还要常涂护肤油脂,以减少水分蒸发。

(3) 保持充足的睡眠:睡眠不足会加快肌肤老化过程,在睡眠的情况下,人的皮肤也得以调整,细胞更新加速,皮肤可以获得更多养分,用于满足代谢的需要。护士有职业特殊性,需要经常上夜班,应调整作息时间,保证充足的睡眠,改善慢性睡眠不足状态,以减缓皮肤衰老过程。

(4) 保持足够的营养:美丽应该是从内而外的,内调才是美容的最高境界。食物对皮肤起着很好的营养作用。比如,皮肤需要丰富的蛋白质,缺少它,面部肌肉容易松弛,出现皱纹。蛋白质多富含在瘦肉、牛奶、鱼虾、豆制品内。维生素 A 和 B 可以防止皮肤干燥、平展皱纹,动物内脏、鸡蛋、菠菜、胡萝卜、豆类、香蕉是它们的丰富源泉。维生素 C 富含骨胶原蛋白,对于增强皮肤的韧性和光泽有一定作用,可以从柑橘、西瓜、柠檬、山楂等水果和油菜、雪里蕻、小白菜、韭菜、辣椒、海带等蔬菜里得到。

(5) 保持避免刺激:冬季的严寒,夏日的酷暑,都会使皮肤变得粗糙,要根据季节变化适时采取防护措施。过量接触紫外线会使皮肤变得干燥、粗黑并产生色斑,还会使皮肤提前老化。所以在室外环境中尽量不要暴晒,冬天同样要防晒,因为紫外线并不是夏天才有。空调在运行过程中,会带走室内空气,同时也带走皮肤表层的水分,所以在空调环境中要加强补水意识,除了多喝水外,还可以准备专用补水剂,两小时左右喷面一次。

护士可以根据自身情况选择上述不同的保养方式,以达到容光焕发的目的。

3. 局部护理技巧

(1) 面膜:面膜属于特殊护肤品,通常每周使用 1~2 次,主要是为皮肤补充水分和养分,一般是在清洁面部之后使用,常见的面膜类型有倒膜和美容面膜。

倒膜又叫做硬膜,主要是由矿物粉、熟石膏和药物组成,具有保湿、紧肤、吸附灰尘的作用,但是硬膜大多含有剥落剂,对皮肤的角质层剥脱作用比较大,所以比较适合于油性肌肤,而且不可频繁使用。

美容面膜又称为软膜,主要成分是淀粉,还添加了多种营养成分,质地柔软、细腻、滋养力强、性质温和,适用于中性、干性、敏感性肌肤。液体状、凝胶状、纸状的面膜都属于美容面膜。

(2) 按摩:面部按摩指在整个面部涂上润肤霜并用一定的手法进行按摩,使人面部的疲劳得以恢复,面部轮廓更加清晰,面部皮肤更加光润。具体按摩分七步进行:

①两手呈圆锥状,逐步上移,到达双眼下方时,改向两侧面颊移动。

②用两手食指、中指分别沿两侧向上移,到前额处再用全部手指轻轻按压。

③用双手食指、无名指分别从上下唇中央开始向口角两侧移动,在颧骨时用所有手指轻轻按压。

④用双手中指在鼻孔两侧上下轻轻按摩。

⑤用双手食指及无名指分别由两眼内眼角开始向外眼角移动,到太阳穴周围时用所有手指轻轻抚。

⑥用一只手的掌心根部轻轻按压前额,五指尖则逐渐向上移至发际,再换另一只手以同样的方法进行,重复 3~4 次。

⑦将面部用温水冲洗干净后,再用冷水洗一遍,有效地缩小毛孔。

4. 护肤小偏方

（1）将一片西瓜肉捣碎和一个鸡蛋黄一起搅拌均匀，然后加入适量面粉搅拌成膏状，敷于面部，十分钟后用清水洗净，一周2～3次。西瓜皮去红留青直接擦脸，收敛毛孔效果极佳。

（2）将西红柿切成大片贴于脸上，15～20分钟后洗净，或者将西红柿挤压成汁，加入少许蜂蜜涂抹于脸部，十分钟后用清水洗净，有美白功能，还有去皱效果。

（3）一根香蕉和一匙芝士一起放进搅拌机搅拌成糊状，涂抹在痤疮、面疱处，有祛痘美肤的功效。

（4）将栗子去皮、捣碎，加入蜂蜜调匀，涂抹于脸上，能舒展脸部皮肤，达到去皱的效果。

（5）每次洗脸时，在洗脸水中加入适量的白醋（约两匙）扑到脸上，坚持使用能使毛孔缩小，还能防止痤疮的产生。

（6）半颗柠檬洗净去皮后榨汁，然后将柠檬汁、一匙蜂蜜、一个鸡蛋的蛋清在一起搅匀，涂于面部，10～20分钟后洗净，不仅可以滋润皮肤还具有美白作用，建议在晚间使用。

（7）300 g红糖放于锅内，加入少量矿泉水，文火煮成黑糊状，凉后装入瓶内，涂擦面部，5～10分钟后洗净。红糖含有丰富矿物质、维生素、氨基酸，可使皮肤光滑。

（8）蛋清涂抹在皮肤上，可以去除死皮，等蛋清干后用清水洗净。

（9）用洗面奶洗完脸后，再用一点点白砂糖，放在掌心，加一点水揉揉，之后放在脸上揉洗，一分钟后用清水洗净，坚持一段时间，暗疮印会慢慢变淡消失。

5. 男士护肤技巧　男性和女性从生理角度看有着明显的不同，因此保护皮肤的方法也是不同的。男性的皮肤比较粗厚，女性的皮肤更加细嫩，因此女性皮肤比男性皮肤更易受到伤害。但是男性油脂分泌多，女性油脂分泌少，油大的皮肤易染污，诱发炎症和感染。男性汗毛多，毛孔大，灰尘、细菌、真菌更容易进入，引发感染。因而男性皮肤也需要适当的保护。

（1）男性护肤的误区

①随意清洁皮肤：清水不能彻底清洁掉皮肤表面的油脂和污垢。经常使用香皂会影响皮肤的酸碱度，当皮肤干燥紧绷时，皮脂腺会大量分泌油脂，出油情况会更加严重。

②用手挤掉暗疮：暗疮是由于灰尘、死皮等堆积在毛孔，使皮肤无法正常分泌油脂，毛孔被细菌感染而形成的。如果用手去挤，会使暗疮越藏越深，甚至出现凹洞，所以平时的清洁护理是必不可少的。

③起居饮食与护肤无关：没有良好的饮食习惯，经常吃辛辣、油腻、刺激的食物，抽烟喝酒，生活不规律，脸色看上去一定缺乏光泽。所以平时要养成良好的饮食习惯。

④女性护肤品同样适用于男性：大多数男性皮肤都趋于油性，毛孔粗大，又非常干燥，和女性的皮肤是完全不同的，男性应该选择专门针对男性皮肤设计的男性护肤品。

（2）男性护肤的正确方法

①洁面：早晚选择清洁力度较强的洁面产品，能够彻底清除多余的油脂和污垢。

②爽肤：洁面之后需要适当调理，否则会出现更多的油分，因为皮肤的油脂被清洁以后，皮肤中的水分更容易被蒸发，从而刺激皮肤分泌大量油脂以保护水分，因此洁面后需要拍打爽肤水，补充水分，收敛毛孔，平衡皮肤酸碱度。

③滋养：拍打完爽肤水之后皮肤还是比较干燥的，需要男士专业面乳来滋养，专门为男士设计的面乳质地轻柔，容易被皮肤吸收并能控制油脂的分泌，滋养男士皮肤。

二、护士的化妆

化妆是一门专业技术,也是一门综合艺术,它涉及美学、生理学、造型艺术等学科。化妆不是简单地把化妆品堆积在脸上,而是一种艺术技巧。

护士简约、清新淡雅的妆容,可以展示个人的风采,提升自信心,还能增加亲和力。适当的美容化妆既是一种礼貌,也是自尊和尊重他人的体现。化妆在礼仪文化中起着重要作用。

(一)化妆术的起源和发展

化妆术最早起源于古埃及,当时那里的妇女们使用一种叫做"燕支"的植物所开的花,捣碎以后涂在脸上,这是最早的化妆,后来谐音叫"胭脂"。我国是文明古国,也是最早懂得和使用化妆品的民族之一,传说中尧、舜、禹三代以铅作化妆粉,秦《礼记》中有"以丹注面"的记载。宋高承《事物记源》中有:"秦始皇宫中悉红装翠眉"之说,更明确说明了秦时已有人用修画眉毛、脸上涂红来化妆。到汉朝后,女子化妆更为普遍,化妆品也随之发展。三国吴国人陆玑《毛诗疏》中说道:"兰,香草也,汉宫中种之可着粉中",这说明当时不仅已能制作化妆用的粉,而且有专门从事制作化妆品的人。到了唐代,已经出现了很多化妆名称,如催妆、红妆、晓妆、醉妆、泪妆、桃花妆、仙娥妆等,单从这些妆容的名称,就知道唐的化妆术已相当发达。

(二)化妆的基本要求

1. 整洁　妆容整洁是一种必不可少的礼貌。它既显示一个人的自尊也包含了对他人的尊重。不单女士要修饰自己的容貌,男士也应常剃胡须,修整鼻毛。蓬头垢面,不加修饰都被视为失礼的行为。

2. 适度　化妆应根据时间、地点、场合来决定妆容的浓淡。护士应提倡淡妆上岗,护士妆是介于生活妆和职业妆的一种综合化妆艺术,既要善于修饰面色不佳、精神不振,又要不偏离生活与现实。护士在化妆时不可过分修眉,眉笔选择淡黑色;不能用深色眼影,不宜用假睫毛;口红选择和唇色相近的色彩。总之,护士妆的特点在于真实自然。

3. 协调　化妆的最高境界是"妆成则有无"。化妆时,应努力使妆面与自己的职业、服饰融为一体,以体现自己慧眼独具、品味不凡的气质。

(三)化妆的一般步骤

1. 洁面护肤　用温水洗净脸部和颈部,擦干,用化妆棉蘸收敛水轻轻拍打脸部及颈部,再轻抹护肤液或面霜,做好补水保湿,为底妆打下基础。

2. 涂粉底　选择与自己脖子颜色相近的粉底,使化妆后面色自然、健康。选择粉底时还要选择粉质细腻柔滑,涂抹在皮肤上没有颗粒状,涂开后应该呈现透明的状态。挤出适量粉底,按照点、按、压的手法,先将粉底点在额头、脸颊、鼻子、下颚等部位,再采用按、压的手法,由下向上,由里向外,依次将粉底涂抹均匀。在鼻翼两侧、下眼睑、唇周等不易涂抹到的地方要加强涂抹。

3. 修眉　眉笔可以根据头发的颜色,眉毛的浓淡以及肤色,选择适合自己的颜色,一般选择黑色、灰色或者咖啡色眉笔。先用修眉刀把多余的杂毛剔除,再用眉剪把过长的眉毛剪短。眉毛应该时常修剪,这样化起妆来会更方便,不化妆的时候也能使脸部看上去清爽。画眉时,眉头一般不要描画,眉峰处画得最浓,往眉尾逐渐变淡。

4. 涂眼影　日常淡妆的眼影多采用水果色或大地色系、棕色系眼影。从眼头开始向眼尾涂抹,在眼尾处加重,颜色更深,显得眼睛更加深邃立体。有时为了使上下眼皮显得过渡自然,也可在下眼尾处涂抹浅浅一层眼影。

5. 画眼线 眼线可以改变眼睛的形状及长度,有很强的修饰效果。眼线笔选用黑色或咖啡色,也可选择眼线液,眼线液颜色更深,但是比较难画。通常只用在上眼线,而眼线笔上下眼线都可以使用。画上眼线时,眼睛向下看,用眼线笔沿着上睫毛根部描画上眼线,在接近眼尾处微微上扬,使眼睛看上去更加有神。下眼线是从下眼尾开始画,沿着下睫毛的根部,画至眼睛的 2/3 处即可。

6. 刷睫毛 先用睫毛夹将睫毛卷翘,分别夹睫毛根、睫毛中间、睫毛尖,夹三秒钟左右松开,这样夹出来的睫毛才会形成一个自然的弧度。选择黑色或咖啡色的睫毛膏。刷上睫毛时,眼睛向下看,睫毛刷由睫毛根向下向外呈"Z"字形刷睫毛。刷下睫毛时,眼睛向上看,先用睫毛刷横向刷,再由睫毛根部向外刷。

7. 刷腮红 腮红一般用浅粉或砖红两种颜色。找到脸颊最高的位置,即颧骨位置斜向将腮红刷在脸上,修饰肤色,创造出脸部的立体感。

8. 涂口红 30 岁以下的女性可选择橘红、粉红色口红;30～40 岁的女性可选择紫红、玫瑰红色的口红;40 岁以上的女性可选择棕红色口红。从上嘴唇开始涂,先涂唇的内侧,再涂外侧。

知 识 链 接

妆容礼仪

李婉是一名时尚杂志的主编,她在出席一个评审会的时候带着精致的妆容出现在大家面前。李婉的皮肤有些偏黄,所以她选择了绿色的粉底,配上淡粉色腮红,显得气色非常好,她的脸型偏长,于是她画了一个起伏较小的水平眉,稍微画出眉峰,显得干练。她的眼睛大而漂亮,所以她重点修饰了眼睛,用黑色睫毛膏将睫毛修饰卷翘,眼皮涂上了粉绿色眼影,黑色眼线显得眼神更加深邃,唇膏是桃红色的,使人显得更加端庄。李婉的妆容既不张扬又符合作为时尚杂志主编的流行气质,给全场人都留下了深刻的印象。

（四）化妆时应注意事项

1. 眼妆 画眼影时要注意层次,不能一涂到底;画眼线时避免画粗线;珠光眼影要慎用,只适合休闲场合,不适合严肃场合;不要随便使用假睫毛。

2. 补妆 一定要随身携带化妆包,里面备有常用的化妆品,随时都可以用于救急;经过一定的时间,做过一定的活动之后一定要及时检查妆容,及时补妆;不能在公共场所化妆或者补妆,这被认为是没有教养的行为,化妆或者补妆要到专门的化妆间或者洗手间,尽量避人;不要对他人的妆面品头论足、大加讨论,这样的行为会使对方难堪,也是非常失礼的行为;需要补妆又没有带化妆品时,除非他人主动愿意给你提供方便,把自己的化妆品借给你,否则,千万不能去借他人的化妆品,既不卫生也不礼貌。

3. 卸妆 妆在脸上只能保持 4 个小时,并且化妆品对皮肤都有一定程度的损害。要及时用卸妆产品将脸上的妆卸除。卸妆时最好用专门的卸妆产品。

4. 香水礼仪 要选择与自己气质相配与所在场合的气氛相符的香水;香水味不能太浓,让人产生压迫感;如果香水的气味已经散发到两米以外,说明香水已经过量了;香水应涂在手腕、耳根、颈部、脚踝等体温较高、血管丰富、利于挥发的部位。如果在衣物上喷洒香水,应喷在内衣、衬里等不易出现印迹并且容易挥发的地方。

第四节 护士的服饰礼仪

一、护士服饰礼仪要求

俗话说"穿衣戴帽,各有所好"。这个"好"字,就体现出你的品味和修养,服饰是一种艺术,可以展现人的思想性格,传递一些信息。

在原始社会中猿人以树叶兽皮遮蔽身体,随着社会的发展服饰的作用也发生了巨大的变化,现在的服饰早已经不单单是用来遮身蔽体了,而是人类社会由低级到高级,由野蛮到文明的重要标志。服饰在人际交往中成为展现自我的重要工具,也体现了对自己、对他人的尊重,更美化了我们的生活。护士在日常的护理工作中都要求穿着护士服,护士服已经成为一种职业的象征。合理地穿着护士服不仅体现了护士对本职工作的重视和严谨,更体现了对他人对患者的尊重。

(一)护士服着装原则

1. 端庄大方 护士工作期间必须穿工作装,即护士服,这是护理职业的基本要求。护士在着装上应做到:端庄实用,简约朴素,线条流畅,呈现护士的青春活力美。

2. 干净整齐 干净整齐是护士着装的根本要求,也是护士职业特殊品质和精神面貌的显示。

3. 搭配协调 穿着护士服时,要求大小、长短、型号适宜,腰带平整、松紧适度。同时注意与其他服饰的统一,如护士帽、护士鞋等。

(二)护士服着装的具体要求

1. 护士服 护士服要求简洁、美观,穿着大小合体、松紧适度、衣扣整齐、便于操作;面料挺括、透气、易清洗;色彩一般为白色,现在也选用淡蓝、淡粉红、淡绿、淡黄、淡灰色等色系,既便于规范化管理,又符合不同服务对象的心理特点,在某种情况下起到了色彩语言的治疗作用。

(1)长袖护士服:穿长袖护士服时,衬衣领口层次不宜过多、过大、过高、过厚,下配白色长裤,衬衣袖边不宜外露于护士服外(图2-9)。

(2)短袖护士服:夏季护士多着裙装,上身宜穿无领无袖、浅色内衣,下身应穿着衬裙,衬裙颜色以浅色为宜,衬裙长度比护士服短3~6 cm(图2-10)。

(3)手术服:手术服由内衣内裤和外衣组成,要求是无菌的。无菌手术服外衣又分为一次性和非一次性。一次性使用后按医用垃圾焚烧处理。非一次性,使用后经高压灭菌消毒处理,可反复使用。要求佩戴手术圆筒式帽和口罩。

(4)隔离服:在治疗传染性患者时穿着,它的款式为中长形,后背系带,松紧袖口。要求佩戴手术圆筒式帽和口罩。

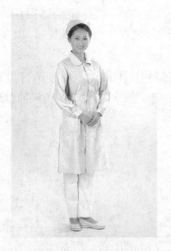

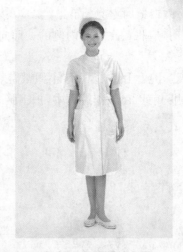

图 2-9　长袖护士服　　　　　图 2-10　短袖护士服

2. 护士帽　护士帽是护士职业象征。

（1）燕尾帽：应平整无折并能挺立。佩戴时高低合适，戴正戴稳，距发际线 4～5 cm，用白色发卡固定于帽后（图 2-11）。

（2）圆帽：戴圆帽时，应前达眉睫，后遮发际，不戴头饰，缝封在后，边缘要整齐（图 2-12）。

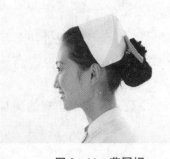

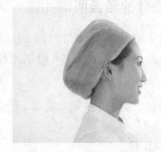

图 2-11　燕尾帽　　　　　　图 2-12　圆帽

3. 护士鞋　为了便于工作，护士要求穿软底、坡跟或平跟，防滑，颜色以白色或奶白色为宜的护士鞋；护士应保持鞋面的清洁（图 2-13）。

4. 护士袜　护士袜应以肉色、白色、浅色、单色为宜。穿长筒袜时，袜口一定要高于帮摆，不应使袜口露于帮摆或裤腿外面（图 2-14）。

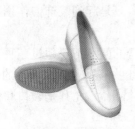

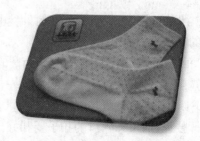

图 2-13　护士鞋　　　　　　图 2-14　护士袜

5. 口罩　戴口罩时必须戴正,上沿应戴在鼻梁上方,将口鼻完全遮盖住,四周不要有缝隙。口罩摘下时,应将戴在口鼻内侧的一面向里折好,放在干净的口袋里,以备下次使用(图2-15)。

6. 护士表　护士工作时,一般不佩戴腕表,腕表易被污染也不便于消毒处理。应当佩戴胸表,挂于左侧胸前。在工作过程中,护士胸表无需手取即可直接用于测量时间(图2-16)。

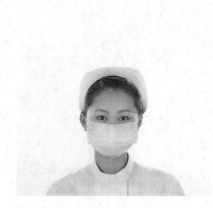

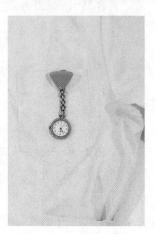

图2-15　口罩　　　　　　　　　　　　　图2-16　护士表

二、护士在其他场合服饰礼仪

选择服饰的关键是使服饰与时间、地点及礼仪内容相符。莎士比亚说过,"千万不要打扮的华丽而低俗"。只有品貌端庄,服饰得体才能使人感觉到美。

(一)正式场合服饰礼仪

出席正式场合宜穿西装、职业套装、套裙,不宜穿时装、便装。在非常正规的场合短袖衬衫也不可选择。

1. 西装穿着礼仪

(1)西装长短:一般正式场合以西装为主,西装要合体,上衣应长过臀部,西装的袖长要达到手腕,应比衬衫的袖长短1.5 cm左右,领口也应比衬衫短1.5 cm左右。西裤应刚盖过脚面,达到皮鞋后跟部。

(2)西装纽扣:在隆重正式的场合穿西装一定要系扣,一个扣子的西服一定要扣上;两个扣子的西服只需要扣上面的扣子;三个扣子的西服扣中间的扣子;双排扣的西服两排扣子全部要扣上。

(3)西装口袋:西装两侧上衣的口袋中不一定要装物品,只是起到装饰的作用,但可以装折叠好的花式手帕。

(4)西装色彩:在正式场合穿着西装时配套要讲究,全身的颜色不要超过三种,否则显得太花哨;鞋、腰带、公文包颜色要和谐统一,深色为宜。色彩统一有助于提升个人的品位。

(5)西装衬衫:与西装配套的长袖衬衫要平整挺括,保持干净,尤其是领口和袖口,下摆要放在裤腰里,袖口和领口的扣子要扣好。

(6)西装领带:要按照规定系好,必须系在硬领的衬衫上,颜色要和西服、衬衫的颜色统一。面料以丝质和化纤为宜,系好后宽的一面应该遮盖住窄的一面,长度与腰带平齐。

（7）西装裤子：在国际通用的礼仪规范中，西装裤的颜色应是黑色、褐色、灰色和藏蓝色，以单色或者简单的提花为主。

（8）西装禁忌：袖口商标没有拆除；正式场合中将领带打在夹克里；在正式场合穿西装时禁忌穿白色丝袜、尼龙丝袜。

2. 职业套裙穿着礼仪　在所有正式场合，职业套裙是女士的首选。它既可以表现女性的柔美曼妙的身体曲线，又显得精神干练，是正式场合最佳服饰。

知 识 链 接

张红在国内的一家公司担任公关工作，有一次，公司派她参加一个大型外贸洽谈会。张红特地买了一件粉红色上衣，蓝色裤裙，希望给别人留下良好的印象。可是很多外商对她敬而远之，甚至都不和她正面接触。在国外，商界公关人事都很讲究着装礼仪，他们认为在正式场合穿裤装的公关者大多都不务正业。

（1）合体：套裙的大小一定要合体。过大会使人显得没有精神，萎靡不振，过小会使行动不便，也会显得不端庄不雅观。套裙上衣最短齐腰，裙子最长达到小腿中部，上衣袖子应该正好盖住手腕。

（2）整洁：套裙穿着要整洁，领口要平整，上衣和裙子是一个整体，不能够随意分开。女性在正式场合穿着套裙时，上衣的扣子必须完全扣上。

（3）质地：所谓质地是服装采用的面料、制作工艺、外形轮廓等条件的精良与否。套裙的上衣和裙子要选择同一质地，同一色系的面料。上衣要平整、挺括，少使用饰物，裙中有衬裙，以窄裙为主，长度应及膝或者过膝。套裙内应有衬裙，颜色也要一致。

（4）色彩：根据个性选择色彩，以体现和突出个性。喜庆场合宜选择艳丽的色彩；社交场合宜选择淡雅平稳的色系；庄重场合宜选择黑褐基调。体胖者、高大者以冷色调为主，宜深不宜浅，宜雅不宜艳；体瘦矮小者，宜浅不宜深，宜亮不宜暗。

（5）禁忌：穿着套裙时，要搭配皮鞋或不露趾的皮凉鞋，鞋面要干净。不能赤足穿鞋，要穿长筒丝袜，不能穿花袜，不能穿网袜，不可露出袜口。夏季的套装不要透明，防止内衣外透。

（6）饰品：尽量少佩戴饰物，一般不提倡戴手镯，一只耳朵上不可以戴两只以上耳环，也不可以只在一只耳朵上戴耳环。

（二）社交场合服饰礼仪

社交场合是指工作之余在公众场合和同事或者商务伙伴进行交往应酬的场合，如舞会、宴请、拜访、聚会等。社交场合对服饰的要求是：个性、典雅、时尚。适宜的服装款式为：时装、礼服、个人缝制的个性化服装等。

社交场合着装禁忌：过于杂乱，搭配和色彩混乱；过于鲜艳，色彩耀眼，图案复杂；过于暴露，暴露身体各部位；过于短小，穿短裤，露脐装；过于紧身，线条过于分明。

（三）休闲场合服饰礼仪

所谓"休闲"即停止一切工作学习活动，一人独处或是在公共场合与不相识者共处的放松闲暇状态，如娱乐、健身、逛街、旅游、居家等都属于休闲活动。休闲场合对服饰的基本要求是：自然、方便、舒适。在休闲场合的着装，只要不触犯法律，不违背伦理道德，不妨碍他人的人身安全，全凭个人喜好着装。适宜的服装款式为：牛仔裤、运动装、家居服、沙滩装等。不适宜的款式有：套装、工作服、礼服、时装等。

（四）饰品佩戴

1. 包　包是女性不可缺少的配饰，尽量选择质地优良的包，避免在关键时刻发生背带断裂或拉链坏掉的尴尬局面，要根据服饰搭配不同款式的包，达到整体的和谐与完美。公文包是男士服饰中的一个配件，以黑色为主，可根据服饰颜色的不同，变换不同颜色的包。

2. 戒指　戒指是男女佩戴的主要饰品。质地、形状不同，戴在不同的手指上也会有不同的含义。未婚的人戴在右手，已婚的人戴在左手，也可以两只手都戴。戴在食指上，表示想恋爱想结婚；戴在中指上，表示正在恋爱；戴在无名指上，表示已婚；戴在小手指上，表示想独身。

3. 项链　项链是女性常佩戴的饰物之一。佩戴项链要考虑个人因素，个子矮且脸圆的人，适合带长项链可以拉长人的身高。身材细长的人，宜佩戴短点、稍粗点的项链。

4. 耳环　耳环是自古以来就有的装饰品。耳环佩戴原则应根据服装款式和色彩以及自身的脸型来决定。圆脸型的人宜选择长方形、叶形、"之"字形等垂吊式耳环有助于拉长脸型。脸型方的人可选择卷曲线条或圆形或垂挂形耳环。脸型较长的人，可选择大圆形、大方形的耳环。

5. 眼镜　眼镜是常用饰物之一。它除了实用价值外，还可以美化人的面部。眼镜可分为近视镜、平光镜、墨镜。选择眼镜时应根据自己的脸型的宽窄和肤色的不同。

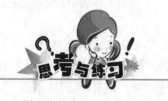

1. 周末你将参加一个高中同学聚会，了解自己的身材和皮肤特点，选择一款适合自己的服装。

2. 根据你平日的观察，帮助你的同桌设计一款适合她的发型。

3. 根据自己的皮肤特点判断自己的皮肤性质，并为自己制定一个日常护理方案。

4. 如果今天你将去参加一个面试，你在外形上应该怎样去准备呢？

（涂珣瑃　范楚苓）

第三章　护士的仪态礼仪

学习目标

1. 掌握常用姿势语的礼仪规范。
2. 熟悉常用动作语的礼仪规范。
3. 了解姿势语和动作语的作用。

中华民族是一个礼仪之邦。清朝《弟子规》中就写到："步从容,立端正,揖深圆,拜恭敬;勿践阈,勿跛倚,勿箕踞,勿摇髀。"这就是要求人们行为优雅,仪态端庄。

仪态,是指人在行为中的姿势和动作。护士的基本仪态礼仪是指护士在护理活动中的姿势和动作,是护理礼仪的重要组成部分,也是护患沟通的重要方式。它不仅是护士精神面貌的外观展示,是体与形、静与动的有机结合,更是护士职业形象的体现。

第一节　护士的姿势语

一、姿势语的类别和作用

（一）姿势语的类别

姿势,是指身体呈现的样子,即身体活动时的状态和形式。人们在活动时,身体就会有变化,从而产生各种各样的姿势,姿势是人的仪态重要的组成部分。我们根据人体的日常活动把姿势分为以下两大类:

1. 静态姿势　人的静态姿势主要有:站立、蹲坐、俯卧等。其中,站姿是人体最基本的活动,是保持仪表美的基础;坐姿是人们相互交往活动中最重要的人体姿势,稳重的坐姿体现出谦逊、诚恳、娴静、端庄;蹲姿在护理工作中也是较常用的一种姿势。

2. 动态姿势　人的动态姿势主要有行进姿势、手臂姿势以及人的躯体各部分的姿态。其中,行进姿势,指的是一个人在行走时所采取的具体姿势,又被人们叫做行姿或走姿。行进姿势是视觉语言,属于动态美的范畴,最能体现一个人的精神面貌,因此,在行进中务必要优雅稳重、节奏均匀。无论在日常生活或在本职工作的岗位上,手臂都是人们运用最多的一个身体部位。手臂姿势通常称为手势或手姿。手臂的运用,有时是单独活动,有时会与身体的其他部位协调配合,相互呼应。总之,行进姿势和手臂姿势在护理礼仪中占有重要地位。

（二）姿势语的作用

姿势语是肢体语言中另一个重要组成部分,与人的相貌有着同等的重要性,对一个人整体形象的塑造有很重要的作用。不同的是,外表相貌是天生的,而姿势语则可以通过后天的训练达到尽可能理想的状态。

1. 传递信息　在日常交往中,护患之间通过语言来交流信息,但在说话的同时,人的身体姿势、手势动作也在传递信息。护士在接受信息时,不仅"听其言",而且还在"观其行"。比如,身体直立,头部端正,表示自信;头部向上,表示希望;头部向下,表示内疚或沉思、忧虑;头部向前,表示倾听;头部向后,表示惊奇、退让或迟疑。

2. 表达情感　在护患交往中,情感的表达和交流,姿势起着至关重要的作用,它既可表达尊重、友好、亲善,又可表达傲慢、冷漠、歧视。这类"情绪语言"所产生的效应是一般口头语言无法表达的。如双臂在胸前交叉,是一种自我保护或防卫的姿势,也可表示不愿意和他人过分接近;双臂置于身后,双手相握,表示个人的权威或试图自我控制,如一条腿不停轻微抖动,表示不耐烦或紧张。

3. 衡量修养　素质体现在细节。通过一个人的姿势可以了解其个人修养。在社交场合,雅俗的表现和显露,姿势是一个重要的衡量标志。优雅的姿势是一个人内在修养的外化,身体的每一个姿势的变化通常都反映了其文明程度。如与人交谈,上身稍前倾,双腿合拢,双手前合,目光平视,表示谦恭有礼,耐心倾听。如果跷起二郎腿,向上抖动脚尖,或者两腿分开呈"大"字形,或半躺半坐,都是失礼和不雅的举动,会给人留下缺乏教养、低俗轻浮、散漫不羁的不良印象等。

4. 展示风度　风度是指一个人优雅的体态。一个人的气质和风度如何,都与其平时的体态直接相关。一个人的姿势美,主要是一种外在美,它以高雅的气质、迷人的风度为具体表现形式。护士优雅的姿势,不仅可以塑造护士个人形象美,同时,也塑造医院团体形象美。

总之,恰当的姿势语不仅能使患者对护士产生信任,形成良好的护患关系,同时对患者的心理能起到一个良好的调节作用,以达到最佳治疗疾病的效果。

二、常用姿势语

（一）站立姿势

站姿是所有姿态中最基本的姿势,同时,也是其他一切姿势的基础。护士工作大部分时间是站立的,正确的站姿不仅给人以美感,而且有助于人体内脏器官发挥正常的生理功能,同时还能给人以庄重大方、精力充沛、蓬勃向上的印象。

1. 基本站姿　是指人们在自然直立时,所采用的正确姿势。它的基本要求是:头正颈直,下颌微微上扬,目光平视前方,面部表情微笑,挺胸收腹,立腰提臀,身正腿直,双膝与双脚脚跟紧靠在一起,两脚尖张开呈"V"形,两者之间距离约一拳远,两臂自然下垂,贴放于裤缝两侧,整个身体重量平均分布在两条腿上(图 3 - 1)。

标准站姿的要领是:一要平,头平、肩平、眼平;二要直,腰直、腿直、背直;三要挺,重心上拔,给人以挺拔之感。

2. 变换站姿　护士在保持基本站姿的基础上,可根据实际情况或工作需要,对自己站立的姿势,适当有所变化。

（1）服务站姿：站立时，体前没有遮挡物。在受到他人注视时，与他人进行短暂交谈时，倾听他人诉说时，女士都可采用"丁"字位服务站姿。它的动作要领是：在基本站姿的基础上，双脚一前一后站成"丁"字形，即一只脚的脚后跟放于另一只脚内侧中间的位置，双膝在靠拢的同时，可以略微前后重叠。但要注意，此时头部应微微侧向服务对象，面部表情一定要保持微笑。男士在采用服务站姿时，双腿可以稍平分站立，双脚距离不宜超肩（图3-2）。

（2）轻松站姿：当护士在护士站（有遮挡物）或长时间站立时，都可采用轻松站姿即"平行"位站姿。双脚可以适度分开，双膝也可稍许分开，但距离不能过大，两脚可以相互交替放松。具体做法是：在一只脚完全着地时，可抬起另一只脚的脚跟，腿往前屈，但上身必须保持正直，头部不要晃动（图3-3）。

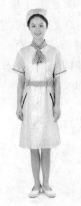

图3-1 基本站姿

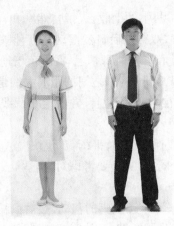

图3-2 服务站姿

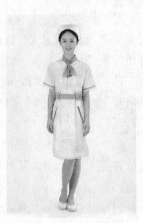

图3-3 变化站姿

3. 禁忌站姿

（1）身体歪斜：古人对站姿的要求是"站如松"，强调在站立时身体要端直。站立时头偏、肩斜、胸凸、背弓、臀厥、腿曲等，均是站姿禁忌，它不仅直接破坏人体的线条美，还会给人颓废消沉、萎靡不振的感觉。

（2）双腿分开：在他人面前，站立时两腿叉开很大距离，尤其是女士在穿裙装时，会给人有伤大雅的感觉。男士即使两腿分开，通常要保持两腿的距离不要宽于本人的肩部，切勿过于分开。

（3）脚位不适：站立时，双脚应安稳规矩，不能出现乱点乱划，踢来踢去，蹦蹦跳跳的情形。双脚的脚位采用"丁"字位、"V"字位或平行位。如采用"人"字式、蹬踏式、交叉式都是不允许的。"人"字式，站立时两脚尖靠在一起，两脚跟分开，也就是俗称的"内八字"；蹬踏式就是指站立时一只脚立于地面，另一只脚蹬在墙上或踏在椅衬上、桌面上；交叉式，站立时一脚立于地面，另一只脚交叉站立。这些站姿都给人以极不严肃、轻浮懒散之感。

（4）手位不稳：站立时，两手可采用相搭、相握或垂放的手位。若手扶椅背、床边，双手叉腰、以手抱胸、以手抱头或放于衣袋，托于下巴等都是不雅观和失礼的姿态，会破坏自己的形象。

4. 站姿实训　练一练：

（1）"背靠墙"训练法：两脚并拢，背部靠墙。身体的五个点——头部、肩部、臀部、小腿、脚后跟都靠在墙上，两臂部下垂，掌心向内也贴于墙面。力求达到标准站姿，经过一段时间的练习，可形成优美的站姿。

（2）"背靠背"训练法：两人一组，背靠背站立。将两人的后脑勺、双肩、臀部、小腿肚、脚后跟紧靠在一起，可以配上优美的音乐，以减轻疲劳，力求达到优美标准的站姿。

（3）"顶书站"训练法：标准站姿站好后，将书顶在头上，把纸夹在双膝关节处，端正身体姿势。分组对镜训练，形成优美的站姿。

（二）行进姿势

行进姿势，即行走时的姿势，是人体所呈现的一种动态美，是人的精神面貌外化的表现。步履矫健的人，显得精明强干；步履稳重的人，显得沉稳老练；步履轻盈的人，显得朝气蓬勃。总之，正确且富有魅力的走姿像一首动人的抒情诗，会给人留下难忘的印象。

1. 行姿的基本要求

（1）身体协调：头正，双目平视，下颌微收，表情自然平和；两肩平稳，防止上下前后摇摆；上身挺直，收腹立腰，重心稍前倾；双臂前后自然摆动，前后摆幅在30°～40°之间，在摆动中与身体的夹角大约45°。行走时，重心落在前脚掌上，在脚落于地面时，膝关节应伸直。

（2）步幅适度：行走时两脚尖略开，两脚之间的距离大约是一脚远（根据身高和着装适当调节）。女士在行走时左右脚应在一条直线上，男士走平行线，即男士的左右脚踏出的应是平行线。

（3）步速平稳：行进的速度应保持均匀、平衡，步伐快慢适当。女士每分钟走90步，男士每分钟走100步。如男士和女士同行，男士要考虑对方，适当调整步伐节奏，尽量与女士同步行走。

（4）姿势优美：优美的走姿来源于腰至脚的移动，腰、背、腿部保持直线，使自己全身从正面看上去犹如一条直线。既展现步履矫健，又体现轻松、优雅、自然、雅致的姿势（图3-4）。

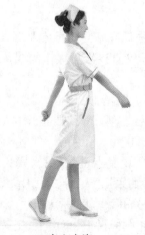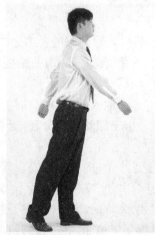

女士走姿　　　　　　　　　　男士走姿

图3-4　优美的走姿

2. 不同场合的行姿

（1）陪同引领：陪同指的是陪伴别人一起行走，引领是指在行进过程中带领别人，又叫引导、引路（图3-5）。护士在工作岗位上为他人引领时，应注意以下几点：

①方位：双排并行时，陪同人员应走在左侧；双方前后行进时，陪同人员应走在被陪同人员的左前方1 m的位置。

②速度：在陪同他人时，行进步伐应与被陪同者保持一致，要确认被陪同人已跟上，切忌

我行我素。

③提示:陪同他人时,一定要以他人为中心,当拐弯、有楼梯台阶或照明不佳的地方应使用手势,并伴随着口语提示被陪同人"这边请"、"有台阶,请走好"。

④体位:陪同他人时,要采用一些正确的体位,请对方行进时,应面向对方,稍许欠身。在行进中与他人交谈或回答他人的提问时应将头部和上身转向对方,目视对方。

(2) 上下楼梯

①在上下楼梯时,均应单人行走,不宜多人并排行走(图3-6)。

②无论是上下都要要坚持"右上右下"的原则,便于形成良好的秩序。

③上楼时尊者在前,下楼时尊者在后,但是,如尊者是一位着短裙的女士,则上楼时应让女士走后面,以免出现"走光"的问题。

④为人进行楼梯引领时,应走在前头,不应位居被引领者之后。

⑤上下楼梯既要注意楼梯安全,又要注意和身前、身后的人保持一定的距离,以防碰撞。

⑥在上下楼梯时,一定要礼让他人,千万不要和服务对象抢行,出于礼貌,可侧身让对方先行。

⑦上下楼梯时,不宜与他人交谈,站在楼梯上或楼梯拐弯处进行交谈,会妨碍他人通过。

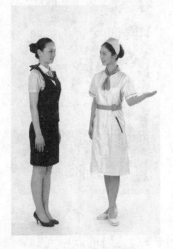

图3-5　陪同引领

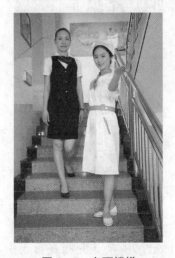

图3-6　上下楼梯

(3) 进出电梯

①注意安全:当电梯门关闭时,不要强行开门或强行进入;电梯出现超载显示时应主动退出;进入电梯后,不要在电梯内跳跃;电梯因故中途暂停时,要耐心等待,不要冒险攀援(图3-7)。

②讲究顺序:与不相识人同乘电梯时,应本着先出后进的原则。进入时讲究先来后到的顺序,出来时则应由外向内依次而出,不可"争先恐后"。与客人同乘电梯时,应视情景而定:如是进入有人看管电梯,应主动后进后出。进入无人看管电梯时,为控制电梯开关应先进后出。

③提倡尊重:在公共场所进出电梯时,大多要侧身进入,以免碰撞他人,踩踏他人。进入电梯后,应尽量往里站,人多时应将脸面向内侧或与他人侧身相向。出电梯时,要提前做好准备,提前换至门口。

(4) 出入房门:医院是医疗公共场所,进出时应当考虑是否影响他人。出入房门应注意以下规则(图3-8)。

①注意通报:护士在进入病房时,要注意房门无论是开或关,都需用食指轻叩门。叩门时第一声略重些,后两声轻些,意在向房内人通报。贸然进入,会惊扰他人。

②注意开关:不论是出房门还是进入房门,都应用手轻推、轻拉、轻关,不能以肘推门,以脚踢门,以臀拱门,以膝顶门。

③注意面向:进入房门,如房内有人,入门后用反手关门,要始终面向对方。出门时,也应面向对方把门关上。

④注意顺序:与他人一起出入房门,一般自己是后进后出,而请对方先进先出。出入房门时恰遇他人与自己反方向出入,则应主动礼让。一般是房内人先出,房外人后入。如对方是长者、女士、来宾、领导应以优先对方出入为原则。

⑤注意礼貌:在陪同引导他人进入房门时,陪同人员有义务在出入房门时为对方拉门。在拉门时,根据实际情况,该拉时就拉,该推时就推,但一定要注意,拉门或推门后自己需站在门后或门边,不能妨碍他人的出入。

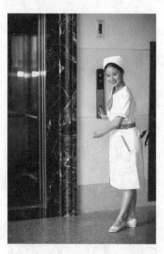 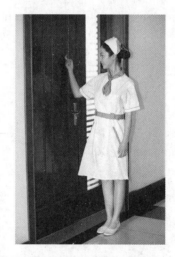

图3-7 进出电梯   图3-8 出入房门

(5)变向行走:变向行走是指在行走中,转身改变行进时的方向。主要是指行进中的后退、侧行、前行转身、后退转身。

①后退:在正式的场合需要离开时,不应转身就走。应面向对方,后退两三步,然后先转身再转头,并同时伴随向他人告别、祝愿、解释、寒暄等语言。对方地位越高或越是受尊重,后退的步子则要越多。后退时步幅宜小,脚宜轻擦地面。

②侧行:当在较窄的位置引领他人或与人相遇时,要用侧行步。正确的做法是:两肩一前一后,胸部转向对方。在行进过程中与他人交谈,也需侧身而行,具体做法是:上身转向对方,距对方较远的一侧肩朝向前方,距对方较近的一侧肩稍往后,身体与对方身体保持一定的距离。

③前行转身:指在向前行进的过程中,转身变化行走方向。它可分为前行右转和前行左转两种情况。前行右转,以左脚为轴心向右转体90°,同时迈出右脚。反之,前行左转以右脚为轴心向左转体90°,迈出左脚。

④后退转身:即在行进过程中需后退转身而行。它可分为后退右转、后退左转、后退转。后退右转,先后退两步以左脚为轴心向右转体90°,迈出右脚;后退左转,后退两步后以

右脚为轴,向左转体90°,迈左脚;后退后转,后退两步,以左脚为轴,向后转体180°,迈出右脚,反之也行。

(6)行姿训练:在地面画一条直线,练习正确的走姿。训练时,按照走姿的标准要求,尽量使脚的内侧落在这条线上,力求内侧的落脚点在一条直线上。训练时,可配以背景音乐,一方面消除训练的枯燥;另一方面,可培养学生走姿的节奏感。

(三)蹲坐姿势

蹲、坐姿势都是从站姿的基础上演变而来的静态体位。在人的正常体态中,蹲姿和坐姿完全不同,但这两种姿势都是从站姿的基础上演变而来的相对静态姿势。

1. 蹲的姿势 下蹲的姿势,简称为蹲姿。蹲是由站立的姿势转变为两腿弯曲和身体高度下降的姿势。蹲姿其实是人们在比较特殊的情况下所采用的一种暂时性的体态。

(1)常见蹲姿和具体要求

①高低式蹲姿:顾名思义,高低式就是指下蹲的时候要有"高"有"低"。在蹲下时,左脚向前(或右脚向后)与右(左)脚稍有距离,膝关节并拢,上身微微前倾下蹲。左脚脚掌着地,左小腿和地面垂直,右脚脚跟提起,前脚掌着地。蹲下后,右膝低于左膝,右膝内侧靠于左小腿内侧,形成左膝高右膝低的姿势。臀部向下但不要坐在脚后跟上,上身体姿微微前倾,整个身体重心放在右腿上。女士穿裙时,要用单手从腰部往下把裙抚平再蹲。蹲下后左手放在左膝上,右手自然下垂。需捡物品时,走到物品的左侧,眼看着地面物品,右手拾物。男士选用这种蹲姿时,两腿要适当分开(图3-9)。

②交叉式蹲姿:交叉式蹲姿通常适用于女性,尤其是穿短裙的人员,它的特点是造型优美典雅。其特征是蹲下后两腿交叉在一起,下蹲时,右脚在前,左脚在后,右小腿垂直于地面,全脚着地,右腿在上,左腿在下,二者交叉重叠;左膝由后下方伸向右侧,左脚跟抬起,并且脚掌着地;两脚前后靠近,合力支撑身体;上身略向前倾,臀部朝下(图3-10)。

③应急式蹲姿:多于行进之中在应急情形下采用的蹲姿。下蹲时,上身微前倾,双脚、双膝并拢,臀部向下迅速下蹲,两前脚掌着地,两腿合力支撑身体,捡完物品后直接站起(图3-11)。

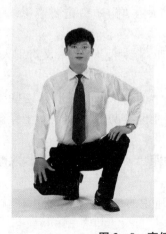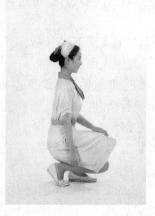

图3-9 高低式蹲姿(男、女)

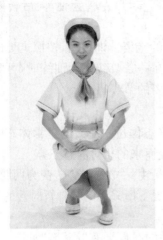 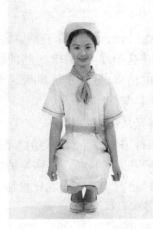

图 3-10　交叉式蹲姿　　　　　　　图 3-11　应急式蹲姿

知　识　链　接

优雅的蹲姿

台湾当红模特林志玲在一次签约仪式上出了点小意外,主办方为她加冕的皇冠不慎掉地。由于礼服较短,又站在高出地面一米的舞台上,若弯腰或正对观众下蹲都太容易走光。专业模特出身的林志玲应对自如,她把话筒传递到左手,不慌不忙侧对观众,两腿并拢,轻轻蹲下,将皇冠捡起,迅速起身。这样既避免了皇冠落地的尴尬,又向观众们展示了优雅的仪态。

(2)蹲姿禁忌:蹲姿在日常生活和工作中使用频繁,下蹲拾物、下蹲工作或下蹲照相,无论哪种情况都要注意自己的姿态,要迅速、美观、大方、端庄,一定要避免以下几种情况,以免有失礼仪:

①面向:直接面对他人蹲下,使他人觉得不便;背对他人蹲下,又对别人缺乏尊重。在他人身边蹲下,最好是与他人侧身相向。

②姿势:下蹲时,腰部弯曲、背部弓起、头往下低、臀部向后翘起,这些姿势既不雅观,又不礼貌。还有双腿平行叉开,在国外被称为"卫生间姿势",特别是女士穿裙时,采用这种姿势,一不小心就会春光外泄。

③距离:下蹲时,应与身边的人保持一定的距离,与他人同时下蹲,忽略对方距离,就会出现"迎头相撞"。

2. 坐的姿势　坐的姿势,也就是我们通常所说的坐姿。是指人们在就座时、就座后,身体保持的一种行为姿势。

(1)入座要求:入座又叫就座,是指人们从椅子旁将身体移至座位上去的姿势。在入座时,要注意以下几点:

①座位适当:在公共场所或是社交场合入座时,一定要坐在椅、凳常规的位置上,而不能

坐在桌子、窗台、花台、地板等非座位之处,否则是非常失礼的行为。

②入座有序:若与他人一起入座,或与对方同时入座时一定要讲究先后顺序,礼让尊长。原则是尊长、女士先入座;若是与平辈及亲友同事之间同时就座,也应礼让他人,切忌抢先入座。

③左进左出:不论是从正面、侧面还是背面走向座位,通常都要求从座椅左侧接近它,起身离座时,也是从左侧离开自己的座位,简称为"左进左出"。

④方法得当:就座时应背对座位、面向他人入座,如距椅子较远,可向后轻移右腿,右腿肚感知椅子的位置后,左脚跟上,轻轻入座。着裙装的女士应先用双手抚平裙摆,然后坐下。

⑤入座无声:在入座过程中,用三个字"轻、缓、稳"形容。切勿因推动坐椅或身体重落而发出响声,入座速度不宜太快。在就座的整个过程中,不管是移动座位、下落身体,还是调整坐姿,都不应发出嘈杂的声音,悄无声息本身就是一种教养的体现。

⑥落座有姿:坐下后,也用三个字"直、立、挺"形容,也就是说入座后,背部要挺直;前腰后腰都要立起来,这样才能显得挺拔。

(2)离座要求:离座亦应注意礼仪规范。如旁边有人在座,应向对方示意后方可离座;与他人同时离座,尊者先离座,双方地位相当可同时起身离座;离座时,动作轻缓,悄然无声,站定之后由椅子左侧谨慎离席。不可突然跳起,把身边东西碰翻掉地,弄出声响。

(3)下肢体位:入座后下肢体位主要有双腿和双脚组合而成。

①标准式:在站姿的基础上,从椅子的左边,轻缓走到座位前,两脚成微丁字步,左前右后,用右小腿肚感觉椅子的位置。两膝关节并拢同时,上身微微前倾,向下落座。如穿裙装,在落座时要用单手在后面从腰间往下把裙抚平,以防坐出皱褶或因裙装被打折坐住而使腿部裸露过多。坐下后,小腿垂直于地面,也可将两腿稍稍倾斜,两脚保持微丁字形(图3-12)。

②单腿后点式:在标准坐姿的基础上,提起右脚向后拉一小步,左右脚呈平行状,两脚距离大约一脚远(图3-13)。

③屈直式:在标准式基础上右脚前伸一小步,右小腿和大腿成垂直状;左小腿向后屈回,膝关节至大腿靠紧,两前脚掌着地,两脚在一条直线上,两脚之间距离为一脚远(图3-14)。

④侧点式:在标准式基础上,两脚尖绷紧并拢向左斜去,两膝关节并拢,右脚跟靠拢左脚内侧中间部位,右脚前脚掌着地,左脚脚尖着地,头和身躯向左斜出(图3-15)。

⑤侧挂式:在侧点式的基础上,放下左脚,左脚掌内侧着地,提起右脚用右脚面贴住左踝关节,头和身躯向右斜出(图3-16)。

⑥重叠式:也叫"二郎腿",两腿向前,一条腿提起,腿窝落在另一条腿的膝关节上,左右腿成重叠状,脚尖绷紧向下(图3-17)。

⑦双腿叠放式:适合于女士穿短裙时使用,姿势极为优雅。双腿一上一下完全叠放在一起,两腿间没有一点缝隙,犹如一条直线,然后将双腿斜放于左右两侧,与地面呈45°夹角(图3-18)。

⑧双腿斜放式:适合于穿裙的女士坐于较低处使用。双腿并拢,然后双脚向左或右斜放,斜放后的腿部与地面呈45°夹角(图3-19)。

⑨垂腿开膝式:多用于男性在正规场合使用。上身与大腿、大腿与小腿都成直角,小腿垂直于地面。双膝分开,但不得超过肩宽(图3-20)。

⑩双脚交叉式:适合男士用于各种场合。双膝并拢,双脚在脚踝部交叉,交叉后的双脚

可以内收,也可以斜放,但不可以向前远远直伸出去(图 3 - 21)。

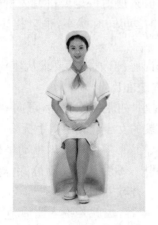
图 3 - 12 标准式

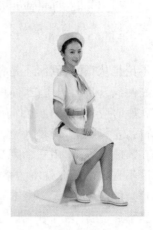
图 3 - 13 单腿后点式

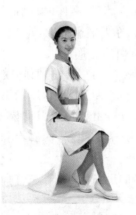
图 3 - 14 曲直式

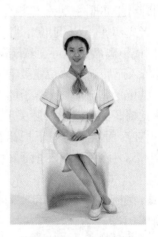
图 3 - 15 侧点式

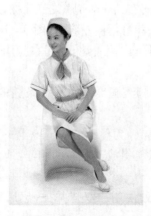
图 3 - 16 侧挂式

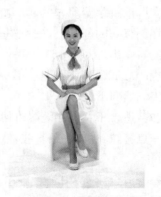
图 3 - 17 重叠式

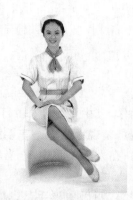
图3-18 双腿叠放式

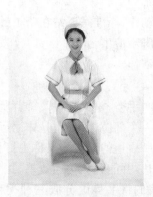
图3-19 双腿斜放式

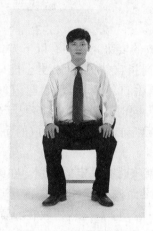
图3-20 垂腿开膝式

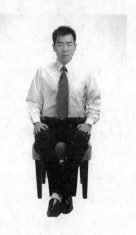
图3-21 双脚交叉式

（4）上身体位：落座后，头部、躯干、上肢的体位也非常重要。

①头部：坐下后，头部位置要端正，目光要平视对方，下颚微微内收。

②躯干：注意躯干的直立，坐下后，坐椅子的2/3或3/4处，背部不要依靠在椅子上。

③手位：双手可以各自搭放在一条腿上，也可双手重叠搭放在两腿之间1/2处，双手还可相握后放在两大腿上。如携带提包，可将包置放于并拢的腿上，双手可放于包上。如入座时，体前有桌子，可将手相叠、相握放在桌上。男士还可将手搭放于座椅两侧的扶手上。

（5）禁忌坐姿：在工作或社交场合中，不可避免有时要调整坐姿，为体现出良好的礼仪修养，在坐姿中应注意以下禁忌的行为。

①头部不当：坐定之后仰头靠在座位背上，或是低头、仰头、歪头、扭头或左顾右盼、闭目养神、摇头晃脑等都是不符合礼仪范畴，一定要力戒。

②身体不当：坐定之后上身不应过分前倾、后仰、侧趴，不要以双手端臂、抱于脑后或抱住膝盖，不应以手抚腿、摸头，这些都是失礼之举。

③腿脚不当：坐下后双腿切勿分开过大，不论是大腿叉开还是小腿叉开，都是极其不雅的；不要将小腿架在大腿上；不要将两腿毫无顾忌地伸直开来，或把腿架在高处；勿将脚抬得过高，以脚尖指向他人，或使对方看到鞋底；不要在坐下后脱鞋子袜子，不要以脚踩踏其他

物体。

(6)坐姿训练

①练习入座动作,标准站姿站在椅子的左侧,迈右腿用腿肚感知椅子。

②练习腿部脚步造型。

③练习离座动作。

(四)手臂姿势

手臂姿势又叫手姿,是人的手及手臂所做的动作,其中手的动作是手姿的核心。手是人体最灵活自如的一个部位,手姿也是体语运用中最具表现力的非语言手段,具有很强的象征性。我们把手姿所表达的语言含义称为打手势语。在人际关系中,恰当地运用手势语,有助于思想感情的表达,并能强化沟通效果。

按其作用,我们将手势语分成三种类型:第一类,叫做象形手势,是用来描绘具体的形象;第二类,叫做情意手势,是用以传递情感的手势;第三类,叫做指点手势,是用以指示具体对象的手势。

1. 常用的手臂姿势

(1)正常垂放:是最基本的手姿,是指双手垂放的姿势。主要有以下方式:一是双手指尖向下,掌心向内,臂部伸直,使双手自然下垂,女士拇指自然往里收,男士虎口微张,分别贴放于大腿两侧。两手自然贴放于裤缝两侧。二是双手自然下垂,掌心向内,叠放或相握于腹前。三是双手相握交于背后,掌心向外,臂部伸直,同时昂首挺胸。多见于站立、行走时,常常表达的是一种自信的心态,既可显示权威,又可镇定自己。自然垂放的手姿主要用于站立之时,表达一种自然、平静的状态(图3-22)。

(2)自然搭放:采用自然搭放式,在站立时和就座时有一定的差别。在站立时,将手自然搭放在一起并放在桌面和柜子上。身体尽量靠近桌面或柜子,指尖向前,拇指与四指稍有分开,两臂微微弯曲肘关节向外,上身直立。在坐下后,将手自然搭放在桌面上,主要用于书写、调试等动作。身体靠近桌面,上身直立,手掌最好平放于桌面,两臂放于其外,双手可以分开、叠放或相握(图3-23)。

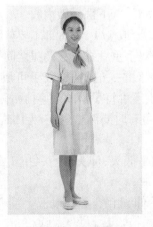
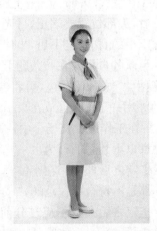

图3-22 自然垂放　　　图3-23 自然搭放

(3)持物:用手持物是手在生活中最为常用的功能,正确恰当的持物姿势,不但发挥其实用的价值,而且也同样能表现个人的良好修养。得体的持物姿势应该稳妥、到位、自然、卫生。下面简介几种护理工作中特有的持物方法:

1) 持病历卡

①行走时持病历卡:左手放于病历卡外侧中间的部位,病历卡的内侧置于左前臂,病历卡下端紧贴于腰部,和腰部呈锐角(图 3－24)。

②书写病历卡:左手放于病历卡上端中间部位,病历卡下端放于前腰部,和腰部呈直角或锐角(图 3－25)。

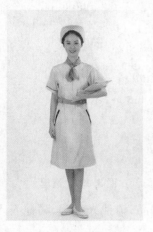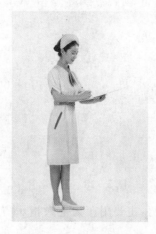

图 3－24　行走时持病历卡　　　　图 3－25　书写病历卡

2) 托治疗盘:是护士常见的一种工作姿势。两手平放于治疗盘底部两侧的位置,两拇指放于治疗盘两端边缘,托盘高度要适宜,最适合的高度是前臂与胸前在肘关节处成 90°直角,与身体的距离 4～5 cm。在进入病房时,用两侧后背肩胛部推门进入病房(图 3－26)。

3) 推治疗车:护理工作中用于治疗的车辆有处置车、抢救车、轮椅车等。推车时,位于车后,双手扶把,双臂均匀用力,重心放在前臂。行进时,抬头、挺胸、直背、身体略向前倾。入室前停稳车,用手叩门,被允许后方可推车进入,入室后应将门关上,再推车至床边(图 3－27)。

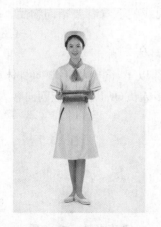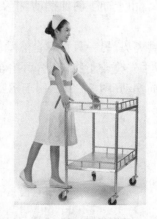

图 3－26　托治疗盘　　　　图 3－27　推治疗车

(4) 递送物品:递送或接受物品是护理工作中常用的姿势。在递送物品时,主要注意以下几点:

①双手:在递送物品时,一般要采用双手递送。如不方便双手递送时,以右手为佳。左手递物,被视为是不礼貌的行为。

②姿势:在递送物品时,上身前倾,以递送到别人手中为宜,所以在递送时,如距对方太

远,应主动上前,要是坐着,应起身递送。还要将文字正面面向对方(图3-28)。

③安全:递送带尖、带刃或锐利易伤人的物品,应当将尖、刃方朝向自己。将危险留给自己,将安全留给别人(图3-29)。

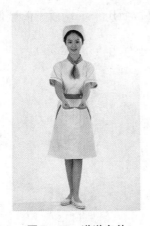 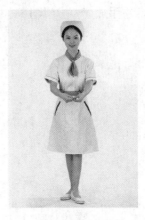

图3-28 递送名片　　　　　图3-29 递笔

(5)臂部姿势:主要用在为他人指示方向、物品、请他人进门、请他人入座等,具体地做法是:

①横摆式:主要用来指示方向。掌心向上,五指并拢,手臂抬起,抬至与胸同高的位置,然后由体前向体侧横向摆动,肘关节大于90°小于180°,指尖和视线指向被引导或指示的方向(图3-30)。

②直臂式:掌心向上,五指并拢,手臂从体侧直接抬起至与肩同高的位置,指尖和视线指向前方。它适合于引导或指示物品所在处(图3-31)。

③曲臂式:手臂弯曲,由体侧向体前摆动,手臂高度在胸一线,上身稍微前倾。指尖指向客人要去的方向,脸朝向客人来的方向,面带微笑。请人进门,就是采用这种姿势(图3-32)。

④斜臂式:手臂由上向下斜伸摆动,指尖和视线朝下看着要指向物品。多适合于请人入座(图3-33)。

以上都是单臂姿势,另一只手臂自然垂放于身体一侧。

⑤双臂式:双手先叠放于腹前,然后抬至胸部以下,同时将手臂向身体两侧摆动(图3-34);也可双臂同向摆动(图3-35),用于招呼较多人员,所以视线应朝向客人。

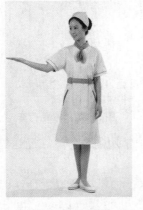 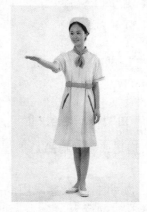

图3-30 横摆式　　　　　图3-31 直臂式

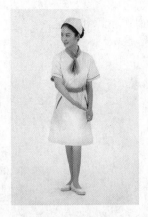

图 3 - 32 曲臂式

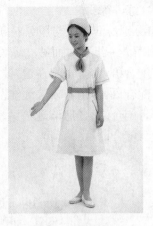

图 3 - 33 斜臂式

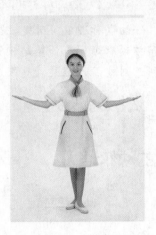

图 3 - 34 双臂式

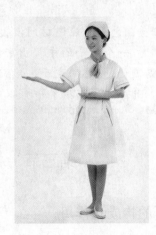

图 3 - 35 双臂式

2. 禁忌手臂姿势

(1) 不恰当的手姿:在与人交往时,用手指指点点,这是非常失之于恭敬的;也不要随便向对方摆手,一只手臂伸在胸前,指尖向上,掌心向外,左右摇摆,这是拒绝别人的手势;掌心向内,由内向外摆动手臂,是极不耐烦之意;端起双臂,抱在胸前,则给人以傲慢、无礼之感。还有人喜欢把玩自己手指关节,或打响指,这都会给人以无教养的感觉。

(2) 不卫生的手姿:有些人有情不自禁的不良习惯动作,如在他人面前搔头皮、掏耳朵、剜眼屎、抠鼻孔、剔牙齿、抓痒痒、摸脚丫等手姿,既不卫生,也非常不礼貌,在公共场合都属于禁忌的手姿。

(3) 不稳重的手姿:双手乱动、乱摸、乱扶、乱放,或是折衣角、咬指甲、抬胳膊、抱大腿、拢脑袋等手姿,均属于不稳重的手姿。在他人面前,或是正式场合,整理自己的服饰或为自己梳妆打扮,会给人以矫揉造作之感。

(4) 易于误解的手姿:常见的情况有两种。一种是个人习惯,但不通用,难为他人理解的手姿。二是因为文化背景不同,被赋予了不同的含义的手姿,如,伸出食指和中指,掌心向外,其语义表示顺利(victory 第一个字母),要是掌心向内,在西欧表示侮辱、下贱之意。所以,在人际交往中应遵循手势语的礼仪规范,以免引起不必要的误会。

3. **手臂姿势**　练一练：

（1）两人一组分别扮演护士与服务对象，练习递送名片和递笔。

（2）让同学们两人一组面对面站立练习。

①指示方向：配合语言"护士站在这"。

②指示物品：配合语言"请看入院须知"。

③请他人入门：配合语言"您请进"。

④请他人入座：配合语言"您请坐"。

知 识 链 接

手势语

　　布什在任美国总统时应邀访问澳大利亚，一切堪称圆满。可是，就在布什总统走上飞机旋梯时，一个小小的手势出了问题而招致麻烦。布什竖起了大拇指，对北美人来说，这是友好、赞誉的表示，而在澳大利亚则被视为猥亵。结果，导致了澳大利亚人的反对，此事沸沸扬扬了好几年。

第二节　护士的动作语

一、动作语的构成和作用

（一）动作语的构成

　　动作是指具有一定动机和目的并指向一定客体的运动系统。人的动作不是孤立的，而是包括在人的整体活动之中，是活动的组成部分。简言之，动作是指人体在空间的活动、变化的样式。

　　人的动作是由全身动作和局部动作共同构成，如头、臂、手、腰、腿、脚的弯曲、伸直和运动方向，前、后、左、右组合在一起构成了动作语。动作语是人体的一种外观形式，具有可视性。

（二）动作语的作用

　　1. **补充语言**　人们在语言交往的过程中，常常会出现词不达意的状况，人体的动作在一定程度上有补充辅助语言的作用。如患者对护士表示感谢时，紧紧抓住护士的手，表示不是一般的感谢，而是强调自己深深的感激之情。

　　2. **取代语言**　人们在表达思想感情时，有时可用动作来取代语言，在修辞上，我们称之为类词格，其大致可以分为四种。

　　（1）类夸张：当说到一个人脸大时，可以指指自己的脸，然后两手圈成圆状，此类夸张形象逼真。

　　（2）类比喻：当病房有探视家属大声喧哗时，护士要求对方安静，可以把食指放在嘴唇之间，对方就会理解。

（3）类借代：在护患沟通时，护士说话，患者点头，表示同意；患者摇头，表示不赞成。我们可以用手势去赞美别人，也可以用手势指示方向。

（4）类描绘：用右手紧握拳举过头部，可以描绘团结、决心、发誓等多种情感。用手指表示数字也是类描绘。

3. 完成操作　在护理治疗过程中，护士所有的专业操作程序，都是通过身体连续动作去完成的。比如，进行护理查体包括触诊和叩诊；各种药物输入患者体内；给患者排痰、皮肤护理等；完成对患者的安慰和心理护理，握手、抚摸、擦拭、把婴儿抱入怀中等等，护士的各项专业操作都是靠动作语完成的。

4. 表现文化　"十里不同风，百里不同俗"。与不同民族，不同国度的人交往都应谨慎使用动作语。用以传情达意的各种肢体动作，在各种文化中的意义可能是不同的。如，把拇指和食指合成圆圈，另三指微张，中国表示是"零"，美国人表示"OK"，是赞扬和允诺之意，法国人解释为毫无价值。又比如，在中国，手心向下招手是招呼人、请人过来的意思，这个动作在英国是"再见"的意思，而在美国只在唤狗过来时使用。

二、常用动作语

在人际交往中最常用的动作语有：握手、鞠躬、拥抱、点头、举手、挥手、搀扶。

（一）握手

握手是在社交场合中最常使用的一种动作。从对方伸出来的掌心朝向、时间长短、力量强弱、速度快慢能感知对方的心情和性格。

1. 握手与场合　在被介绍给不相识的人时，应行握手礼，以表示乐于结识他人；在社交场合，遇到同事、朋友、长辈、上司时，应行握手礼；向他人表示祝贺或感谢他人给自己的帮助时，应与之握手；参加宴会、舞会、晚会结束时，应与主人握手，以示感谢之情；赠送礼品或颁发奖品时，应行握手礼，表示感谢；在他人遭遇不幸，表示慰问时，要与之握手，表示安慰。

2. 握手和性格　如果掌心向上向对方伸出手，这会让人感受到此人很谦和，可以支配，也许是个不错的合作者；如果掌心向下向对方伸出手，感觉此人高出别人一等，有支配欲，在与之相处过程中，处于一种戒备心理，容易造成心理上的隔阂，达不到有效沟通的效果；如果用双手去握接对方伸出的手，表示自己受宠若惊，被称之为"乞讨式"的握手。握手时坚定有力者，属于心情开朗、性格刚毅的人；握手过于用力，会使人感觉此人性格太粗鲁；握手时软绵绵的，会使人感觉此人性格软弱，没有主见，同时也会让人感觉热情不够。

3. 握手与情感　老友重逢会长久握住对方的手，表示喜悦和思念之情；与崇拜的人，受尊重的人握手时，也会情不自禁地紧握对方的手久久不放，通过手掌的动作来表达崇拜之情。上级委托给下级重任时，长辈同晚辈握手时，都会采用双手和对方右手紧握，表示对对方的信任。右手握住对方的右手，而左手握住对方的右小上臂，表达的情感比只握对方的手更深些，如左手上移，握住对方右上臂，表达的情感更深些。还有的人连手指也没有弯曲一下，碰一下就松开，说明是敷衍了事，使人感到待人冷漠。

4. 握手与礼仪　握手本身是一种表示友好的了解的意思，所以握手时应把握分寸，距离适宜、力度适中、表情自然、顺序正确。

（1）姿势：与他人握手，应起身站立，上身微微前倾，两足立正，和对方相距大约一步远时伸手相握。常见的握手姿势有两种：一种是单手相握，伸出右手握住对方的右手。伸出的右手应四指并拢，拇指张开，右手掌处于垂直地面的状态。另一种是双手相握，即右手握住对方右手后,再以左手握住对方右手手背,适合于关系亲密者(图 3-36)。

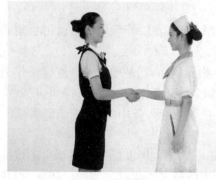
单手相握

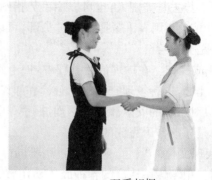
双手相握

图 3-36 握手姿势

(2) 时间:握手的时间不宜过长也不宜太短,一般以 3~5 秒为好。时间过短像敷衍对方,时间过长特别是对异性,有虚情假意和占她人便宜之感。没有特殊的情况,不宜长时间握手,稍触即罢,也是不礼貌的。

(3) 握手距离:以握手双方相距一步为宜(50~75 cm),完成后,各往后退一步,退成社交距离。

(4) 力度:握手时,为表示与交往对象热情友好,应稍许用力。如与亲朋故友握手时,所用的力度可稍大些,与异性或初次见面者握手时,则千万不可用力过猛。总之,握手的力度应根据不同人和不同的场景而异。

(5) 神态:与人握手,神态应热情、友好、自然、得体。通常应面含微笑,目光平视对方双眼。切忌三心二意,漫不经心、傲慢冷淡。迟迟不握他人伸出的手,或边握边东张西望,甚至去招呼他人,都是相当失礼的行为。

(6) 顺序:根据礼仪规范,握手应遵循"尊者先伸手"的原则。在公务场合,握手顺序取决于职位、身份。而在社交场合,多取决于年龄、性别、婚否。握手的先后顺序只可用于律己,不可用于苛求他人。当自己处于尊者之位,而位卑者抢先伸出手来相握时,应立即伸手与之配合。如过分拘泥于礼仪,对其视而不见、置若罔闻,会使对方处于非常尴尬的局面。

(二)鞠躬

《论语》曰:"鞠躬者敬慎之至。"就是说鞠躬时,身体向前弯曲的程度越大,礼貌恭敬之情越深厚。鞠躬礼源于我国古代,在社会文明高度发展的今天,鞠躬礼节没有被淘汰,而是被传承和光大,成为国人见面表示友好的一种动作语。下面简介几种在护理工作中常用的鞠躬动作。

1. 不同场合的鞠躬

(1) 一度鞠躬:用于初次见面时,相互之间的问候,伴随的语言是:"您好!您要帮忙吗?"动作要领是:脚跟靠拢,两脚尖微微分开,身体端立,与他人相距适当距离时,头部及腰部前倾15°,双腿并拢,女士两手自然搭放于大腿上部,男士两手自然垂放于裤缝两侧,目光平视对方,面部表情微笑(图 3-37)。

(2) 二度鞠躬:在临床上,当护士完成各项护理操作后,对患者和其家属的配合表示感谢时所用的鞠躬,称之为二度鞠躬,此时的语言是"谢谢您的配合"等。二度鞠躬动作要求是:头和腰前倾 30°,双腿并拢,两手随着身体下移搭放于大腿中部的位置,目光先落在对方的脸上,身体前倾,下落到脚前方 1~1.5 m 处,身体复原,视线重新落到对方脸上,面部表情微笑(图 3-38)。

(3) 三度鞠躬:当患者的无理要求或需要被拒绝时,当为自己小的失误感到抱歉时,当对患者的承诺不能按时兑现时,我们都需要使用三度鞠躬来表示自己深深的歉意。在行三度鞠躬时,头和腰前倾 45°,两手叠放于两腿之间,随着身体前倾,手位顺着两腿之间下移到膝关节的位置,目光从对方脸上下落到脚前方 50 cm 处,身体复原后,目光落在对方脸上,面部表情严肃(图 3-39)。

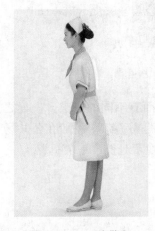
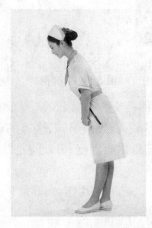
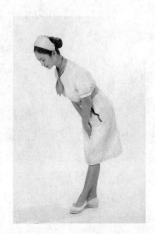

图 3-37　一度鞠躬　　　　　图 3-38　二度鞠躬　　　　　图 3-39　三度鞠躬

2. 鞠躬禁忌　在行鞠躬礼时,应注意以下几点:

(1) 行鞠躬礼时,只把头低下,而不弯腰。

(2) 鞠躬时,眼睛只看地面或东张西望,始终不看对方。

(3) 头部左右摇晃,不能端立,双腿叉开。

(4) 驼背式鞠躬或可以看到后背的鞠躬。

(三)拥抱

拥抱礼,一般指的是交往双方互相以自己的双手揽住对方的上身,借以向对方表示致意。它是人与人间传递情感、寄托情感、释放情感的一种动作。在中国,人们对此不甚习惯,它主要用于恋人、夫妻以及父母对幼小孩子之爱的表达,在一些特殊场合也会用到,如老友重逢或者特别悲痛的场合,它也只适合于同性或长辈与晚辈之间。但在国际社会中,特别是欧美等国,它却得到广泛的运用。在行拥抱礼时,应遵循以下的规则:

1. 了解方法　拥抱礼最常见的做法是:两人走近之后,腿部直立左脚在前,右脚在后。先各自抬起右臂,右臂偏上,左臂偏下,把右手放在对方左肩之后,左手扶在对方后腰,按各自方向,两人头部及上身都向左互相拥抱(贴右颊),然后头部及上身向右拥抱,再次向左拥抱,礼毕(图 3-40)。

2. 适合区域　一般来讲,拥抱礼在西方国家广为流行。在欧洲、美洲、澳洲诸国,男女老幼之间均可采用拥抱礼。而在亚洲、非洲的绝大多数国家里,尤其是在阿拉伯国家,拥抱礼仅适用于同性之人,与异性在大庭广众之前进行拥抱,是绝对禁止的。

3. 区分场合　在庆典、仪式、迎送等较为隆重的场合,拥抱礼最为多见,在政务活动中尤为如此。在私人性质的社交、休闲场合,拥抱礼则可用可不用。在某些特殊的场合,诸如谈判、检阅、授勋等等,人们则大都不使用拥抱礼。

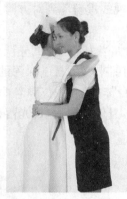 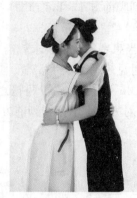

拥抱(左侧)　　　　　　　　　　拥抱(右侧)

图 3 - 40　拥抱

4. 注意对象　拥抱礼作为一种社交礼节,因亲疏关系的不同而有不同的要求。夫妻之间是拥抱亲吻,父母之间是亲脸、亲额头,兄弟姐妹、平等的亲友都是贴面颊。一般在公共场合,亲近的妇女之间是亲脸,男子间是抱肩拥抱,男女间是贴面颊,晚辈对长辈是亲额头。

5. 拥抱禁忌

(1) 抱住对方的腰部。这是恋人之间的动作,而非商务礼仪。

(2) 手搭在他人肩上,给人以随意之感。

(3) 首先"贴左颊"可能有碰头的风险。

(4) 行拥抱礼时距离太远,容易翘臀。

(5) 抬起小腿,不庄重。

(四) 点头

点头礼又叫额首礼,是在公共场合用微微点头表示致意的一种方式,它是东西方通用的一种礼节(图 3 - 41)。

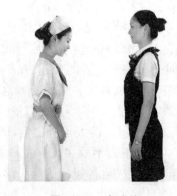

图 3 - 41　点头礼

1. 适合场合　在一些公共场合遇到领导、长辈,一般不宜主动伸手,合适的做法是点头致意,这样既不失礼,又可以避免尴尬;和交往不深的认识者见面,或者遇到陌生人又不想主动接触,通过点头致意,既表示友好和礼貌,同时可以避免一些不必要的交往和纠缠。一些场合不宜握手、寒暄,就应该用点头致意。在会场、歌厅、剧院、舞厅等不宜交谈的地方,与落座较远的熟人,无法握手致意,只能用点头致意的方式。一些随意的场合,如在会前会间的休息室,在上下班的班车上,在办公室的走廊上,是不必握手致意甚至鞠躬的,只需轻轻点头致意也就行了。在同一场合已多次见面,遇上多人而又无法一一问候时,都应行点头礼。

2. 正确做法　行点头礼时,一般不应戴帽子,行礼时,面向对方,头部向下轻轻一点,同时,面带微笑,点头幅度不宜过大。

（五）举手

是用于向他人表示问候、致敬、感谢之意。既可悄无声息地进行,也可伴随着相关的语言。护士在忙于工作时,如遇到熟人,又无暇分身,向其举手致意,可以消除对方被冷落感。

在行举手礼时,应遵循以下规则:

（1）面向对方:举手致意时,应面部朝向对方,至少上身和头部要朝向对方。目光平视对方,面部表情微笑。

（2）掌心向外:举手示意时,五指并拢伸直,掌心向外,指尖朝向上方。千万不能以拳示意。

（3）臂部上伸:致意时,手臂应自下而上向侧上方伸出,手臂可适当弯曲,也可完全伸直（图3－42）。

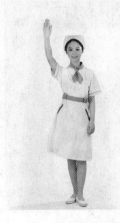

图3－42　举手礼

（4）勿须摆动:致意时,伸出的手臂切忌不要来回摆动,那就成了"再见"。

（六）挥手

人们常说举手致意,挥手告别。挥手就是与人打招呼和告别时所用的常规动作（图3－43）。但在行挥手礼仪时,要注意以下几点:

（1）身体直立:在告别时,尽量不要走动,更不要摇晃自己的身体。

（2）目视对方:手势不管如何标准,目光不看对方,都会被人理解为"目中无人",会引起不必要的误会。

（3）手臂前伸:在与人道别时,一般都用右手,也可使用双手。要使手臂尽量向上、向前伸出,指尖向上。手臂不要伸得太低或过分弯曲。

（4）掌心向外:挥手时,掌心一定要保持向外,否则给人有失礼貌的感觉。

（5）左右摆动:在挥手告别时,要将手臂向左右侧轻轻挥动,不要上下摆动。以双手告别时,应将双手由外侧向内侧来回挥动。

由于地区和习惯的差异,虽然表达的是同样的意义,但挥手的方式方法有所不同,如北美人不论是在向人打招呼还是告别,或者只是要引起相距较远的人的注意,他们都是举臂,张开手,来回摆动（图3－44）,而在欧洲大多数地方,这个动作表示"不"。欧洲人在打招呼时,习惯于举臂,手在腕部上下挥动,好像篮球运动员运球的动作(图3-45)。意大利人用完全不同的手势,他们举手,仅手指向内勾动(图3-46)。

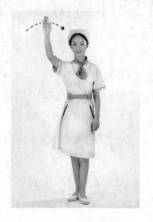

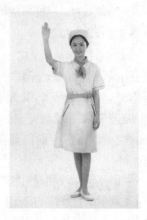

图3-43 挥手礼   图3-44 美式挥手

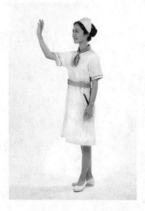

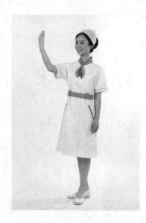

图3-45 欧式挥手   图3-46 意式挥手

（七）搀扶

护士在工作时,对一些老、弱、病、残、孕等服务对象应主动予以搀扶,以示自己的关爱之情。搀扶就是指在行进的过程中,用自己的一只手或双手,去轻轻架住别人的一只手和胳膊(图3-47)。

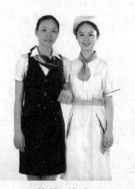

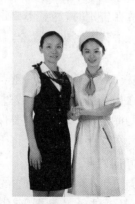

搀扶（单手）   搀扶（双手）

图3-47 搀扶的姿势

（八）鼓掌

鼓掌是用以表示欢迎、祝贺、支持的一种手势，多用于会议、演出、比赛或迎候嘉宾。鼓掌的方法是以右手掌心向下，有节奏地拍击掌心向上的左掌，必要时，还应起身站立。但表示反对、拒绝、讽刺、驱赶之意的"鼓倒掌"则是一种无礼、不敬的行为，是不允许的（图 3-48）。

（九）夸奖

这种手姿主要用以表扬他人。常用的方法是伸出右手，翘起拇指，指尖向上，指腹面向被称道者。在用这种手势向人表示夸奖时还应注意面部要带着赞许的表情，以示由衷之情。而那种交谈时将右手拇指竖起来反向指向其他人，或是自指鼻尖的做法都是自大或藐视他人的行为，是应加以制止的（图 3-49）。

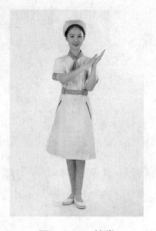 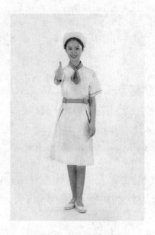

图 3-48　鼓掌　　　　　　　　图 3-49　夸奖

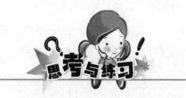

1. 在护理工作中，如何训练各种基本站姿、坐姿、行姿？并说一说如何克服相应的禁忌姿态。
2. 行握手礼时应避免哪些禁忌？行鞠躬礼的规范及要求是什么？
3. 结合护理工作实例，说说护士在工作中有哪些手臂姿势？
4. 设定护理工作情境，进行护士举止礼仪的角色扮演，练习各种规范的举止及正确行礼姿势。

（陈晓燕　徐　雨）

第四章 护士生活社交礼仪

学习目标

1. 熟练掌握见面礼仪、求职礼仪规范。
2. 熟悉交往礼仪和典礼礼仪规范。
3. 了解公务礼仪的基本内容。

生活社交礼仪,是指人们在日常生活和社交活动中共同遵守的行为规范与准则。也就是要求人们在生活社交中要互相尊重,互相关心,使言行举止合乎人情事理,合乎礼节和仪式的要求。

第一节 见面礼仪

随着社会的发展,人与人之间的交往日益频繁、紧密。对于充满朝气但又涉世不深的年轻人,如何能顺利进入社交圈,在社交场合展现自己的才能,实现自己的理想,了解见面时的一些礼仪规范是非常必要的,因为良好的开端是成功的一半。

一、称谓礼仪

称谓是指人们在日常交际中所用的称呼,它既属于道德范畴,又涉及礼仪范畴。古代,人们对称谓就十分讲究,不同身份、不同场合、不同情况,在使用称谓时无不入幽探微、丝毫必辩。现代社交礼仪当然不必拘泥于古人,但也是在前人礼仪基础上推陈出新。在日常工作和生活中,有没有称谓以及如何称谓,都涉及礼仪范畴。

（一）称谓礼仪的作用

1. 启动交谈作用 在人际交往中,礼貌起着重要作用;在与人交谈时,称谓起着启动交谈的作用。得体的称谓可立刻缩短交谈者之间的距离,使交谈双方感情融洽、心灵相通,更有利于交谈进一步展开。

2. 彰显修养作用 在社交场合,如何选择人们约定俗成的常规称谓;如何使用符合他人身份和年龄的称谓;如何灵活机动、入乡随俗;如何区分在不同场合给人以不同的称谓,这都彰显自身的修养水平,体现对别人的尊重程度,甚至还反映出双方关系发展的程度和社会风尚。

(二)称谓礼仪规范

1. 使用尊称 在社交场合,遇见受尊重的人,一定要用尊称"您"。使用"您"时的作用比"你"大得多,它可大大提高办事效率。在面对面的称谓中,用"您老"、"您老人家"、"校长您"、"师傅您"又比单用"您"更显对人的尊重。还有量词"位"也可表示对人的尊重,比如说:"这位同学"比"这个同学"感觉好得多。

2. 职务称谓 就是以他人的职务作称谓。这种称谓,古已有之,它是表示对人的尊重、爱戴。如韩愈曾任过吏部尚书,而被称为"韩吏部";诸葛亮因是蜀国丞相,被称为"诸葛丞相"。在现代礼仪中,职务称谓可以分为以下三种情况:

(1)省去姓名,只称职务:如"校长"、"局长"、"主任"等,给人一种特别亲切的感觉。

(2)省去名,在职务前加姓氏:如"夏校长"、"潘局长"、"朱主任"等,这样的称谓既有区分的作用又表达礼貌亲切,运用场合比较广泛。

(3)职务前加上全名:有一种庄严感和严肃感,适合在庆典等特别重要的场合使用,如:"张伟校长"等。

3. 技术称谓 对于具有职称者,尤其是具有高级、中级职称而又没有行政职务的,我们直接以其职称相称。它也可以分为三种情况:

(1)仅称职称:如"教授"。

(2)职称前加姓氏:如"王教授"。

(3)职称前加姓名:如"王曼教授"。

4. 学术头衔 这跟技术职称不完全一样,这类称谓实际是指他人在专业上的成就:

(1)直接称谓:如"博士"、"院士"等。

(2)称谓前加上姓或姓名:如"王博士"、"钟南山院士"等。

(3)在头衔前加上他们所从事的行业:比如"医学博士"、"法学博士"等。

5. 职业称谓 无行政职务和技术职称的,我们可以根据对方所从事的职业给予称谓,如"张师傅"、"陈老师"、"李医生"等。

6. 泛尊称 在社交场合,我们在不知道他人的职务、职称、职业的情况下,可以使用泛尊称。

(1)先生:"先生"这个称谓始于春秋《论语·为政》,是指父兄而言,到了战国,"先生"泛指有学问的长辈。后来"先生"又是老师、道士、医生、占卜者、测字的、卖草药的代名词。在现代礼仪中,"先生"是对男士的统一尊称。

(2)小姐:最早是宋代王宫对地位低下的宫婢、女臣、姬、艺人等的称谓。到了元朝,"小姐"升为大户人家未嫁女子的称谓。"小姐"现在仍是未婚女士的代名词。

(3)女士:始见于《诗经》,是指有德行的女子。现代和古代一样,"女士"是对已婚和未婚女性的统一尊称。

(4)夫人:古代称原配妻为"发室",而"夫人"则是小老婆的意思。后来"夫人"渐渐演变为对德高望重的女性的泛尊称。在现代,"夫人"是指职务特别高的官员的爱人,如"总统夫人"。

(5)同志:是指志同道合的人。在国内对各种人员均可称"同志"。有职位的可加职位,如"主席同志"、"部长同志"。

7. 军人称谓 一般称军衔或在军衔后加"先生",知道其姓名的可冠以姓和名。有的国家对将军、元帅等高级将领称"阁下"。

8. 姓名称谓　可用在工作岗位上,也可用于亲友、同事、熟人间。姓名称谓可分为以下三类:

(1) 直呼其姓名:"张前"。

(2) 直呼其姓,在姓前加"老、大、小",如"老陈、大李、小张"。

(3) 只称其名,不呼其姓:通常限于同性之间、上下级之间、长辈和晚辈间、同学亲友间。如:"雨晨"、"小璐"。

9. 教会人员的称谓　教会神职人员,一般可称职称或姓名加职称,也可称职称加"先生",主教以上的神职人员可称"阁下"。

（三）称谓礼仪禁忌

1. 无称谓　不称呼对方,就直接开始谈话是非常失礼的行为。如:"哎"、"嗨"等。

2. 不恰当的称谓　如"帅哥"、"美女"、"哥们"等称谓,使用这些称谓的人显得缺乏修养。

3. 不恰当的简称　如"上海吊车厂",简称"上吊"。称人"麻子"、"常校(长)"、"牛排(长)"等。

4. 地方性称谓　北京人习惯称人为"师傅",山东人习惯称人为"伙计"。而南方人听到"师傅"等于"出家人","伙计"肯定是"打工仔"。

5. 误会性称谓　大陆人喜欢称"同志",但在港澳地区,"同志"有一种特殊的含义——同性恋者;中国人称"爱人",外国人则将"爱人"理解为"第三者"。

6. 替代性称谓　在医院里,护士喊患者床号,如"21床";服务行业称顾客"下一个"等,这都是不礼貌的称谓,是对人的一种极不尊重的表现。

7. 过时的称谓　有些称谓是在古时广为流传的,但随着时代发展,人们渐渐不采用这些称谓,如"太太"、"老爷"、"犬子"等。

8. 错误的称谓　中国文化博大精深,很多汉字都是多音字。在社交场合一定要注意不要念错别人的姓,这样会造成双方的尴尬。如"解(jiě)"用作姓时应念"解(xiè)"、"朴(pǔ)"作姓时念"朴(piáo)"、"单(dān)"作姓时念"单(shàn)"等。

知　识　链　接

想一想

著名的演说家曲啸一次应邀到少年管教所去演讲。面对这群特殊的听众,曲啸面临一个称谓的难题。请你和同座同学商量一下,如何给他们一个得体的称谓?

二、介绍礼仪

在人际交往中,要想结识各种各样的朋友,可通过介绍和被介绍来实现。介绍是人际交往中与他人进行沟通、增进了解、建立联系的一种最基本、最常规的方式。

（一）介绍形式

在社交活动中,介绍的形式多种多样,主要可分为以下几种形式:

1. 可根据场合分为正式介绍和非正式介绍。

2. 按介绍者的位置可分为自我介绍和为他人介绍。

3. 按介绍者的人数可分为集体介绍和个人介绍。

（二）为他人介绍礼仪规范

1. 为他人介绍顺序

社交场合,在介绍两人认识时,应本着"尊者有优先知情权"的原则,即:

将男性介绍给女性;

将年轻人介绍给年长者;

将职位低的介绍给职位高的;

将迟到的介绍给早到的;

将未婚的介绍给已婚的;

先介绍个人,后介绍集体;

先介绍自己人,后介绍外人。

客人年轻先介绍客人,客人年长先介绍主人。

当介绍双方性别相同、年纪相仿、职务相当时,可不分先后自由介绍。

2. 为他人介绍礼仪

（1）了解:正式为他人介绍之前,最好先了解双方是否有结识的愿望,切不可冒昧引见。最客气的介绍方法是以询问的口气,如"李老,我可以介绍小张和您认识吗?""您想认识王先生吗?"等等。如对方同意,才可以进行介绍。在正式介绍时,应先说"请允许我为您介绍……"等礼貌用语。

（2）手势:为他人介绍时的手势语应采用指示礼仪,掌心向上,四指并拢,拇指略开,四指指尖朝向被介绍方,切忌用手指指指点点。介绍双方应微笑面对。被人介绍后,被介绍者可以用礼貌言语互相问候,如"久仰大名"、"能认识您,真是非常荣幸"等,切忌反应冷淡。

（3）语言:介绍时语言要简洁,介绍内容可以是姓名、单位、爱好等等。如"这位是张先生,是某某大学教授","这位是王同志,在某某单位供职,爱好书法"就可以了。在介绍过程中应先称呼女性、年长者、职位高者、早到者、已婚者。例如,把男性介绍给女性时,可以这样说:"王女士,这位是张先生。"然后介绍说,"张先生,这位是王女士。"

（4）站位:被介绍双方应于介绍人呈三角形站位,不应背对任何一方。如果本来介绍双方坐着,可站起来互相问好;也可以握手致意,如双方不便握手,可以点头微笑;如随身带名片,可以互相交换名片。

（5）细节:把晚辈介绍给长辈,晚辈一定要有礼貌,要用尊称,如长辈未先伸手,晚辈不宜主动伸手握手。介绍男女认识时,不管女性是站着还是坐着,男性应先点头欠身,然后等女方反应,如女方不主动伸手,男方不宜伸手握手。

（三）自我介绍礼仪规范

自我介绍是我们跨入社交圈的通行证。首先我们要学会认识自我,然后才能学会自我介绍。

1. 学会认识自我 古希腊人曾把"能认识自己"看做是人类最高的智慧。我们可以通过以下几种途径来学会认识自己。

（1）与自我比较:把现在的我和过去的我以及将来的我进行比较。心理学家詹姆斯提出一个公式:自尊＝成就/目标。"自尊"是指现在的我,"成就"是过去的我,"目标"标志着将来的我。如果已取得的"成就"与追求的"目标"一致,甚至高于"目标",标志着现在的我充满自信,自尊心就会增强;反之,就会对自我产生不满意的感觉。

(2) 向他人问询:老师可让学生之间彼此寻找别人的优缺点,并将它们写下来告诉对方。这样做,一是可以用别人肯定性的评价增强自身的自信心,同时也可以从别人身上学到自己不具备的优点,增进同学间的友谊;二是寻找自身的不足,可以通过自我控制,对自我做调整和改进,使自身不断进步。

(3) 与他人比较:唐太宗有句名言:"以铜为镜,可以正衣冠;以人为鉴,可以知得失。"可以说他人是反映自我的镜子。从和他人比较中充分了解自己,正确认识自己,愉快地接纳自己。

2. 自我介绍形式 如果说认识自我是一门学问,那么展现自我就是一门艺术。在学会认识自我后,我们就要学会介绍自我。

(1) 应酬式:适合公共场合和一般社交场合。这种介绍最为简洁,如"您好,我叫李洁。"

(2) 工作式:适合于工作场合。包括本人姓名、单位、职务等。如"您好,我叫李洁,是市医院外一科护士长。"

(3) 交流式:适合于各种社交活动,希望与交往对象进一步交流与沟通。它大体包括姓名、单位、籍贯、学历、兴趣爱好等。如"您好,我叫李洁,毕业于安徽医科大学高级护理专业,在市医院工作,我喜欢旅游。"

(4) 礼仪式:适合于应聘、报告、演出、庆典等一些正规而隆重的场合。内容较多,包括姓名、籍贯、年龄、学历、爱好、特长,同时还需加入一些谦词、敬辞。在介绍自己的姓名时,为使对方听清自己的准确姓名,往往要对姓和名加以诠释。对姓名的诠释不仅能反映一个人的文化水平、性格修养,更能体现一个人的口才。

现转引几个自我介绍实例,供同学们参考:

【例1】 参加面试时的自我介绍

各位老师,大家好!感谢您在百忙之中给我这次面试的机会。我姓李,我的母亲希望我成为李家杰出的人才,取名叫杰。我生于1995年,毕业于安徽省皖西卫生职业学院护理系。三年的大学生活,奠定了我护理学的基础知识,并完善了我的人生观,更提高了我的综合素质。作为学生会体育部部长,我有着较强的组织能力和协调能力,同时具有很好的团队合作精神。我喜好唱歌,曾获"校园十佳歌手"称号。作为一名男护士,我不能自诩是最好的,但我非常热爱护理工作,吃苦耐劳、恪尽职守、探索求新、善于沟通是我成为一名护士的优势。我真诚希望您能给我一个实现梦想、展现才华的机会,让我把我的知识、我的勤奋以及我严谨求实的态度献给我所热爱的护理事业。谢谢!

在面试时,借自我介绍之机,恰如其分地彰显自己的才能和抱负,不失为聪明之举。

【例2】 在一次服务行业礼仪大赛中,一位参赛者这样自我介绍:

大家好,我叫王梅。我的生肖第一,属老鼠,我去年进入瑞佳宾馆工作,今天是我参加工作以来的第一个"五一节",我也是第一次参加如此大规模的比赛,但愿这么多的"第一"会给我带来好运,谢谢大家!

这种自我介绍较恰当地引出了自己的年龄、职业、参赛信心,给人留下深刻印象。

(四)名片介绍礼仪规范

名片是礼仪信物之一。早在西汉时就有了名帖,当时因纸未发明,故削竹、木为片,上面写上姓名,称之为"刺";有了纸后,又叫"名纸"、"名帖";现在改称名片。

1. 名片的类型　名片从内容大体可以分为三大类。一类是社交名片,名片上一般只印姓名、地址、邮政编码、电话号码;第二类是职业名片,名片上除了姓名、地址、邮政编码、电话号码外,还将所在单位、职称、社会兼职等内容印在上面;第三类是商务名片,名片内容与职业名片相同,但名片背面通常印上所经营的项目。

名片从款式上可分为竖式和横式两种,长 9～10 cm,宽5.5～7 cm(图 4 - 1)。制作名片的材料更是多种多样,有布纹纸、白卡纸、合成纸、皮纹纸,以及不锈钢、黄金、光导纤维等。

```
皖西卫生职业学院礼仪教研室
        ××副教授
联系电话＊＊＊＊＊＊＊＊＊＊
  邮箱 chenwen667@126.com
```

图 4 - 1　名片

名片是现代人用来自我介绍的卡片,在人际交往中,被广泛使用。名片一般是在被介绍后或自我介绍后出示的。恰到好处地使用名片,既可显示自己的修养和风度,又可以更快地帮助自己进入角色。

2. 名片使用时的礼仪

(1) 出示名片:应把握时机,一是交谈开始前,二是交谈融洽时,三是握手告别时。出示名片时应双手递送,目光正视对方,身体呈鞠躬状,名片以正面出示并附"请多关照","请多指教"等寒暄语。递名片的顺序,职位低的、年轻的、被介绍方先递名片,再由职位高的、年长的、后介绍方回复。集体递送时的顺序是由尊而卑,无尊卑顺序时,按顺时针方向。

(2) 接受名片:应注意态度谦恭、站立有姿,双手恭敬接过并加以确认。收到名片后可按汉语拼音字母顺序或英语字母顺序、按行业、按国别或地区三种方法分类收藏,以便以后查找和使用。

三、致意礼仪

所谓致意,是指向他人表达问候、尊重、敬意的心意,由理解、行为举止表现出来,它通常作为见面时的一种礼节。常见的致意礼仪有:握手、鞠躬、拱手、吻礼等。

(一)握手礼仪规范

1. 握手意义

握手是现今交际场合最常见的一种见面致意礼节。据说握手礼仪起源于原始人类的摸手礼仪。原始社会以互相摸手表示问候,这种问候的形式一直沿袭至今并得到广泛的弘扬。人们通过握手来表示和平、友好、祝愿、感谢、慰问、鼓励等情感意义。

2. 握手礼仪

(1) 握手的顺序:尊者先伸手。

①长辈先伸手,晚辈才能伸手;

②女士先伸手,男士才能伸手;

③职位高的先伸手,职位低的才能伸手;

④已婚的先伸手,未婚的才能伸手;

⑤早到的先伸手,迟到的才能伸手;

⑥主宾型:客人来时,主人先伸手;客人走时,客人先伸手。

当年长的男性和女性握手时,一般仍以女性先伸手为主。如一方不分先后顺序,已经伸出手,那么对方应该回握,表示尊重,以免对方尴尬。拒绝他人伸过来的手是很不礼貌的。

(2)握手的正确姿势、时间、距离(参看第三章第二节)。

3. 握手时应注意的细节

(1)在正规场合,只能单手相握,不能交叉与他人握手。

(2)握手时眼睛应热情注视对方,面部表情应微笑。

(3)男性不能戴手套与他人握手,女性只限于戴薄薄的装饰性手套。

(4)手脏不能与他人握手,戴墨镜不能和他人握手。

(5)不能一只手放在口袋里与他人握手,不能嘴叼香烟与他人握手。

(6)军人戴军帽与对方握手时,应先行军礼,然后再握手。

(二)鞠躬礼仪规范

1. 鞠躬意义　鞠躬礼也是一种见面致意礼节。源于中国先秦时,两人相见以弯腰曲身待之。它最早表示鞠躬者对敌方的惶恐、畏惧,显现自己精神上的劣势。后来演变成尊重对方的礼仪。

2. 鞠躬场合　如今,在团拜、致谢、歉意、讲演、颁奖、婚礼、葬礼等场合经常使用。

3. 鞠躬姿势　行鞠躬礼时,以标准站姿为基础,女性一般左右手相搭放于身体前,男性则两手自然下垂放于两侧,双眼正视对方,面带微笑,以臀部为轴心,上身挺直向前倾斜,双方距离大约2米远。

4. 鞠躬种类　鞠躬礼一般分为一鞠躬和三鞠躬两种。一鞠躬礼适合所有的社交场合,行礼时身体向前倾斜15～45°,随即恢复原状。三鞠躬礼较正规,行礼前应脱帽卸围巾,身体直立,目光平视,上身向前弯曲45～90°,然后恢复原状,这样连续三次以示庄重。

目前鞠躬礼使用最广泛的国家是日本和韩国。

(三)拱手礼仪规范

1. 拱手礼的意义　拱手礼是我国民间传统的见面礼节,是人们在表示祝贺、祝愿、歉意、致谢时使用的一种礼节。

2. 拱手场合　拱手礼通常适合的场合:中国传统盛大节日,如春节,婚礼、生日、庆功宴上,来宾可用拱手致意的方式向当事人表示祝贺。

3. 拱手姿势　拱手礼的正确姿势是起身站立,上身挺直,两臂前伸,双手抱拳放于胸前。通常是男子右手握拳,左手在外,女子相反;如为丧事,男子左手握空拳、右手抱左手,女子也相反,拱手齐眉,上下略摆动几下。

(四)吻礼礼仪规范

1. 吻礼意义　吻礼一般是长辈对晚辈,朋友之间或夫妇之间表示亲昵、爱抚的一种见面礼。

2. 吻礼种类　多采用拥抱、亲脸或吻额头、贴面颊、吻手、接吻等形式。见面时如双方表示亲近,女子间可互相亲脸,男子间抱肩拥抱,男女互贴脸颊,长辈可以亲晚辈额头,男性对女性可亲吻手背。

3. 吻礼姿势　行吻手礼时,需等女方先把手伸出作下垂状时,男子才能轻提女子的手指尖部在手背上吻一下,以示高雅。吻手礼是比较高贵的礼节。男士在行礼时动作应轻柔、温雅,千万不要发出"吮"的声音,否则会给双方带来难堪。

4. 吻礼场合　在社交场合,尤其是涉外的社交场合,吻礼也是与握手礼一样重要的一种见面致意礼节。吻礼在西方比较流行。

第二节　交往礼仪

美国心理学家柯维说:"圆满的人生并不仅限于个人的独立,还需追求人际关系的成功。"人际关系的好坏是决定人生成败的重要因素,而人际关系都必须通过沟通才能确立。人生活在各种社会关系之中,正是通过和他人的交往和沟通,相互帮助和协作,才构成人类社会的本身。

在人际交往中,我们应该本着三个原则:接受对方、重视对方、赞美对方。接受对方就是能容纳对方,不排斥对方;重视对方,是让对方感受到你的尊重,感受到对方在你心中的重要地位;赞美对方,要善于发现对方的优点,并及时加以肯定,但也不要刻意奉承别人。

本节简介最常见的几种交往礼仪:接待礼仪、乘车礼仪和馈赠礼仪。

一、接待礼仪

接待亦称礼宾,是指在公务活动中主办方对有关人员进行相关招待,以达到某种目的的社会交往活动。接待礼仪指的是在接待来宾时应共同遵循的行为规范。为做好来宾的接待工作,应掌握接待时必备的一些礼仪,在细微之处体现对他人的尊重。

（一）接待方案制定

为做好接待工作,应事先设计好接待方案。接待方案是接待的总方针。

1. 接待方针　是接待时的指导思想与总体要求。在接待时,我们应本着平等互尊、真诚礼待、热情有度、主随客变、因人而异的原则。具体地说,在接待不同身份的来宾时,侧重点要有所不同,这样才能加强宾主间的交流与沟通,共创轻松愉快的宾主关系。

2. 接待规格　接待工作的具体标准,是对来宾重视程度的一种具体体现。

（1）对等接待:是指陪同人员与来宾的职务、级别大致对等。

（2）高规格接待:是指陪同人员的级别高于来宾的级别,体现对来宾的重视。

（3）低规格接待:是指陪同人员的级别低于来宾,这就要求陪同人员一定要注意热情、礼貌。

以上接待规格在具体实施时可参照各级政府的明文规定,采取当地目前通行的方式;也可比照本单位的常规做法或借鉴其他的成功做法。

3. 预算经费　在确定好接待规格后,应对接待中所涉及的种种费用进行详细的预算。接待经费一般参照各级政府部门的明文规定,勤俭节约,压缩一切不必要的开支,提倡花小钱、办实事。对某些需要来宾负担的费用或宾主双方共同负担的费用,接待方应先告知来宾,并与对方协商,切忌单方做主。总之,在预算接待经费时既有一定的标准,又能体现主办方的重视程度。

4. 地点选择　选择接待地点既要根据接待规格又要根据自身的实力。一般而言,接待地点可选择办公室、会议室、接待室、贵宾接待室。总之,要选择采光充足、室温适宜、陈设庄重大方,安静且不受外界干扰的地方。选择好地点后应提前通知宾客。

5. 安排食宿　根据收集的回执资料,统计来宾的人数,预订宾馆。宾馆选择时应考虑到接待经费、宾馆等级以及实际接待能力。宾馆除具有基本的生活设施外,还必须具备良好的消防和安全设施。宾馆楼层安排应照顾长者和女士,应相对集中,尽量靠近会场。主办方还应预先制定一套详细的就餐方案,饮食要卫生,规格要适中,同时还应照顾特殊人群的饮食习惯。

6. 接待日程　接待日程包括迎送、会见、会谈、参观、宴请等,整个日程安排要完整周全、时间松紧有度。对每天的接待时间安排进行全盘考虑后,应制定活动日程表下发到来宾手中,以便来宾及时了解。

7. 接待人员　接待人员的表现直接影响到接待效果,所以接待人员应具备相貌端正、举止得体、热情大方、善于沟通等良好素质。对于特殊接待,接待人员还需通晓来宾的语言、习俗以及宗教信仰。重要接待前还要根据实际情况对接待人员进行专门礼仪培训。接待人员在接待时着装应大方得体,妆容清新淡雅,饰物佩戴和谐。为更好完成接待任务,必要时还要成立专门工作小组,据其所长责任到人,合理分工接待。

8. 交通工具　对来宾来往以及停留期间所需的交通工具,接待方应做好周全的安排。为来宾提供安全舒适、快捷方便、服务良好的交通工具,所需费用应本着勤俭节约、规格合适的原则。

9. 安全保卫与宣传　重要接待时,安全保卫与宣传工作也应列入计划之内。安全保卫工作应高度重视,要事先制定预案,专人负责,注重细节;有关图文报道资料,主办方应主动向接待对象提供,并注意存档备案。

（二）接待礼仪规范

1. 电话接待礼仪

（1）接听:电话铃响三声以内应迅速接听,如铃响四声再去接,就应说:"对不起,让您久等了。"

（2）开始:拿起话筒,应先说礼貌用语"您好",接着自报家门"这是某某单位",再做自我介绍"我是某某",然后表示愿意为对方效劳,如"需要我帮忙吗?"

（3）倾听:接下来应认真倾听对方的电话内容。在接听时,不要轻易打断对方的说话,但也不能不出声,应说"嗯"、"是"、"好"等简短的语言,让对方感到你在认真地听;如对方不是找你,而是请某某接电话,应该礼貌地请对方"稍后";如找不到听电话的人,你可以自动提供一些帮助,如"需要我转告吗?"或"有话让我记录吗?"

（4）记录:对对方的主要电话内容要加以重复以便核实信息的准确度。如需记录的,应及时记录,电话记录包括以下几个内容:来电话人姓名、来电内容、来电原因、来电中提到的时间、地点等。

（5）结束:电话结束时,一般是主叫方先挂电话,主叫方先说"再见",被叫方才能说"再见"。如遇到给上级和长者打电话,应由上级和长者先挂电话。

2. 当面接待礼仪

（1）迎宾:是表达主人热情,体现主人礼貌素养的重要方面。迎宾礼仪会给来宾留下良好的第一印象,为进一步接触打下基础。

①接站:如事先有约,主方根据接待规格提前确定专人、专车到来宾住处或抵达处恭请对方到来,迎宾人员应佩戴身份胸卡。在接站时,可手持接站牌或在站内竖立醒目接待标志,也可在站内悬挂欢迎标语。来宾到达时,迎宾人员应迎上去进行自我介绍,还应主动为来宾拎拿行李,但对于来宾手中的钱包、密码箱等则无需代劳。

②见面：对重要来宾，宾主双方热情见面时，可由女青年或少先队员向主要来宾献花，如来宾是夫妇俩，由女少年向男宾献花，男少年向女宾献花。接着由主人向主宾按职位高低逐一介绍主方迎宾人员，随后由主宾向主方按职位高低介绍来宾。

在迎宾之时，主方人员应迎上前去自我介绍，主动伸手与来宾相握以示热烈欢迎，还要伴随着"欢迎"、"辛苦"等寒暄语。

③报到：来宾报到时，接待人员需查验邀请函、通知书、身份证和其他有效证件，以便确定来宾身份，并请来宾登记个人有关信息，据此编制来宾通讯录。接待人员还要统一接收来宾随身带来需在活动现场分发的材料，经审查后统一分发。在来宾报到时还应分发各类文件，安排财务人员现场预收费用并开具收据。

（2）引领：引导者的身份通常与接待的重视程度直接相关。在引领时要做到手到、眼到、言到、心到。

①走廊引领：接待人员应站在客人左前方大约1.5米处进行引领，遇到灯光暗淡、拐弯之处，应及时提醒客人，在行进交谈时应头部、上身转向对方。

②楼梯引领：上下楼梯时，引领人员应在前面，走在楼梯中间，来宾在后面，走在楼梯的里面。引领人员应注意来宾的安全。

③电梯引领：乘坐升降式电梯时，为确保来宾的安全，接待人员应先到电梯门口，进入电梯，控制电梯开关。按电梯开关的正确方法是五指并拢然后用食指按开关。宾主出入电梯的顺序是：主人先进后出，客人后进先出。乘扶手式自动电梯时，尽量靠近右侧扶手。上时，引领人员居后；下时，引领人员在前。

④房门引领：引领者先行一步，反手开关房门，站在门旁或门后，待来宾通过。

⑤轿车引领：宾主不同车，引导者车居前，来宾车居后；宾主同车，引导者后上先下。

⑥并排引领：两人并行时，内侧高于外侧；三人同行时，中间高于两边。宾主单行时，引导者行走在前，来宾行走于后。

⑦搀扶：遇到老弱病残的来宾时，在对方同意的情况下，引导者应上前搀扶。搀扶时用自己的一只手或双手去托住来宾的一只手或胳膊，正确的做法是以一只手穿过对方的腋下，架住其胳膊，另一只手扶在其小臂上。

（3）座次：我国座次排列时，一般应遵循"以右为上，居中为上，以远为上，前排为上"的原则。

①会谈时座次：会谈一般采用长桌、椭圆桌、圆桌。会谈桌横放时，客方面对正门而坐，主方背对正门而坐。会谈桌竖放时，以进门时面向为准，右侧为上，请客方就座；左侧为下，请主方就座。在会谈时，双方的主谈者应居中而坐，其他人员应遵循右高左低的惯例，依照各自实际身份的高低，自右而左分别就座于主谈者的两侧，各方的翻译人员应就座于主谈者的右侧，并与之相邻。在会谈时，如是圆桌，各方人员不分座次，自由择座。

②会见时座次：会见时一般只设有沙发。会见的座位安排有多种形式，有分宾主各坐一方的，有宾主穿插坐在一起的。通常这样安排：主宾、主人席安排在面对正门位置，主宾座位在主人右侧，其他客人按礼宾顺序在主宾一侧就座，主方陪见人在主人一侧按身份高低就座。离房门较远的座位为上座，离房门较近的为下座，翻译人员、记录人员通常安排在主人和主宾后面。座位不够时可在后排加座。

在难以排列位次的情况下,我们应遵循沙发优于椅子,长沙发优于单人沙发,椅子优于凳子,较高的座椅优于较低的座椅的原则。

3. 返程礼仪 活动结束后,来宾的返程工作也是接待内容的重要组成部分。要提前为来宾预订返程票,以解决来宾的后顾之忧。和来宾结清所有的费用,并出具正式发票。安排好车辆,把来宾送至机场、车站,主方领导尽可能安排时间到来宾住处送别。

二、乘车礼仪

在日常生活和工作中,无论是上班还是出行我们都离不开交通工具,乘坐这些交通工具时,作为一名职业人就必须遵循一定的规则,了解一定的乘车礼仪。

(一)乘车原则

在乘坐车辆时以礼待人不单是一种要求,而且在具体实施中应落实在每个细节上,所以我们都必须遵循以下的乘车原则。

1. 讲究顺序 在一些正规场合尤其在一些涉外场合,对上下车的顺序都有讲究。乘坐轿车时,按照国际惯例,应当恭请位尊者先上车后下车,位卑者后上车先下车;而乘坐公共交通工具,通常由位卑者先上车后下车,这样便于寻找座位,照顾位尊者。

2. 互相礼让 就座时应互相礼让。争座、抢座、不对号入座,都是不懂规矩的失礼行为。乘车时,不仅对位尊者给予座位的谦让,对待同行的地位、身份相同者也应互相礼让。

3. 律己敬人 在乘坐车辆时,尤其是在乘坐公共交通工具时,必须自觉遵守公共秩序,讲究公共道德。在细节处,要处处严格要求自己,严于律己,对他人不得当的行为应宽容待之。

(二)乘坐轿车礼仪规范

乘坐不同类型的车辆,座位的尊卑顺序都是不同的。

1. 位次排列

(1)双排五座轿车:具体可分为以下几种情况:公务用车时,上座为后排右座,左座次之,中间座再次之,末座为副驾驶座;社交应酬中,主人亲自驾车,上座为副驾驶座,其次是后排右座,后排左座,后排中座;接待重要客人时,上座为司机后面之座。

(2)三排七座轿车:在专职司机驾驶的三排七座车上,其座次由尊而卑依次应为:中排右座、中排左座、中排中座、后排右座、后排左座、副驾驶座;主人充当司机,其位次由高到低排列为副驾驶座、中排右座、中排左座、中排中座、后排右座、后排左座。

(3)多排座轿车:是指四排或四排座以上的轿车,不管谁驾车,座次都是由前而后,自右而左,依距离前门远近排定。

(4)吉普车:在乘坐吉普车时,无论哪种情况上座都是副驾驶座,其他位次为后排右座、后排左座。

(5)旅行车:在接待团体客人时,多用旅行车接待客人。旅行车以司机后面第一排为上座,后排依次递减。

2. 入座礼仪

(1)入座顺序:公务用车时,副驾驶座的人,应先下后上,方便照顾其他来宾;主人亲自驾车时,主人先下后上;乘坐三排七座轿车一般情况下由主人打开车门后,客人先上车、后下车;乘坐旅行车时,由于上车人较多,上车时,先上的人应往里坐,下车时,坐外面的人先下车。为安全起见,左侧车门不宜打开,应于右侧车门上下。

(2) 入座姿势:小轿车在入座时,无论是上下,男士应为女士打开车门,还要注意女士出入时头部不要碰到车顶。女士入座时应站在车门后,弯曲身体,让臀部先坐到座位上,双腿并拢提起放入车内;下车时应双腿先着地,再起身出车。在其他交通工具上,坐下后,不到万不得已,叉开的双脚不宜宽于肩部(图 4 - 2)。

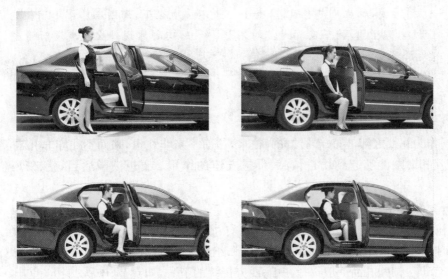

图 4 - 2 小轿车入座礼仪

(三)乘公共汽车礼仪规范

公共汽车是我国城市居民出行的最重要的交通工具。因此,在乘坐时,必须遵循以下礼仪规范:

1. **按序乘车** 候车时应自觉排队,按序上车,车靠站后要先下后上或从前门上后门下,应让老弱病残、妇女儿童先上。

2. **主动购票** 上车后应主动买票或出示 IC 卡。

3. **互谦互让** 先上的乘客应酌情向车厢内移动,不要堵在门口,妨碍后面乘客上车,遇到老人、孕妇、病人、孩童或抱孩子的妇女应主动起身让座。被让座者应致谢。

4. **讲究卫生** 乘客在车上不要吸烟、随地吐痰、乱扔瓜果皮壳,外部不干净的物品应包装好,以免弄脏他人衣物。

5. **注意安全** 在乘车时要注意安全。不要在车上打毛衣,不要将坚硬东西指向他人,带雨伞应将伞尖朝下,以免误伤他人。

(四)乘坐火车礼仪规范

1. **对号入座** 火车朝前方、靠窗的位置是上座。如是三人座,最外的位置是上座,中间是末座。乘坐火车的旅客,应提前到火车站候车,排队检票上车,进入车厢后对号入座(卧),不可占用别人的位置(卧铺)。

2. **遵循规则** 旅客上车后,应迅速将携带物品放在行李架上,不要放在通道上,影响通行,吸烟者到两车厢连接处,不要乱扔杂物。交谈时,把握分寸,不要涉及别人隐私,不大声喧哗,影响他人休息。

知 识 链 接

乘车礼仪

一天,一辆公交车停靠在站台,上来了一位衣着考究的女士,公交车已没有座位。一位先生见状,立即起身让座,女士一声不吭地坐下,周围人非常不满。这位先生站在旁边,想了想,俯下身问道:"对不起,女士,您刚才说什么? 我没听清楚。"女士诧异地说:"我什么也没说。"先生说:"哦,我还以为您说'谢谢'了。"

三、馈赠礼仪

中国作为礼仪之邦,向来奉行"礼尚往来,往而不来非礼也,来而不往亦非礼也。"在人际交往中,互相馈赠能够起到增进情感、促进友谊的作用。要想馈赠适当,就必须遵循礼仪规范。

(一)馈赠礼仪规范

1. 礼品分类　礼品一般分为鲜花、艺术类、服饰类、食品类、公务类、礼金等种类。

2. 时机选择　馈赠应选择适当的时机,归纳起来,下面几种时机可考虑馈赠:

(1)节日:馈赠礼品一般选择在中、西方传统的节日,如春节、中秋、端午、重阳、圣诞、情人节、母亲节等。

(2)喜庆:婚庆、生子、上学、做寿、乔迁等喜庆的日子也是送礼的最佳时机。

(3)不幸:有亲朋好友去世或家庭遭遇不幸,应备上礼品以示安慰和吊唁;探望病人时也应带上礼品。

(4)拜访:访亲拜友、酬谢他人都应送上一份礼品表达心意。

(5)公务馈赠:在公务活动中,也有馈赠习惯。

总之,馈赠应当及时,如事后补办不合礼仪,时过境迁更不合时宜。

3. 礼品选择　馈赠礼品,未必要选择贵重的,中国人素有"礼轻情意重"的说法。礼品选择时,应本着下列原则:

(1)实用性:礼品选择一要有实用性,特别对一些困难家庭或比较节约的家庭,送上一份特别喜爱而又舍不得购买的礼物,会使之有特别愉悦和满足的感觉。

(2)针对性:礼品选择还应有针对性,在馈赠礼品前,最好先了解别人的喜好和需要,然后再去购买,切忌盲目送礼。特别是看望病人,更应根据不同的病情,比如是糖尿病人,就应送木糖醇的食品,最好送补充微量元素锌的食品;术后病人,应送高蛋白的食品;癌症病人,送上一束鲜花,它是生命的含义,但耳鼻喉口的病人就不宜送鲜花。

(3)象征性:在馈赠礼品时,有时还需讲究寓意,具有象征性,比如看病人送"苹果"寓意是"平安康复"的意思;送一支玫瑰表示"一见钟情";他人乔迁送"香肠"表示"常吃常有";在喜庆的日子里,送礼物都应双份,表示"好事成双"。

在公务送礼时,还应有艺术性和纪念性。

4. 礼品的包装　馈赠的礼品一定要进行包装。精美的包装本身就表示对对方的尊重,会增加馈赠的效果。礼品在包装时应把价格标签去除,对贵重易碎物品,应放在硬质材质的盒子里,在盒子里填充一些防震材料,外部再用礼品纸包装。礼品纸色彩的选择要因人和因事,特别是对不同民族和不同国别的人,更应注意他们对色彩的禁忌。馈赠礼品不能用白纸、黑纸、牛皮纸作为包装纸(图4-3)。

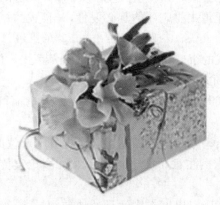

图4-3　礼品包装

(二)馈赠礼仪禁忌

不同民族有不同的风俗习惯,也有不同的禁忌,因此在馈赠时应尊重他人的习惯。

1. 数字禁忌　首先要避开数字上的禁忌,给日本人送礼忌讳送"9"字;西方人普遍忌讳"13",美国人忌讳"13"和"3";印度人不喜欢"6"和"8",他们认为"6"代表疾病,"8"则代表死亡;朝鲜人忌讳"4"字,"4"与"死"发音相同。

2. 色彩禁忌　要注意色彩上的禁忌,中国人忌讳黑色,觉得黑色是不详的象征,也不喜欢白色,觉得白色是悲哀的寓意;欧美人也不喜欢黑色,但喜欢白色,他们认为白色象征纯洁。巴西人不喜欢紫色和黄色,认为紫色是悲伤,黄色是凶色;法国人认为黄色代表不忠诚;叙利亚人和埃塞俄比亚人在哀悼死者时穿黄色衣服,俄罗斯人和新加坡人也不喜欢黄色;沙特阿拉伯人崇尚白色和绿色,忌用黄色,他们认为黄色寓意死亡;比利时人、伊拉克人忌讳蓝色;泰国人和德国人忌讳红色;日本人不喜欢绿色。

3. 物品禁忌　在中国,结婚不能送钟,"钟"是"终"的同音字;也不能送"梨","梨"是"离"的同音字;送朋友不能送"伞","伞"音同"散"。德国人不喜欢郁金香,日本人不喜欢莲花,在意大利、西班牙、德国、法国、比利时等国把菊花作为丧花,百合花在英国人眼中代表着死亡。

4. 图案禁忌　阿尔及利亚人忌用猪和熊猫做广告图案,阿富汗人忌讳猪狗图案,英国人忌用大象图案,瑞士人忌用猫头鹰的图案,澳大利亚人不把兔子作为图案,馈赠时切忌把这些禁忌图案送给这些国家的人。

第三节　典礼礼仪

典礼是指为某事举行的隆重仪式。典礼礼仪,是指在典礼时的正规做法和标准要求。

一、开幕式

开幕式是指一个活动正式开始时所举行的大型庆祝活动。开幕式时不论是会场布置还是出席者的情绪,都要体现出欢愉、喜悦而隆重的气氛。开幕式,可以使主办方起到扩大社会影响、树立良好社会形象的作用。

（一）开幕式前的准备

1. 恪守原则　在举行开幕式时,应本着适度、隆重、节俭三个原则。

（1）适度:是指在举办开幕式前应评估其必要性,开幕式的规模应与本单位的具体情况相符合,切忌一味求大。

（2）隆重:是举办开幕式的重要作用之一。隆重的开幕式不仅可以提升单位的形象,还可以唤起本单位职工的自信心和自豪感。

（3）节俭:在举办开幕式时,应本着勤俭节约的原则,量力而行,切忌铺张浪费。

2. 准备工作

（1）做好舆论宣传工作:举办开幕式的主旨就是提升本单位的形象,所以要为此做好必不可少的舆论宣传,吸引民众的注意,赢得民众的认可。舆论宣传主要可以通过广告宣传和媒体宣传来进行。

（2）做好人员选定工作:确定出席本次活动的地方领导、上级主管部门领导、主办单位、协办单位、赞助单位以及相关单位领导人或代表;邀请社会贤达、各新闻媒体代表和群众代表。涉外的开幕式也可邀请有关国家、地区、组织代表,如有关国家的使节、领事、参赞等参加。

如是一般开幕式,可由主持人致开幕词。重要的开幕式,主办方还要确立身份较高的领导人致开幕词,致辞人的身份应高于主持人,如主持人是学院副院长,那么致辞人应是学院院长。涉外开幕式,要安排其他国家来宾发言,应事先对其发出邀请,来宾致辞的内容应与主办方商定或事先交换致辞内容。

现今,很多开幕式都安排剪彩,剪彩人应当是主办方级别最高的领导人,也可邀请上级领导、协办方领导与主办方领导共同剪彩。

（3）做好来宾邀请工作:在人员确定好之后,主办方将提前对所有参加人员发出书面邀请。书面邀请分为请柬、邀请信和通知三种形式。请柬用于邀请一般来宾;邀请信可根据不同对象来写,除表达邀请出席的诚意外,还可提出一些请求;书面通知则是内部人员专用。请柬和邀请函可根据需要由专人送至或邮寄。书面邀请函发出后,还应进行电话落实。

（4）做好场地布置工作

①入口布置:入口处应有主会标、欢迎拱门、横幅、彩旗、鲜花、氢气球、为来宾铺设的条状红地毯、签到台、引导牌以及休息座椅等。

签到台既可设在入口处,如在室外举行也可设在主席台一侧。签到是举行开幕式的重要环节,既表示对来宾的欢迎,又可以留作纪念。签到处要有醒目标志,并安排有专人负责接待。庆典性开幕式在签到时还要给来宾准备胸花。签到簿设计要美观典雅或热闹喜庆。

②主会场布置:背景墙上端是大型红色横幅,上书庆典主题,中间图案设计要紧扣主题,下端两侧可摆放立式花篮(根据场地确定数量)。

如果开幕式时间较短或规模较小,主席台可不设座位,站立进行即可,但台下应事先划分好场地以便维持现场秩序。为显示隆重和敬客,可在来宾尤其是贵宾站立之处铺设红地毯。

时间较长或规模较大的开幕式,可设主席台和摆放座位,身份最高者居中,其他人按先左后右的顺序(以主席台朝向为准)。主席台台面铺放台布,摆放话筒、席卡、茶具、笔、纸、流程表,台前地面间隔摆放盆栽。右侧主讲台台面摆放卧状花篮和话筒。

③音响灯光:按庆典流程调配好灯光,准备好音响、音乐光盘等。

（二）开幕式礼仪规范

1. 做好接待服务工作 在开幕式现场,一定要有专人负责来宾的接待服务工作。

（1）正门接待:对重要来宾,主办方领导应亲自迎至大门并引领到贵宾休息室。

（2）车辆接待:安排好人员负责停车场车辆停放。

（3）服务接待:组织礼仪队,并配上红色绶带,为来宾引领。

2. 做好程序拟定工作

（1）开幕式前播放或演奏欢快的背景音乐,突出喜庆的气氛。

（2）为来宾佩戴胸花和来宾证,引领至台上和贵宾区。

（3）主持人宣布开始,全体肃立。

（4）主持人介绍各位嘉宾姓名、职务。

（5）邀请专人揭幕或剪彩。

（6）主办方领导致开幕词。

（7）来宾宣读贺信。

（8）举行参观、文艺表演。

3. 做好剪彩组织工作

（1）红色彩球:事先用红色丝带编结彩球,球体要硕大、醒目,彩球数目与剪彩者人数直接相关,或比参加剪彩人数多一个,或少一个,前者使每位剪彩者都处于两个彩球间,后者不同常规有创意。

（2）剪彩工具:剪刀是专供剪彩时使用的工具。现场每位剪彩者手中都持一把崭新、锋利、顺手的剪刀。主办方可将剪彩者所用剪刀,在剪彩后经过包装送给剪彩者以作纪念。

（3）白色手套:在剪彩时,主办方还应为剪彩者准备白色薄纱手套。手套应干净、平整、大小适宜。

（4）钢制托盘:在剪彩时所使用的托盘最好选用银色的不锈钢制品。在托盘上应铺上红色绒布或丝绸,托盘由礼仪小姐双手捧托,盛放红色彩球和剪刀。剪彩完毕后,将手套和剪刀一起放入托盘。

（5）剪彩顺序:剪彩时,礼仪小姐从两侧或从右侧率先登台,登台后,拉彩者与捧彩球者站成一行,拉彩者位于两端拉直红色缎带,捧彩球者双手捧球,托盘者站在拉彩者和托球者身后1米处。

剪彩者被礼仪小姐引领从右侧登台。若剪彩者仅为一人,剪彩时居中而立。如不止一人,就本着中间高于两侧,右侧高于左侧的站立原则。当剪彩者到达既定位置时,托盘者向前一步,站到剪彩者的右后侧,方便为剪彩者递送剪刀和手套。

剪彩者在剪彩时应向拉彩者和捧球者示意,然后右手持剪刀将红色绸带剪断,红色彩球应准确无误落入托盘。

退场时,剪彩者按上台的方向先退,礼仪小姐随后由右侧退场。

4. 做好礼品馈赠工作 在开幕式上向来宾馈赠的礼品一般具有以下三个特征:

（1）宣传性:可选用本单位的产品,在产品外包装上印上本单位的标志、广告用语、开业时间等。

(2) 纪念性：礼品应有一定的纪念意义，使拥有者对其重视、爱惜，并为之感到难忘和自豪。

(3) 艺术性：礼品应与众不同，造型美观大方，使人过目不忘。

知 识 链 接

剪彩的由来

20世纪初，在美国一个乡间小镇上，一家商店即将开业，店主给了许多优惠承诺，为防止顾客在正式营业前耐不住性子，闯入商店，于是在门框上拴了一条布带。正当开业时间快到时，店主的女儿牵着一条小狗从店里跑出来，小狗把布带碰落在地，门外顾客认为是店主为开张特地设置的程序，于是一拥而上，大肆抢购，小店开业之日生意异常红火。后来店主在几家连锁店开业时就如法炮制。经过他和后人不断提炼升华，就成了现在的——剪彩仪式。

二、签字仪式

为体现双方诚意，促成双方达成共识，以示双方对会谈结果的重视，双方将会举行签字仪式。签字仪式时，双方都会派出身份较高的领导人参加，有时也会邀请第三方作为见证人。

（一）签字仪式的种类

1. 国家间通过谈判就政治、军事、经济、科技等某一领域相互达成协议，缔结条约和公约，一般举行签字仪式。

2. 当一国领导人访问他国后，经过商定达成共识，发表联合公报、联合声明，要举行协定、公报和声明的签字仪式。

3. 各地区、各单位在交往中通过会谈、谈判，最终达成有关项目协议、备忘录、合同书等，举行签字仪式。

（二）签字仪式前的准备

1. 选择场所　选择签字仪式场所，应根据仪式的规格以及签字人员的身份和社会地位，由双方共同协商解决。可选择专门签字厅，也可选择较有影响、干净整洁、宽敞明亮的宾馆或部门会议室。

2. 会场布置　签字厅的地面应铺满地毯。背景墙主题鲜明；以长桌为签字桌，签字桌应面向房门横放于室内，桌面覆盖台布，台布色彩要考虑到双方的习惯和禁忌。

桌上摆放各方保存文本，文本前方放置签字用的用具；中间是悬挂各方旗帜的旗架，插放有关方旗帜，各方旗帜应插放在该方签字人座椅的正前方。

如果是双边合作，可在桌后摆放两把椅子，宾右主左(面门)；如果签署的是多边合作，可为每个签字人摆放一把椅子，也可以摆一把椅子，供签字人轮流就座。签字桌后应有一定的空间供双方参签人员站立。签字厅内除了上述必要的桌椅外，一般不摆放其他陈设。

3. 确定人员　根据签字仪式的内容，由缔约和会谈双方确定签字人。在国际条约签字时,一般由谈判代表签字;以政府名义签订的条约或联合公报,大多由政府首脑签署。在签字前还应提前确定签字双方身份、地位、人数以及大致对等的参签人员。

4. 做好文本 在正式签署合同前,各方对合同的每一条款以至每个细节内容都应达成共识。国际商务合同应使用英语、法语或签约各方的官方语言,也可以英语、法语、各方语言同时使用。签字仪式的主方应提供待签合同文本,为稳妥起见,还可向参签各方提供一份副本。签字仪式因具有法律效应,签字双方应共同完成签字文本的拟定、核实、翻译、装订等工作。双方对有争议的地方,应在签字前协商解决,以达成共识。正式合同的文本应装帧精美,内页以高档的白纸印刷,规格一般为八开大,可用软木、真皮为封面。

对以上工作,主方应积极主动为客方提供服务。

(三)签字仪式礼仪规范

正式签字时,各方代表对于礼遇均非常在意。因此,双方必须严格遵守签字时的礼仪规范。

1. 人员着装 签字仪式是非常正规而严肃的场合,因此签字双方都应特别重视自己的服饰。签字人员、助签人员以及参签人员,男士都应着正式商务套装,女士应着西装套裙或旗袍类礼仪服饰,以示对签字仪式的重视。签字仪式上的礼宾人员可穿工作制服。

2. 位次排列 签署双边合同时,双方人员按顺序进入签字场,主签人员入座。主方主签人员坐签字桌左侧,客方签字人员坐签字桌右侧,助签人员分别站于签字人员的外侧,协助翻揭文本,指明签字处。其他参签人员按中间高于两侧的原则,分立于各方主签人员的后侧。排列时主方自右向左,客方自左向右,需站两排时,应按前方高于后方的原则依次排列。

3. 签字顺序 签字双方都应共同遵循"轮换制"的国际惯例,先在己方的文本上签字,并把姓名放在签字处首位,然后双方交换文本互签。这样可使在名字排列时,双方都有机会居于首位,以示平等。如是多边合同,一般由主方先签字,然后依一定顺序由各方代表签字。签字完成后由助签人员换回各自文本,签毕,主签人员起立握手,参签人员鼓掌祝贺。礼宾人员端上香槟,双方举杯共饮,以示祝贺,双方在喜庆的氛围中圆满结束签字仪式。

三、毕业典礼

学生完成了在校期间的理论和实践学习,经考核成绩合格后,学校将向学生颁发毕业证书并举行毕业典礼以示庆贺。毕业典礼是学生在校期间参加的最后一次学校性的集会,作为一名学生应积极参与。为确保毕业典礼顺利进行,学校可成立临时工作小组,为各项工作做好精心准备。

(一)毕业典礼前的准备

1. 指导原则

(1)难忘:毕业典礼是学生在母校的最后时光,因此要想方设法在典礼的过程中营造出一种欢快、隆重和令人激动的氛围,让学生终生难忘。

(2)节俭:主办者在举办整个仪式以及筹备过程中应本着勤俭节约的原则,在经费支出方面应量力而行,节约、俭省。

(3)周密:主办者对每个细节都应进行客观分析,认真策划,力求分工周密、细致,确保万无一失。

2. 准备工作

（1）选定人员：学校可根据自身的人力、财力等实际情况确定典礼的规模，然后选定参加毕业典礼的人员。通常出席典礼者包括如下人士：上级主管部门领导、院系领导、教师、学生、家长代表、用人单位代表、社会名流、大众媒体等。

（2）发邀请函：人员名单一旦确定，就应提前一周向有关单位和个人发出邀请函，联络出席嘉宾，确定来宾人数，以便安排好各项接待工作。

（3）舆论宣传：为树立学校的良好形象，吸引社会各界对学校的关注，提升学校的知名度，扩大学校的社会影响，应对毕业典礼进行舆论宣传。宣传的主要途径有：一通过大众媒介和网络的广告宣传，其内容包括典礼举办的日期、地点等；二是邀请大众传媒的记者在典礼当天到现场，以采访、报道的形式对学校进行正面宣传。

（4）选定会场：在选择会场时，应根据庆典规模和现场出席者人数以及自身的实力，可选在学校礼堂，也可在校内广场。

（5）会场布置：毕业典礼会场布置应量力而行，着力烘托热烈、隆重、喜庆的气氛，可摆放拱形门、氢气球、花卉、悬挂彩旗、宣传标语，张挂说明庆典内容的大型横幅。可播放音乐也可由乐队现场演奏，彰显欢乐隆重的气氛；签到处设在主席台一侧，由专人负责，并配有留言簿供领导和来宾留言、题词（可参看开幕式会场布置）。对音响、设备应事先做好调试，以防在使用时出差错。

（6）拟定流程

①邀请来宾就座；

②主持人宣布仪式开始，可奏乐、燃放礼花、全体到场者应热烈鼓掌，此后介绍主席台各位嘉宾；

③全体起立唱国歌；

④宾主发言：嘉宾代表致辞、院领导致辞、毕业班教师致辞、学生代表讲话；

⑤颁发毕业证书和学位证书，合唱《毕业歌》；

⑥宣布庆典结束（致欢送曲）。

（7）做好接待：在典礼当天除了要求全体同学在来宾面前人人都要以主人翁的身份热情、礼貌接待宾客，还必须有专人负责各项接待，在接待贵宾时，应由校主要领导亲自接待。

（二）毕业典礼学生礼仪规范

1. 入场　提前进入场地，是每一位参加毕业典礼学生必须遵守的重要礼仪规范。入场后按既定的座位入座。入座后要保持身体的端正。

2. 仪表　每位同学到会时，都应整理好自己的仪容。发型应端庄、大方，面部要干净、整洁。男生应剃去胡须，女生不要染发。在着装上应穿戴整洁，着校服或学士服，女生不宜佩戴过多与身份不合的饰品，男生不宜佩戴任何饰品，女生不宜化浓妆。

3. 庄重　在庆典期间，不允许嬉皮笑脸、嘻嘻哈哈，或是愁眉苦脸、唉声叹气。在庆典整个过程中，都要表情郑重、认真倾听。在唱《国歌》和《毕业歌》时，要起立、脱帽、立正、面向国旗和主席台行注目礼。

4. 态度　每位同学都有义务自觉保持会场的肃静，以维护会场秩序，不影响发言者的讲话与其他人的倾听。当发言者意见和自己相左时，更应体现尊重，不要起哄、吹口哨，发言人发言完毕时要鼓掌致谢。

5. 自律　在典礼过程中不可随便走动或与周围同学窃窃私语，也不可收听录音机或

MP3,更不可接打手机和把玩电子游戏机。在典礼现场,学生无论如何不能逃会,如一定需要离会,必须向有关负责人正式请假,不得不辞而别。

6. 退场　庆典结束后,要起来行注目礼让来宾先退场,然后有序退场。

（三）毕业典礼致辞人礼仪规范

1. 仪表风度　致辞人的仪表风度是最先为听众所感知的表象,能使听众形成第一视觉印象。所以致辞人要对自身的仪容、服饰事先进行认真修饰。发型要庄重大方。男士宜穿深色西服套装、白色衬衫、黑鞋黑袜,并且打领带。女士应穿单色套裙、肉色丝袜,与套裙色彩相协调的高跟皮鞋。

2. 举止得体　致辞人举止要自然大方、儒雅得体,站立有姿,坐行有势。表情自然,精神焕发。发言前,要环顾全场,向听众微笑致意,如有掌声,也应鼓掌还礼。

3. 措辞生动　致辞人的语言是否生动,直接影响到现场气氛。因此致辞人在发言时,应生动灵活,适当采用一些幽默风趣的语言、巧妙地运用典故,在理论上说服听众,在内容上吸引听众。致辞人要讲究语速,不快不慢;讲究音量,不高不低;讲究节奏、语气、声调,始终保持感情充沛。重要的地方,要加重语气,提高音量,形成高潮。注意把握住停顿和节奏,在感情上,紧紧抓住听众。

【例】　华中科技大学校长李培根在2010届毕业典礼上致辞

亲爱的2010届毕业生同学们:

你们好!

首先,为你们完成学业并即将踏上新的征途送上最美好的祝愿。

同学们,在华中科技大学的这几年里,你们一定有很多珍贵的记忆!

你们真幸运,国家的盛世如此集中相伴在你们大学的记忆中。2008年北京奥运会留下的记忆,不仅是金牌数第一和开幕式的华丽,更是中华文化的魅力和民族向心力的显示;六十年大庆留下的记忆,不仅是领袖的挥手,不仅是自主研制的先进武器,不仅是女兵的微笑,不仅是队伍的威武整齐,更是改革开放的历史和旗帜的威力;世博会留下的记忆,不仅是世博之夜水火相容的神奇,不仅是中国馆的宏伟,不仅是异国场馆的浪漫,更是中华的崛起,世界的惊异;你们一定记得某国总统的傲慢与无礼,你们也让他记忆了你们的不屑与蔑视;同学们,伴随着你们大学记忆的一定还有"什锦八宝饭"等新词,它将永远成为世界新的记忆。

近几年,国家频发的灾难一定给你们留下深刻的记忆。汶川的颤抖,没能抖落中国人民的坚强与刚毅;玉树的摇动,没能撼动汉藏人民的齐心与合力。留给你们记忆的不仅是大悲的哭泣,更是大爱的洗礼;西南的干旱或许使你们一样感受渴与饥,留给你们记忆的,不仅是大地的喘息,更是自然需要和谐、发展需要科学的道理。

在华中大的这几年,你们会留下一生中特殊的记忆。你一定记得刚进大学的那几分稚气,父母亲人送你报到时的历历情景;你或许记得"考前突击而带着忐忑不安的心情走向考场时的悲壮",你也会记得取得好成绩时的欣喜;你或许记得这所并无悠久历史的学校不断追求卓越的故事;你或许记得裘法祖院士所代表的同济传奇以及大师离去时同济校园中弥漫的悲痛与凝重气息;你或许记得人文素质讲堂的拥挤,也记得在社团中的奔放与随意;你一定记得骑车登上"绝望坡"的喘息与快意;你也许记得青年园中令你陶醉的发香和桂香,眼睛湖畔令你流连忘返的圣洁或妖娆;你或许记得"向喜欢的女孩表白被拒时内心的煎熬",也一定记得那初吻时的如醉如痴。

可是,你是否还记得强磁场和光电国家实验室的建立?是否记得创新研究院和启明学院的耸起？是否记得为你们领航的党旗？是否记得人文讲坛上精神矍铄的先生叔子？是否记得倾听你们诉说的在线的"张妈妈"？是否记得告诉你们捡起路上树枝的刘玉老师？是否记得应立新老师为你们修改过的简历，但愿它能成为你们进入职场的最初记忆。同学们，华中大校园里，太多的人和事需要你们记忆。

请相信我，日后你们或许会改变今天的某些记忆。瑜园的梧桐，年年飞絮成"雨"，今天或许让你觉得如淫雨霏霏，使你心情烦躁、郁闷。日后，你会觉得如果没有梧桐之"雨"，瑜园将缺少滋润，若没有梧桐的遮盖，华中大似乎缺少前辈的庇荫，更少了历史的沉积。你们一定还记得，学校的排名下降使你们生气，未来或许你会觉得"不为排名所累"更体现华中大的自信与定力。

我知道，你们还有一些特别的记忆。你们一定记住了"俯卧撑"、"躲猫猫"、"喝开水"，从热闹和愚蠢中，你们记忆了正义；你们记住了"打酱油"和"妈妈喊你回家吃饭"，从麻木和好笑中，你们记忆了责任和良知；你们一定记住了姐的狂放、哥的犀利。未来有一天，或许当年的记忆会让你们问自己，曾经是姐的娱乐，还是哥的寂寞？

亲爱的同学们，你们在华中科技大学的几年给我留下了永恒的记忆。我记得你们为烈士寻亲千里，记得你们在公德长征路上的经历；我记得你们在各种社团的骄人成绩；我记得你们时而感到"无语"时而表现的焦虑，记得你们为中国的"常青藤"学校中无华中大一席而灰心丧气；我记得某些同学为"学位门"、为光谷同济医院的选址而愤激；我记得你们刚刚对我的呼喊："根叔，你为我们做了什么？"——是啊，我也得时时拷问自己的良心，到底为你们做了什么？还能为华中大学子做什么？

我记得，你们都是小青年。我记得"吉丫头"，那么平凡，却格外美丽；我记得你们中间的胡政在国际权威期刊上发表多篇高水平论文，创造了本科生参与研究的奇迹；我记得"校歌男"，记得"选修课王子"，同样是可爱的孩子。我记得沉迷于网络游戏甚至濒临退学的学生与我聊天时目光中透出的茫然与无助，他们还是华中大的孩子，他们更成为我心中抹不去的记忆。

我记得你们的自行车和热水瓶常常被偷，记得你们为抢占座位而付出的艰辛；记得你们在寒冷的冬天手脚冰凉，记得你们在炎热的夏季彻夜难眠；记得食堂常常让你们生气，我当然更记得自己说过的话："我们绝不赚学生一分钱"，也记得你们对此言并不满意；但愿华中大尤其要有关于校园丑陋的记忆。只要我们共同记忆那些丑陋，总有一天，我们能将丑陋转化成美丽。

同学们，你们中的大多数人，即将背上你们的行李，甚至远离。请记住，最好不要再让你们的父母为你们送行。"面对岁月的侵蚀，你们的烦恼可能会越来越多，考虑的问题也可能会越来越现实，角色的转换可能会让你们感觉到有些措手不及。"也许你会选择"胶囊公寓"，或者不得不蜗居，成为蚁族之一员。没关系，成功更容易光顾磨难和艰辛，正如只有经过泥泞的道路才会留下脚印。请记住，未来你们大概不再有批评上级的随意，同事之间大概也不会有如同学之间简单的关系；请记住，别太多地抱怨，成功永远不属于整天抱怨的人，抱怨也无济于事；请记住，别沉迷于世界的虚拟，还得回到社会的现实；请记住，"敢于竞争，善于转化"，这是华中大的精神风貌，也许是你们未来成功的真谛；请记住，华中大，你的母校。"什么是母校？就是那个你一天骂她八遍却不许别人骂的地方"。

亲爱的同学们，也许你们难以有那么多的记忆。如果问你们关于一个字的记忆，那一定是"被"。我知道，你们不喜欢"被就业"、"被坚强"，那就挺直你们的脊梁，挺起你们的胸膛，自己去就业,坚强而勇敢地到社会中去闯荡。

亲爱的同学们,也许你们难以有那么多的记忆,也许你们很快就会忘记根叔的唠叨与琐细。尽管你们不喜欢"被",根叔还是想强加给你们一个"被":你们的未来"被"华中大记忆!

第四节　求职礼仪

告别校园,踏入社会,每个人都从求职开始。如何在职场上挥洒自如?除了必须拥有应对职业挑战的学识、满怀工作的激情外,还要修学一些基本的求职技巧,这样才能发挥自身的聪明才智,驰骋职场。

一、求职信息的收集

收集就业信息,关键在于信息渠道广泛、畅通、可信度高、收集方法正确、适用。对于即将毕业的学生可通过以下渠道收集就业信息。

1. 学校就业指导中心　学校就业指导中心是可靠的信息来源地。他们长年和用人单位之间保持着密切的联系,建立了合作共赢的关系。每年学校就业指导中心都会及时向社会各用人单位发函询问就业需求,并向这些单位发出邀请,到校召开供需见面会,实行双向选择。学校就业指导机构还会在校网站上为毕业生提供用人单位信息,同时也会为用人单位提供毕业生信息。

学校就业指导中心提供的就业信息可信性、针对性、可靠性都比较高,是学生求职的主要信息来源。

2. 就业信息网和人才服务机构　随着科技的发展,网络以快捷、方便、经济等优势普及到了千家万户,深受人们青睐。毕业生可通过就业信息网查找就业信息。还可到职业介绍所、劳动服务公司、人力资源部、人才交流会等获取求职信息。这些机构可详细介绍各用人单位现状、发展前景及人才需求,涉及面广,信息量大。

通过这些渠道获取信息时,毕业生要学会比较和分析,要把那些适合自身条件的信息从浩如烟海的信息海洋中筛选出来,再作进一步的重点了解。了解用人单位的性质、前景以及各种保障措施,比较分析一下自己到这个用人单位的可能性,有哪些利弊得失。在拿不准的情况下,还需求助老师、家长以及亲朋好友。

3. 广泛的社会关系网　毕业生在就业时也可借助亲戚、朋友、老师的关系,请他们给你提供就业信息。利用这一渠道,应根据他们的实际能力有的放矢。

亲戚、朋友出于责任心,往往对自己所提供的就业信息先进行一番筛选、推敲,再传到毕业生手里,求职成功的可能性较大。教师可从同学、朋友、已毕业的学生那里获得大量就业信息,这些信息基本都和毕业生的就业意向相符合。他们还能针对不同学生给予不同的信息。

当我们通过各种渠道收集到就业信息后,我们应对这些信息进行甄别、筛选,把那些符合自身兴趣,适合自身条件的信息挑选出来,再进行重点核实。进一步核实用人单位招聘条件、用人单位所属性质、地理位置、规模、设备、效益、发展前景以及各种劳动保障是否完善。核实信息的准确度是为了防止上当受骗。

二、求职时谨防几种骗局

由于大部分毕业生缺乏社会经验,特别缺乏求职经验,面对形形色色的就业广告,就必须要清醒地辨清真伪。而就业市场压力大,求职人员众多,各种职业介绍所也应运而生,这些中介组织大多都是以盈利为目的,收取中介费是职业中介机构谋生的主要手段,所以因受到利益的驱使,难免会有采用各种行骗的行为。

1. 无中生有、瞒天过海　职业中介利用虚假信息,骗取中介费。如:学生小王,有天路过某中介,被南方一家医药公司的高薪招聘广告所吸引,该广告称须交100元报名费,另交订金400元,一周后就可前往该公司工作。正在为找不到工作而心烦的小王想都没想,立刻交了钱。一周过去,一个月过去了,小王打电话到用人单位,单位很意外,因为他们从未委托任何中介招人,结果中介也不见踪影。

2. 偷梁换柱,骗钱骗色　职介所利用报刊发布招聘信息,称某某大公司招人,用待遇丰厚等诱人的承诺向求职者收取高额中介费后,而让她们从事非法当行。如某学校毕业生小李,在校成绩优秀,恰逢一家大公司招文秘,女性,要求身高、气质俱佳,一旦录用,待遇从优。小李高兴地递上求职资料。一周后被通知录用,小李交了200元中介费。当小李前去报到时,被告知总公司人已满,被派往下属分公司。所谓的下属分公司其实就是一娱乐机构,所谓从事和顾客的沟通工作,其实就是做高级小姐。小李扫兴而归,再向职介所索要中介费时,被告知"概不退还"。

3. 串通一气,骗取劳力　中介机构和一些厂家串通一气,假装接受求职者,试用期为三个月。在这三个月内,应聘者恪尽职守、尽职尽责,但三个月后终究还是被老板找个理由辞退。这就是中介和厂家联手要用"不断录用、不断辞退"的伎俩,他们从中赚取求职者的报名费、中介费和廉价劳动力。

4. 借鸡下蛋、夸大其词　中介利用一些较知名的机构制作虚假广告,夸大工资、待遇、职位等诱惑求职人员。有一省辖市由于劳务输出数量较大,于是中外五六家名气很大的劳务进出口公司不断打出广告,有赴中东地区的空姐、超市营业员和中餐厅服务员,有新加坡豪华游轮的服务生、西餐厅服务员、计算机文字录入员,有去欧美地区的化工实验员、操作员,以及到日本和非洲的建筑工、美国工程绘图员等等,这些就业广告让人看了眼热心跳,使得众多的求职者前去应聘。而据了解,即使通过这些公司侥幸出国者,做的都是当地无人问津的"苦活儿"。如去新加坡游轮上的服务生,每天工作10小时,没有休息日,长时间在船上工作,而报酬只有每月500美元,这种活在当地没人愿意干,工资待遇在当地属于下等水平。

三、求职书面礼仪

求职一般分为三个步骤:第一步投放求职资料;第二步笔试;第三步面试。求职书面资料制作是求职所必需。求职书面资料包括:个性化封面、学校简介、个人简历表、学校推荐表、成绩表、各种有效证件(各类证书以及各种获奖证书)的复印件。

(一)封面设计

封面设计既要彰显自己的个性,又要和自己学校、专业以及个人的意愿紧密相关。封面设计一般分为上、中、下三个部分。

封面的上半部分是学校的全名(字体大而显眼),学校名称上面是学校所属性质(如国家级重点院校等)。

封面的中间部分应是一幅个性化的图案。如学校标志性的建筑、个人着行业装的照片、展现个人特长的图片,也可以是代表个人意向的图片如蜡烛、一叶小舟、雄鹰展翅、一支钢笔等。

封面的下端是个人的一些信息资料,包括姓名、学历、专业、联系电话、通讯地址,还可以加上实习单位(图4-4)。

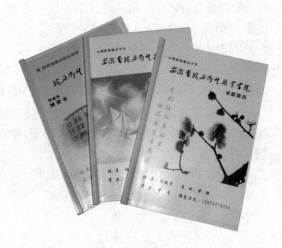

图4-4 求职封面

(二)学校简介

把毕业学校的概况简介给用人单位,让他们从中了解培养你的母校是一所什么样的学校。对省外的一些用人单位,学校简介显得越发重要。

(三)求职信

求职信是用于向某个企事业单位举荐自己,希望得到聘用的礼仪专用书信。

1. 求职信写作的目的 求职信也称自荐信,是求职者以书信的方式向用人单位自我举荐、表达求职愿望、陈述求职理由、提出求职要求的一种信函,是求职者与用人单位沟通的第一步。在写求职信前,一定要明确两点:一点是用人单位感兴趣的是什么,另一点是你哪些方面让用人单位感兴趣。求职者在明确这两点后,可在信中向用人单位全方位、立体地展示自己的专业技能和人文修养,让用人单位了解你、喜欢你,从而选择你。

2. 求职信的分类 求职信可以分为三类:第一类是求职者具有明确目标,熟知某单位的某一具体职位,认为自己完全有能力胜任此岗。据此书写一封重点突出、目标明确、具有很强的感染力和说服力的求职信,这是一种有效的求职方式(例1)。第二类是具有普遍性的求职信。这种信只需更换称谓就可广泛适用于不同的用人单位,这种求职信省时省力,但缺乏针对性,效果相对来说要差些。第三类是综合以上两种求职信的特点,属于"综合性"的求职信。信的主体部分不变,只是根据用人单位的性质和需求条件适当增加或删去某些内容,开头和结尾注意使用得体的称谓和准确的措辞即可。这种求职信比较实用,既可节省时间又可增加求职的成功率(例2)。

3. 求职信写作技巧

(1)语言简洁,重点突出:用人单位会在短时间内接到大量的求职资料,阅读这些资料的时间和精力都是有限的。使用简洁明快开门见山的语言,可以使对方迅速了解你的意向和优势。另外,重点一定要突出,要突出能引起对方兴趣的内容,例如专业能力、社会实践能力、沟通能力、特长、个性等。

(2)谦虚有度,语气恰当:在写求职信时,要谦逊有度。一个谦虚的人容易获得别人的好感,但过分谦虚以至于妄自菲薄,也会适得其反,让别人怀疑你的能力。谦虚的本身不是自我否定,而是实事求是对自己做出一个准确的评估,以便恰如其分地表现自己。在写求职信时还要注意语气。语气是一盏信号灯,既不可妄自尊大,摆出一副"唯我独尊"的面孔,更不能欲擒故纵,故意在信中炫耀别的用人单位对自己有聘用意向。另外,初次写信不要在信中谈薪水、谈待遇,这样最容易引起用人单位的反感。

(3)富有个性,敢于创新:在写求职信时,可参照他人的"模板",但要想在众多的求职信中脱颖而出,光模仿别人的信件肯定是不够的,需要充分发挥自己的潜在的能力,把求职信写得富有新意和个性。以精辟的陈述和多元化的思考方式给对方留下深刻印象,以引起用人单位的兴趣,并吸引其注意力。一封求职信无论辞藻多么华丽,结构多么合理,若不能引起用人单位的兴趣,则一切都将前功尽弃。

求职信写作关键是要了解对方的心里需要什么,然后按其所需,采用相应的对策,以情动人、以诚感人;实事求是、言出肺腑;优点要光大,缺点不隐瞒;恭敬而不自卑,自信而不自傲。总之,设法引起对方对你的兴趣,获得面试机会。

(4)篇幅适宜,不断完善:由于考虑用人单位的精力和时间,求职信不宜过长,一般控制在800字左右,要避免错字、别字。求职信写好后,应反复推敲,并根据用人单位的不同要求适当增减内容,以求不断完善。

4. 求职信的内容

(1)称谓:求职信一开始都要写上阅读信函人的称谓。称谓应在信的第一行起首的位置书写,单独成行,以示尊重。因为收件人第一眼看到的就是称谓,所以它有着很重要的作用。

如果说你目标明确,可在信头直接写上"李院长"、"张主任"等称谓。如果说广泛适用于不同单位的信件,不知道具体情况的可以写上泛称,如"某某医院负责人"、"尊敬的院领导"等称谓。一定要让收信人感觉你的信是专门写给他个人的,所以在此前不能加"各位"两字。另外在中文信件中要避免使用"亲爱的"等显得不太庄重的称谓。

在称谓下面另起一行(空两格)写上"您好!"而非"你好"。我们在能用"您"的地方绝不用"你",这样既体现对别人的尊重,又有亲和力。

(2)开头:求职信的开头应加上一些"感谢您在百忙之中惠阅我的来信"、"感谢您给我的这次求职机遇"等谦语。然后自报家门,做一下自我介绍,简洁明了地介绍自己的姓名、年龄、学历、求职目标等。

开头表达力求简洁、生动,能吸引对方读下去,切忌虚言冗长,客套问候,离题万里。

(3)正文:正文是求职信的重要部分。正文可以从两个方面来写。一部分着重介绍在校期间主修了哪些专业理论知识、实践技能以及相关辅修课程。针对求职目标,扬长避短,具体阐明自己的主要成绩以及专业优势、技术特长;简明突出自己的相关实力和应聘优势;强调自己的相关经历、学历与学位、受过的培训以及已取得的成就等;还要突出介绍自己的人文修养,包括自身的各种能力、爱好、特长、个性等求职优势。总之,在这一部分,力求全方位立体展示自己,突出自身的求职优势,以便引起用人单位的足够兴趣和慎重考虑,加快求职的进程。

第二部分主要写自己在实习岗位上如何把理论转化为实践,在实践中又是如何实现自己的职业目标的。

（4）结束语：再次表明自己求职的诚意，说明如果被录用将会以怎样的敬业精神、专业素养做好本职工作。同时提出下一步行动的请求，例如礼貌地注明希望获得面试的机会，留下便于联系的电话与地址。为前后呼应，最后应对求职信的阅读者再次表示感谢。

（5）落款：包括致敬语、署名和日期。因为是求职信，供求双方都是互相陌生的，所以更要用礼节性的致敬语。在正文结束后，可写上祝福语，或在正文结束后，另起一行，空两格写上"此致"二字，不用打标点，再在"此致"的下一行顶格书写"敬礼"二字，后面打感叹号。在致敬语的右下方，签署求职者的姓名及具体日期。

5. 求职信范文

【例1】

李院长：

您好！我知道您很忙，但恳请您能看完这封求职信。

我叫张号，毕业于安徽省皖西卫生职业学院护理专业，在贵院实习了八个月，在即将毕业之际，我想为贵院的发展尽自己的一份微薄之力。

从我的推荐表中您可以看到，我出色地完成了全部学业，成绩优秀，曾多次获得学校一等奖学金和各项表彰。在贵院实习期间，我担任实习小组长，很好地完成了理论和实践的结合。在每一次转科技能考试中成绩都名列前茅。我利用自身善于沟通的特长，经常为患者解除一些心理问题，深得患者的喜爱。我擅长舞蹈，喜欢打乒乓球，为此我多次参与医院的各项文体活动。在实习结束时，我荣幸地被评为"优秀实习生"。

在实习期间亲身感受了贵院的发展，我深知贵院领导十分重视人才，办事效率高，人际关系融洽，团队合作精神强。我深深地爱上了贵院宽松、和谐的工作环境，我以能成为贵院的一员为我的奋斗目标。

当然，我深知，进入贵院绝非易事，但我坚信我有能力敲开贵院的大门。我已熟练掌握本专业的基础理论及操作技能，在语言沟通能力方面尤有特长（附上我的老师孙鑫教授的推荐信供您参考）。在一个崇尚公平竞争的单位里，我想我会如愿以偿的。

最后，我真诚地希望贵院能给我一个为您服务的机会。我热忱地期盼您的答复。

此致

敬礼！

张　号

2011 年 5 月

【例2】

尊敬的院领导：

您好！

首先感谢您能抽出宝贵的时间来看我的自荐信。

我叫祝蕾，是安徽省皖西卫生职业学院 2011 届护理专业专科毕业生。我喜爱护理这个职业，并将会为自己的选择奋斗终生。

三年学校的生活，我勤奋刻苦、力求向上，努力修学了各门专业知识和人文知识，学习成绩一直名列前茅。在学有余力的情况下，我参加了本科自考，也参加了康复护理、妇幼护理、膳食护理等培训班，还拿到了普通话和计算机等级证书。这些学习充实了我的知识视野，完善了我的知识结构。

我深知当今社会需要高质量的复合型人才,因此我时刻注意自身素质的全面提高,建立合理的知识结构。我个性开朗活泼,喜欢唱歌、跳舞,我既是校天使艺术团的成员,又是校礼仪协会的成员,今年我代表学校参加省职业院校"专业礼仪"大赛,荣获了"一等奖"的好成绩。作为班长,我思路开阔,办事沉稳,关心集体,责任心强,待人诚恳,工作主动认真,富有敬业精神。我所在的班级连续三年被评为"优秀班级"。

校园生活给我的仅是初步的经验积累,对于迈向社会还是远远不够的。在实习期间,我着重理论和实践的衔接,虚心向老师们学习。在十个月的实习中我积极将理论转化为实践,并且通过我的努力获得了"优秀实习生"的称号。我的理论知识得到了升华,操作技能更加熟练。相信这将是我今后工作的重要经验和宝贵财富。

希望通过这封自荐信,能使您对我有一个更全面深入的了解,我愿意以极大的热情与责任心投入到贵院的发展建设中去。

您的选择是我的期望,给我一次机会还您一份惊喜,忠诚地期待您的回复。

最后祝贵院的事业蒸蒸日上、稳步发展!

此致

敬礼!

祝 蕾

2011 年 5 月

（四）个人简历表的撰写

个人简历表,一般附在求职信后面,简历表是用最简洁的形式来介绍自己的基本经历。所包含的信息量比求职信稍大。它一般分为表格式和文字式,我们常用表格式。

简历表填写时要突出"简"字,招聘人员面对成千上万的简历,不可能每一份都仔细阅读,所以简历的内容要简明扼要,层次分明,重点突出,同时一定要避免写错字、别字。如字写得特别漂亮,可用手写体,反之可借助电脑打印。

1. 个人简历表的内容

（1）个人信息:姓名、年龄（出生年月）、性别、籍贯、民族、学历、政治面貌、身体状况、家庭地址、联系电话等。在右上角处贴上个人近期免冠半身正面照片,以彩色为最佳。一张精神饱满,充满青春朝气的照片也会帮你在瞬间赢得用人单位的青睐。

（2）学业资料:就读学校、所学专业,外语、计算机掌握程度,普通话水平,以及其他各类资格证书等。

（3）个人履历:个人从高中至就业前所获得最高学历阶段之间的经历,这些履历应前后年月相接。适当突出在大学阶段的社会工作,社团、学生会工作以及各项社会实践活动等相关情况。可具体列出工作单位、工作部门、各类工作（或活动）性质、工作（或活动）日期、所任职务等。

（4）所获荣誉:三好学生、优秀学生干部、优秀团员或团干部、专项奖学金、社会实践、相关专业竞赛等各种较为重要的奖励和荣誉。

（5）爱好特长:计算机、外语、文艺、体育等。

（6）求职意向:即求职目标或个人期望的工作职位。此项内容也可以与个人特长、奋斗目标等结合写在一起。

2. 个人简历表的设计　见表 4-1。

表4-1 个人简历表

个 人 简 历				
姓 名		性 别		照片
出生年月		籍贯		
学历		政治面貌		
身体状况		家庭地址		
手机		E-mail		
学业资料				
个人履历				
社会实践经历				
所获荣誉				
爱好特长				
求职意向				

（五）学校推荐表

学校会给每位合格的毕业生发一份推荐表，并在推荐表上客观公正地写上各位同学在校的表现。

（六）成绩表

学生在校期间各学期成绩一览表。通过此表，用人单位可对毕业生在校几年的学习情况一览无遗。

（七）各种有效证件

毕业生在校期间获得的各种荣誉证书、英语等级证书、计算机等级证书、普通话等级证书以及各种相关证书的复印件。

以上七个部分是求职书面资料的完整内容。

四、求职面试礼仪

一般情况下，用人单位从毕业生求职资料中了解了毕业生的情况后，都会对毕业生安排一些测试对他们进行进一步考察。这些测试可分为笔试和面试。笔试通常是测试求职人的专业理论知识以及应用写作能力，另还有一些综合素质测试。求职中最关键的环节是面试。所谓的面试，就是为了招聘或受聘而举行的一场考试。目前用人单位基本都采用结构化面试来对应聘人员进行测试。

（一）什么是结构化面试

所谓的结构化面试，也称标准化面试，它包括三个方面的含义：一是面试程序的结构化。

在面试的起始阶段、核心阶段、收尾阶段,主考官要测试什么都有严格的设计,并且注意些什么、要达到什么目的,事前都会相应策划。二是面试试题的结构化。在面试过程中,主考官要考察考生哪些方面的素质,围绕这些考察角度主要提哪些问题,在什么时候提出,怎样提,在面试前都会做出准备。三是面试结果评判的结构化。从哪些角度来评判考生的面试表现,等级如何区分,甚至如何打分。

（二）结构化面试的特点

1. 面试的科学性　面试的内容确定、形式固定,便于考官面试时操作;测评的要素涉及知识、能力、品质、动机、气质等,尤其是有关职责和技能方面的具体问题,都是事先经过科学分析确定更能保证整个面试有较高的效度和信度;对于有多个考生竞争的场合,这种面试更易做到公平、统一。

2. 面试主观性　面试官由于自身所处职务、人生经历、性格等方面原因,对评比标准理解不同,带有主观性。大学毕业生在面试中得到公正的评价成为企业招聘的重要因素,但是由于面试官在评比标准理解上也是起伏较大,对每条问题之间、面试者之间都有不同的理解和认识。评分标准缺乏稳定性,影响了整体评分结果的可靠性和公平性。

3. 面试局限性　面试官在面试的时候,由于问题是提前设计好的,且时间也被限制,谈话更多围绕已定问题来进行,这样严格的面试过程必然会比较机械、不自然。对于更深入地了解毕业生面试者的思想和内心活动几乎不可能。面试官在对毕业生面试者提问题的时候不考虑毕业生的实际情况,问题简单、直观,缺乏必要的设计甚至会超出他们的能力范围。大学毕业生刚走出校门,是一群朝气蓬勃的群体,对未来充满希望,对工作会有很强的责任心,一个唐突的问题可能导致企业白白失去一个很好的人才,从而带来损失。

（三）结构化面试时礼仪规范

大部分毕业生在求职时习惯四平八稳的笔试,而非常担心面试,这主要因为他们不了解面试,也未能掌握和运用面试的技巧。在整个求职应聘过程中,面试是一个非常重要的环节。面试实质上是毕业生对自身素质和能力的挑战。在面试中,招聘单位往往对招聘者的仪表仪态、言谈举止、专业素养会有一个综合的判断,所以要格外注意面试的礼仪。

1. 接听电话　接听面试通知电话,首先要礼貌周全,语气热忱,应先主动问好,然后问清楚如何称呼对方,并对对方来电通知表示感谢。接听面试通知电话的重要环节是听清楚面试的相关事宜,包括面试的时间、地点以及其他相关的事项。在得到确认后,方可结束通话。结束通话前应再次向对方表示感谢,并让对方先挂断电话。

2. 做好准备　求职者在接到面试电话后,首先要对用人单位作全方位的了解,设想用人单位会提出哪些问题。其次,要认真准备一段精简的口语自我介绍,对里面的措辞应反复斟酌,介绍自身能力时要有实例,介绍自身优点时要把握分寸。总之,自我介绍要有说服力和吸引力。第三,做好外形上的准备。简洁大方得体的着装,是一种无声语言,既可体现自尊又可体现对他人的尊重。因此面试时既不能装扮得太时尚、幼稚,又不能保守、老成。可因时、因人、因事着装。无论男女,面试者发型都要整洁、得体,不要过于时尚和随便,要符合自身的年龄和职位。男士特别要注意修整鬓角,不能留胡须,女士可化淡妆,但不宜佩戴过多过时尚的饰物,男士不宜佩戴饰物。

为防止口腔有异味,可在面试前嚼一块口香糖,但在和招聘者见面以前应及时吐出。

3. 抵达　求职者必须在约定面试时间之前,提前半小时到达面试地点。考试工作人员核对考生身份证件和面试通知书,然后抽签确定分组和进场顺序。

4. 候试 要保持心态平静宁和。主动与其他应试者交流，不要随意走动、大声喧哗，更不要探头探脑、扭捏不安，这些都是产生负面影响的行为。考生抽签完毕后进入候考区等待考试，考试未结束，不许随便离开，有考场工作人员监督，上卫生间需要工作人员陪同，如排在下午考试，午饭也由工作人员送到候考室，以防止已经考试完毕的考生将情况透露给未考试的考生。

5. 入场 按照顺序，轮到考生入场时，引导员将到候考室宣布："请×××号考生入场"，考生随同引导员到达考场门口。一般考场门是敞开的，考生可以直接进入，不必敲门，如门是关着的，考生需要敲门并获得考场内考官允许后方可以进入。进门时要根据门上的提示，或推或拉，做出相应的动作，稳步进入，入室后应面对考官，背对房门，轻轻将门关上。

6. 招呼 结构化面试一般应由5～9名考官组成，其中一名为主考官。在考官的组成上，其性别、年龄、专业结构、职务等应有适当的搭配。为了确保面试工作的公平性、公正性，可根据需要适当配备1～2名监督员（由纪检、监察或公证部门的同志担任）参与整个面试过程。同时根据工作量大小适当配备一定数量的考务人员，如记分员、监考人员等。

进门后应步态轻盈走向考官，主动向考官微笑招呼。微笑，可展示自信，缓解紧张情绪，拉近和考官的距离，又可给人留下良好的第一眼印象。称呼要得体，在打招呼同时可行30°鞠躬礼。通常面试开始时都会有人先介绍各位考官的姓名及职位，我们至少应记得主考官的名字以及其他考官的职位。特别注意的是，在结构化面试时考生不能自报姓名（其他面试可以自报姓名），如发生在考场内自报姓名的，考生会被当场取消面试资格。

7. 入座 有位资深的面试官说过："我们很注意观察应聘者的行为举止。当应聘者来到房间后，我们注意观察他是否等我们请他坐下时再坐。"在面试时一定要注意自身的举止。当主考官请你入座时，动作一定要轻要稳，坐下后应坐座椅的1/3部分，上身微微前倾，这种浅座的姿势表达你的谦逊；也可保持标准坐姿。但切忌架起二郎腿或靠在椅上，更不要因紧张而双脚不停抖动，这些都会给人一种不稳重的感觉。如随身携带皮包，一般应把它置于双膝上。

8. 倾听 注意倾听是交谈中的重要礼节。倾听表示对对方的尊重，使对方获得心理上的满足。同时也能使自己获得更多的信息，随时调整自己谈话的内容。

9. 应答 面对提问不急不躁，冷静应答。应答时，适当放慢语速，这样既可把你想回答的内容清晰地表达出来，又可缓解紧张情绪。要听清对方的话，遇到不明白之处也不可随意插话，可适时提请对方再作解释和重述，并及时表示歉意和谢意。当与对方的谈话出现间隔时，不要急不可耐往下讲，给自己留以思考空间，及时快速理清思路，让对方感觉你是一个沉着冷静的人。表达要流畅，说话要果断，尽量不要出现"这个、那个"，"嗯、啊"之类的口头禅。应答时还要说普通话。在结构化面试的考试中，考官可能会根据你的回答追问一个问题。这时，有的考生误以为自己前面的回答有漏洞而引起了考官的追问，这样一来更加紧张，从而没有回答好所追问的问题。其实大可不必，恰恰相反，可能正是因为你前面的回答很精彩，引起了考官极大的重视与进一步了解的欲望。如果考生表现得惊慌失措的话，则中了考官的"圈套"。

应答时注意与考官进行目光交流，不可俯视或斜视，不要东张西望，也不要目光闪躲，更不要死盯着对方，这些都会使人感觉不自然，因此产生负面影响。应聘时目光应看别人眼到嘴这一三角地带。

手势是表情达意的有效方式。但在应答时，手的动作不宜过多和过随便，比如，手指指向对方、抓耳挠腮等。必须避免紧张不安或不成熟稳重的小动作,如咬嘴唇,摆弄衣服,吐舌头,耸鼻子等。这样很容易产生失礼的效果。

在整个应答过程中,自然真诚的微笑是特别主要的,它在传递礼仪信息的同时,也使我们的容貌显得更悦目、更亲切。

10. 观察 在面试时,当你在侃侃而谈时,一定要注意观察考官的肢体语言。如主考官频繁地变化坐姿,这就说明他们对你的回答已很不耐烦,你应立即停止作答,想方设法在下一问题上引起考官的兴趣。

11. 离场 面试时间通常在半小时左右。告辞时先礼貌致谢,如是坐着,应起立横移至座椅的左侧,起立时动作一定要轻,避免座椅与桌子等物发生碰撞。主考官宣布请考生退场,到候分室等候分数。记分员核算分数后,考生在候分室得到分数通知即可离开考场。计分员核算完分数,监督员和主考官签字后交给工作人员到候分室对考生宣布。也有的在候分室张贴。

(四)面试后的礼仪规范

圆满的结束是另一个圆满的开始。面试后的礼仪也不容忽视。

1. 再次致谢 通常情况下,面试结束后,考官们要对应试人的面试情况进行讨论并投票,人事部门还需要汇总相关数据,进行一系列分析研究,最后确定录用人选。这个阶段可能需要三到五天的时间。在这段时间里,为了加深用人单位对你的印象,增加求职成功的可能性,你最好给招聘人员写封 E-mail 表示谢意,邮件要简洁,邮件中应提及你的姓名,还应简短提到你对该单位的兴趣、你的经历和你能为单位作出什么贡献。

2. 主动联系 如果我们在面试两周后,或在主考官许诺的答复时间到来时还没有收到招聘方的答复,则应根据招聘方提供的联系方式,立即与招聘方取得联系,问清面试结果。在电话里可表示你的兴趣和热情,你还可以从他的口气中听出你是否有希望得到那份工作。

3. 善于总结 应聘中不可能个个都是成功者,万一你在竞争中失败,这是很自然的事,千万不要因此气馁沮丧。这次失败了,还有下一次,关键是要从失败中汲取经验教训。如有可能,你应虚心向用人单位询问你有哪些不足,并针对这些不足重新做准备,调整好自身的心态,全身心投入下一次面试准备,期待下一次的成功。

知 识 链 接

应聘礼仪

某出版公司准备招聘一些编辑。招聘通知这样写道:某月某日对初试合格的人进行笔试、面试。初试的形式待定。不久,许多应聘者接到出版公司的电话,他们明白,这是电话形式的初试。初试形式很简单,问题也十分简单,人人都能应付自如。有些应聘者出于礼貌和对工作的渴望,初试完后加了一句:"希望能再见到您。"谁知没说这句话的,在第一关便被淘汰了。

第五节 求职面试模拟实训

一、实训目的

熟练掌握求职面试时的礼仪规范。

二、实训准备

1. 场地准备 标准化教室,采光充足、空气流通。

2. 人选准备 各班选拔15名同学参加模拟应聘;面试老师由校领导、校就业指导办、系部老师共同组成,统分由财务科老师担任,引领员由礼仪协会学生担任。

3. 物品准备 书面求职资料、横幅、面试评价表、笔、试题等相关材料。

知 识 链 接

结构化面试评分表(样表)

测评要素		专业知识与技能	人际交往意识与技巧	语言表达能力	举止与仪表	组织协调能力	综合应变与创新能力	合计
分值		20	20	15	20	10	15	100
评分要点		1. 岗位所需要的专业理论知识 2. 能够综合运用理论知识并具有实际操作技能	1. 具有主动与人沟通交流的意识 2. 能够与人进行有效沟通,建立和谐的人际关系	1. 口齿清晰,语言流畅,表达准确 2. 内容有条理和逻辑性	1. 举止优雅,仪态端庄有礼貌 2. 穿着得体,仪表大方	1. 人际相处顺利 2. 有建设和谐团队的能力	1. 面对突发情况能够思维敏捷,反应迅速周全 2. 针对变化有独到见解	
评分等级	好	15~20	15~20	11~15	15~20	8~10	11~15	
	中	8~14	8~14	6~10	8~14	4~7	6~10	
	差	0~7	0~7	0~5	0~7	0~3	0~5	
考生得分:								
考官评语:						考官签字:		

面试考生序号:

三、结构化面试试题设计

（一）简单寒暄

1. 您怎么过来的？交通还方便吧！

2. 从（待定）到合肥要多长时间？路途辛苦吗？

3. 以前来过合肥吗？对这里的印象如何，跟你所在的城市有何不同的感受？

4. 这几天的（或这边的）天气较（待定），您还能适应吧！

5. 您来自哪里？（简单与面试者聊聊他出生地的特点）

（二）闲聊式提问

1. 衣着整齐度。

2. 精神面貌。

3. 行、坐、立动作。

4. 口头禅、礼貌用语等。

（三）口头表达能力（注意语言逻辑性、用语修辞度、口头禅、语言波幅等）

1. 请您先用3～5分钟的时间介绍一下自己吧！

2. 如果给你五个形容词来形容自己，你会用哪五个词？

3. 从今以后的五年里，你都打算做什么？

4. 你在老师和父母、朋友面前是什么样的人？

5. 如果给你机会让你改变个性，你会先改变什么？

6. 对你来说成功意味着什么？失败又意味着什么？

7. 在学校你都喜欢哪些课余活动？这些活动教会你什么？

8. 你为什么选择这个职业？

（四）灵活应变能力（也涉及工作态度）

1. 你为何选择我们单位？

2. 你在选择工作中更看重的是什么？

3. 你在薪酬方面有什么要求？

4. 你认为自己的长处和短处是什么？如何做到扬长避短？

5. 对护理工作，你有哪些可预见的困难？

（五）兴趣爱好（知识广博度）

1. 你学习工作之余有哪些兴趣爱好？

2. 你有什么特长？

3. 谈谈你目前想去学习或弥补的知识。

4. 你认为自己哪些技能需要加强？

（六）人际沟通能力

1. 一个好的沟通者应该具备哪些条件？

2. 你认为良好沟通的关键是什么？

3. 与朋友冲突时，你怎么处理？

4. 假如你的领导是一个非常严厉、管理严格的人，你觉得这种领导方式对你有何利、弊？

5. 谈谈你对当前社会中出现的医患纠纷的看法。

6. 你认为我们应该如何建立和谐的医患关系？

（七）自信心与主动性

1. 说说你对成功的看法。

2. 你认为自己有什么资格来胜任这份工作？

3. 你觉得自己有什么与众不同的地方？

4. 你认为工作中使你最满意的地方是什么？

注：1. 结构化面试时间控制在 30～45 分钟，若时间充足可进行灵活提问；

　　2. 面试完毕后，可以留出 5～15 分钟时间给面试者阐述。

第六节　公务礼仪

公务礼仪，是指国家工作人员在日常公共事务中应遵循的一些行为规范。国家工作人员修学公务礼仪，主要的作用是：

1. 可以提高个人的修养　礼仪可以衡量一个人文明的程度，它不仅可以体现一个人的交往技巧和应变能力，也可以彰显一个人的气质风度、社会阅历、道德情操、精神面貌，通过一个人对礼仪的运用程度，就可体现其教养的程度。

2. 有助于提升个人和部门的形象　学习礼仪，让人们更规范、更得体地设计个人形象，更好地展示工作人员的外在美和内在修养，从而提升个人形象和部门形象。

3. 有助于改善人际关系，提高服务质量　学习并运用礼仪，可以使人在交际中充满信心，处事不惊，更好地向交往对象表达敬意、善意，使自身的行为更符合交往对象的要求，使交往对象感觉轻松和愉快，工作交往变得更顺利。

总之，国家工作人员修学必要的公务礼仪，既有助于个人，也有助于社会。

一、办公礼仪

办公礼仪，是指国家工作人员在自己办公室内，执行公务、办理公事时所必须遵循的行为规范。遵守办公礼仪，营造和谐的办公氛围是每个职业人必须做到的。

（一）注重形象

办公形象包含国家工作人员在办公区内的个人形象和办公环境形象两方面。

1. 个人形象

（1）仪容：在办公区域内应着正装。太短、透、露，过于时尚、鲜艳的衣服都不适合在办公区域里穿着。工作人员发型要端庄、简约，符合身份。妆容以清新、淡雅为主，首饰佩戴不宜过多。

（2）举止：工作人员应有礼貌，见面时应有称谓和寒暄；在办公室区域内避谈个人隐私，接打私人电话时间不宜过长；不吸烟、不拉拉扯扯、不吃零食、不打瞌睡、不化妆，同时还要注意规范肢体语言。总之，在办公区域应塑造健康向上的个人形象。

2. 办公环境形象　办公区域应布置大方、整洁、得体。办公桌上物品应分区域摆放整齐。涉及机密的文件应锁放于柜内。

良好的办公形象，可以给服务对象带来美感、信任感和亲切感，提升服务对象的忠诚度。

（二）注重务实

1. 爱岗意识　每个职业人，都应干一行爱一行。努力打造阳光心态，恪尽职守地做好本职工作,要将爱岗敬业意识落到实处。

2. 责任意识　所谓的责任心就是对本职工作认真负责。杜绝三心二意,力求一心一意、快速准确地处理好自身工作。遇事不但要区分职责,更要主动负责,不允许得过且过、敷衍了事。

3. 效率意识　凡事要有时间观念,特别对一些难办的事,更不能拖沓,这很容易失去他人的信任。所以凡事要有计划性,要提前做好准备,分门别类,集中精力,突出重点、突破难点,提高工作效率和质量。

（三）注重关系

1. 与上级的关系　应遵循服从的原则,认真执行上级下达的各项任务。遇到重大问题应及时向上级领导汇报以示对领导的尊重;与领导有分歧时,应以谦逊的态度、合作的诚意、理解的心态与之配合,应努力去适应领导的工作方法。总之,对上级领导要服从、理解、尊重。

2. 与下属的关系　要以平等的价值观去看待下属,才能产生平等交往的心理。首先要尊重下属,在对方不能理解自身意图时,应耐心解说,切忌一味指责;其次,要体谅下属的难处,要有宽容之心;第三,要关心下属,包括他们的工作和生活;第四,要礼贤下属,肯定下属的成绩。与下属相处时,上级领导要严于律己、宽以待人。

3. 与同事关系　如何与同事和谐相处,营造宽松愉悦的办公气氛,主要要本着以下几个原则:第一,要一视同仁、待之以礼、待之以诚。第二,要有双赢的团队合作意识。第三,要学会尊重,要尊重他人的人格、隐私、生活习惯、宗教信仰等。

4. 与来访者的关系　在与来访者相处时,既不能过分强调自身身份,又不能忘记自己为民服务的身份。所以要拿捏好尺度。与来访者相处时,首先要热情服务。来访者一进入办公室应站相迎、笑相问,告辞时,起身相送;其次要主动服务,积极主动为来访者服务,不要推来推去,愚弄欺骗群众;第三要耐心服务,要有问必答,不厌其烦,培养工作兴趣、端正工作态度;第四,平等服务,不能根据来访者身份地位来决定亲疏,要对所有来访者始终如一地平等对待。

总之,尊重上级是一种天职;尊重同事是一种本分;尊重下级是一种美德;尊重交往对象是一种常识;尊重所有的人是一种教养。

（四）注重语言

1. 讲普通话　国家推广全国使用普通话。国家工作人员在这一点上必须身体力行,用普通话进行交际。除对外国友人、少数民族人士和个别听不懂普通话的人士,在办公时,都应说普通话。这不仅反映其较高的文明程度,而且更有助于对外交流。

2. 用词文雅　并非要求办公人员在说话时咬文嚼字,脱离群众,而是说在办公时要回避用不雅之词,不能说脏话、粗话、黑话、黄话,也不能说网络和时尚用语。

3. 语气温和　语气是人际交往的信号灯,它直接表明说话者的态度。所以办公人员在和他人交谈时,应语气热情、亲切、友善、耐心,禁忌语气生硬、急躁、狂妄、轻漫、嘲讽。

4. 用语礼貌　礼貌是办公时工作人员最基本的礼仪修养,也是现代文明的主要标志。礼貌用语向交往对象表达亲切、友好、和蔼、善意、尊重等信息,有利于双方间的沟通顺利进行。

（1）问候语:就是双方见面时的问候和寒暄,它没有特定的含义,但它拉近了交往双方的距离。它代表性的用语就是"您好!"在办公区接待他人、路遇他人和接听电话时,办公人员都应主动问候他人,这是做好本职工作的重要前提。

（2）请托语：在工作中请求他人帮忙和协助时都应使用请托语。它的代表性用语是"请"，有了它，就有了商量性的语气，使人受到尊重，没有它，就是命令性语气，使人难以接受。

（3）致谢语：在获得帮助、支持时用致谢语是表达自己的感激之情；当赢得理解、感受善意时用致谢语又可以展示本人的修养。致谢语的主要内容，通常只包括一个词汇"谢谢"。

（4）道歉语：在工作中，因种种原因给他人造成不便或妨碍、打扰对方以及未能充分满足对方的要求时，都应及时地使用道歉语，向对方表达自己诚挚的歉意，以求得到对方的谅解。最常用的道歉语主要有："抱歉"、"对不起"、"请原谅"。绝大多数的道歉语都可单独使用。如需要，也可和其他礼貌用语组合在一起使用。

（5）告别语：在送别他人之时，使用告别语，既是一种交际惯例，同时也表达对他人的尊重和惜别之意。最常用的告别语有："再见"、"慢走"。

二、会议礼仪

会议，是指将特定范围的人在特定时间组织起来，对某问题进行讨论、研究、解决的一种社会活动的形式。会议是多人一起沟通的最有效的一种方式。

（一）会前准备

1. 成立会务组　对一些参会者较多、规模较大、会期较长的大中型会议，为确保会议圆满进行，会前应成立会务组，负责对会议进行周密策划和具体部署。

2. 拟订会议主题　在会议前，我们应对会议作出客观公正的评估，看是否有必要举行本次会议，尽量减少会议次数。如确需召开的会议，我们应明确会议主题。一般会议只有一个主题，如需多个主题在会上说明，也要主次分明。

3. 计划会议时间　根据会议类型，把握会议长短，尽量缩短会议时间，提高会议效率。对于会议的起止时间、休息时间、发言时间、讨论时间应有明确规定。开会日期应选择与会者方便的时间，尽量避免节假日和双休日。

4. 确定参会人员　参会者一定要是与会议主题直接相关的人，或对会议有指导、帮助、协调作用的人。

5. 拟发会议通知　会议通知一般应由标题、主题、会期、出席人员、报到时间、报到地点、会议要求以及回执等部分组成。拟发的通知应完整规范。会议主办单位应提前将会议通知发到参会单位和个人的手中，以便对方做好准备。

6. 准备会议材料　在会议中所需下发的各种材料包括：会议须知、会议流程、开幕词、主题报告、交流材料、大会决议、背景介绍、闭幕辞等，应在与会者报到时一起下发。

7. 布置会议会场　会议会场应大小适中。会场布置应与会议内容相称，如学术会议应布置得庄重严肃，表彰大会则应热烈欢快。

8. 安排会议座次　如会议规模不大，可自由择座，也可面门设座，面门为会议主席之位，其他参会者可在两侧依次就座。

大中型会议，应设立主席台。主席台位次排列中间高于两边，前排高于后排，左边高于右边（面对群众）。为使安排井然有序，应事先在就座者面前摆放双面席卡。主讲台设于主席台右前方。

群众席的位次排列应依会议情况而定，或按单位，或按部门划定区域就座，也可按入场的先后顺序自由择座。

9. 辅助准备　主办单位根据会议内容，选择会议场所和布置会场。对灯光、音响、电脑、空调、投影仪等设备要事先调试好，桌、椅、茶水、席卡、笔、流程表、座次、签到簿等也要事先安排好。

10. 做好接待和服务　会议期间，根据回执，做好接站准备，会场内外应有专人做引导，陪同与会人员。如遇重要和特殊的参会者，应有专人陪同。实行与会者签到制度，主要是了解参会人数，以便按规定安排好干净、方便的食宿，对一些特殊要求的应给予特殊照顾。

（二）会中礼仪

1. 会议服务　在会场外，应有专人引导、迎送、陪同参会人员。对于年老体弱者，还需重点照顾。总之，对参会人员的一切正当要求尽量满足。

2. 编写简报　无论是全体大会还是分组讨论，都应有专人负责做好记录。对于较重要的会议，都应及时编发会议简报，以便会上交流和会后传达。会议简报，应当准、快、新、简。准，准确无误；快，讲究时效；新，富有新意；简，简洁明了。

3. 宾主合影　会议中安排与会人员合影留念。合影前应排好主要人员的位次。主人居中，主宾居主人之右，第二主宾和主宾夫人居主人之左，如合影人数为双数，则主人居左，主宾居右。宾主双方人员按身份高低相间排列，两端应由主方人员站立。合影人数较多，应备有阶梯形合影架。

4. 端正会风　会议中，要严格遵守会场纪律，严禁中途离会和随意走动。出席会议时，参会人员要专心听讲，且做好笔记。他人发言完毕时，要掌声鼓励。会议期间不允许接打电话、谈心、玩游戏、讲小话等不良行为。

（三）主持人礼仪

会议主持人是会议主线，他贯穿会议始终，对会议有很大的影响。

1. 选拔　主持会议者，应选定具有一定的职位和一定语言表达能力的人担任。主持人应思维敏捷、口齿清晰。

2. 仪表　主持人应相貌端庄、精神饱满、着装规范、发型简约。

3. 举止　主持人上台时应步履矫健。站立主持时，双腿并拢，腰背挺直；坐姿主持时，应身体挺直，双臂前伸，两手轻按于桌沿。单手持文稿时，右手持稿的底中部，左手五指并拢自然下垂；双手持稿时，应与胸同高。

4. 作用　主持人应及时维护会场秩序，适当调节会场气氛。

（四）发言人礼仪

会议发言是会议的主要内容，它直接关系到会议的效果。所以发言者应遵循一定的礼仪规范。

1. 准备好发言稿　在写发言稿前，既要明确会议主题，又要明白听众感兴趣的是什么，同时还要安排好时间。

2. 合理安排时间　发言人一定要重点突出，要言不烦，短小精悍。切忌临场发挥，漫无中心，既影响会议效果又招致听众的反感。

3. 掌握口语技巧　吐字发声要准确到位，要注意重音的选择；把握好节奏和停顿，以此吸引听众的注意力；语气语调要抑扬顿挫，使发言具有鼓动性和艺术性。

4. 表情和眼神　发言者表情有三忌：一忌拘谨木然、表情僵硬；二忌神情紧张，手足无措；三忌矫揉造作，故作姿态。在发言时，要与听众目光构成实质性的接触，特别要注意后排听众。发言结束，应向听众致谢。

三、参观礼仪

参观是指有计划、有准备地对特定项目进行的实地考察。参观的具体项目,在一定程度上应该与自己的业务范围相关。参观礼仪,是指在参观时的所作所为应遵循的原则性的规范。

(一)参观前礼仪

1. 选定项目　参观项目的正式确定,一般应由双方确定,但当参观者不太了解情况时,也可由接待方根据情况确定。无论哪种形式,都应坚持如下原则:

(1)针对性:参观项目可选定对自己最主要、最具实际价值的项目。安排具体的参观项目时,要考虑到费用多少、时间长短、路途远近、交通便捷等要素,从实际情况出发,坚持量力而行。

(2)统一性:参观项目的选定应照顾到大多数人的意愿,要了解参观者的兴趣,适合其专业特长,这样才能调动参观者的积极性,从而达到参观的效果。

(3)守法性:参观任何项目都应遵守国家法律和特殊行业的特殊规定。如涉及国家和企业的机密项目就不能随意安排参观。

(4)应急性:要确保参观不受天气、交通等客观条件的干扰,对每个参观项目都应至少准备一个应急预案。

2. 制订计划　进行正式参观前,都应提前做好参观计划。参观计划主要包括下述内容:参观项目、参观人数、参观负责人以及工作人员、起止时间、交通工具、安全保健、饮食住宿、费用预算。以上计划制定后,应报请上级领导批准,批准后,应和东道主进行沟通并逐项落实。

3. 了解背景　为了使参观者对参观项目有一个全面的了解和认识,并且在参观时,目标明确、重点突出,所以很有必要在参观前了解参观项目的背景,避免在参观时提出不合时宜的问题。

对于国内的参观项目,我们着重了解参观项目的历史、现状、发展前景、主要特色、优点和不足以及在本行业中的地位和影响。

在国外参观时,我们应严格遵守外事制度,还要了解本国的经济政治、文化风俗等知识,以便互相尊重。

4. 明确分工　确定参观人数、负责人以及工作人员后,为了使参观顺利进行,在参观前,对全体参观者进行必要的分工,领队、接洽、应酬、翻译、交通、膳食、医疗、安全等具体工作都应落实到具体的人,使每件事都有专人负责。在合理分工后,应及时向所有的参观者通报,让参观者心中有数,以备后患。

(二)参观时礼仪

1. 服饰　参观者的服饰根据参观项目来确定,要应时、应景。在参观学校、工厂、部队、机关时应着正装。参观旅游景点时,应着便装。参观者按规定着装,或者在现场按要求换装。

2. 携带　为了方便记录,参观者应带上两支以上的笔和卡片纸,如果在参观时,需录音、拍照或摄像,还应备齐录音笔、照相机和摄像机。当然,携带这些物品时应征得接待方的同意。

3. 守规　所有的参观者都应严格遵守接待方有关参观的具体规定,不得明知故犯。

(1)时间:每一个具体的参观项目都有一定的时间限制,如超过规定的时间,接待方将难以接待。

（2）内容：参观的具体内容，往往是内外有别，因人而异，与参观者的身份地位直接相关。所以，参观者要准确定位，不要向接待方提出过分的要求。

（3）路线：参观者要严格遵守参观项目所规定的参观路线，以使参观秩序井然地进行。参观者不得擅自闯入禁区。

（4）条款：要严格遵守参观现场明文禁止的条款，不能做出造成使其他参观者困扰的行为和威胁其他参观者人身安全的行为，更不能做出任何抵触本国法律或治安条例的行为；还要遵守主办单位的规定，禁止吸烟，不携带明火，不携带带壳、带罐、带异味的食品和易燃易爆物品，不携带动物和锐器，不携带长度超过1米以上的长形物品以及工作人员认定的危险物品。参观项目对于笔记、绘画、录音、拍照、摄像等也有明文禁止或限制。

（5）传播：涉及专利、机密的参观项目，参观者要为之保密，不可公开宣传、不可接受媒体采访、不可向非相关人士进行传达。

4. 礼貌　参观时，尽量不要遮挡他人的视线，不要随意打断介绍人的介绍，也不要大声发表自己的意见，更不要不打招呼随意离队，在遇到其他参观者时，应礼貌致意。

5. 实效　在参观前，还应根据每位参观者的个人特长，把提问、记录、录音、拍照等具体任务分配下去。这样在参观时，参观人员就可各司其职、目标明确，便于更详细、全面地了解情况。

（1）观察：参观者应对参观项目进行仔细观察，特别是对一些需要重点了解的地方更应进行认真细致的考察。

（2）倾听：参观者参观时应认真倾听主办方和讲解员的介绍，对一些重要资料和数据应加以牢记，对没听清楚的内容应进行核实，对有疑问的或不清楚的问题应及时向现场工作人员质疑。

（3）记载：参观者应利用拍照、摄像、录音、笔录等一切方式为自己的参观做好记录，记录的重点是数据、图表、模型、实物等，记录后应反复核实。

（4）总结：参观后参观者应对参观记录加以总结，及时写出参观汇报，以取得良好的参观效果。

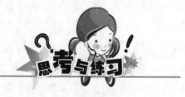

1. 做一次面试时的自我介绍。

2. 应如何遵守乘车礼仪？

3. 小李是某名牌高校的毕业生，准备到某公司应聘。小李很早就来到公司，没事可做，他决定到处看看，以便全面了解公司情况，他从一间办公室看到另一间办公室，正当他在一间办公室门前驻足观望时，保安进来把他当小偷送进公安局……

小李在去应聘时做错什么了？他还能去这家公司应聘吗？

4. 毕业典礼时学生应遵守哪些礼仪？

5. 小思考

阅读以下求职应聘的小故事，看看从中我们可以获得哪些启发。

（1）地上的小纸团

一家公司招聘高级管理人才,对一群应聘者进行复试,可应聘者无一例外都是失望地离开。最后一名应聘者走进了房门,他一眼看见地毯上很不协调地扔着一个纸团。任何时候都一丝不苟的习惯使他弯腰捡起了纸团。这时考官发问了:"您好,朋友,请看看您捡起的纸团吧!"应聘者打开纸团,只见上面写着:"热忱欢迎您到我们公司任职。"后来这位应聘者成了一家著名大公司的总裁。

(2)拒绝第一杯咖啡

某公司招聘一个销售助理的职位,应聘者多达 200 余人,层层筛选后剩下了 5 名女孩。面试正式开始前,为了缓和紧张的气氛,考官说:"你们想喝点什么,请随便来。"有 3 名女孩说要咖啡。当一位销售代表拿来第一杯咖啡时,一个女孩说:"哎呀这个放糖放奶了,我喝咖啡不加糖不加奶。"第二个女孩说:"我喝加奶但不加糖的咖啡。"第三个女孩说:"拿给我吧,我无所谓,怎么样都行"。

这时候正式的面试还没有开始,但是招聘小组中已经有人在面试评价表上划去了前两个女孩的名字。

(方士英　翟红慧)

下篇　人际沟通

第五章　人际沟通概述

学习目标

1. 掌握护患沟通的重要性以及沟通中的关系和态度。
2. 熟悉人际沟通的定义、过程以及人际沟通的类型。
3. 了解人际沟通的影响因素。

第一节　感悟沟通

我们从出生时就通过啼哭和他人沟通,从中获取生理和心理上的满足。随着年龄的增长,我们与他人的沟通范围更加广阔,沟通的目的也更加多元化。在家里,我们通过和父母、亲人的沟通,来表达自己的思想和了解他人的意愿;在学校通过和老师、同学的沟通,来获取知识、取得信任;在单位通过和领导、同事、服务对象的沟通,来交流思想、完成工作;在社会通过和各行各业、形形色色人的沟通,来满足生存的各种需求。沟通无时不在、无处不在。沟通能启迪您的智慧、安抚您的心灵、振奋您的精神、激发您的想象,使您获得财富与成功!

一、沟通的力量

【例】　杰克有个富有但刻薄尖酸的姑妈,任何亲戚都得不到姑妈一分钱的东西。有次,杰克去看姑妈。首先赞美了姑妈的房子:"姑妈,您真有品位,您的房子装饰得真漂亮,可是现在很多年轻人都不懂怎么装修自己的家。"姑妈听完这话后,冷若冰霜的脸上露出了少有的微笑:"是啊!现在年轻人哪懂得装饰自己的家?他们只要一间公寓、一辆车和一台冰箱,根本不明白什么叫生活。"杰克发现了姑妈的兴趣,然后继续问道:"姑妈,能和我说说这房子是什么时候建造和装修的吗?"姑妈变得伤感,一边回忆过去的时光、一边诉说房子的历史,杰克认真地倾听。姑妈随后又介绍家里的珍藏,包括车库的一辆车。杰克看到那辆崭新的汽车,由衷地赞美道:"这车真是太漂亮了!"姑妈说:"这车是我丈夫去世前不久买的,既然你很欣赏它,那么就送给你好了。"杰克慌忙地回答到:"这怎么行。谢谢您,我已有车了。不过您可以送给其他的亲戚。""亲戚?"姑妈突然提高嗓门,"他们不配拥有这辆车……"

为什么杰克会得到其他亲戚无法得到的东西呢?为什么他可以和这位待人"刻薄尖酸"

的姑妈和谐相处呢？其实这都归功于沟通的力量。杰克和那些亲戚的区别就在于他懂得如何与人沟通,在与姑妈的沟通中杰克设身处地站在姑妈的立场,让她从中感受理解、尊重,满足了她心灵的需求。

美国石油大王洛克菲勒说过:"假如人际沟通的能力也是同糖和咖啡一样的商品,我愿意付出比太阳下任何东西都昂贵的价格购买这种能力。"良好的人际沟通能力是现代职业人士必备的能力之一,有效的人际沟通无论对个体的工作、生活,还是对组织的决策、管理都具有十分重大的价值,有助于实现很多重要目标。它是释放和缓解压力、满足心灵需求、正确决策、取得理解与支持、提高团队凝聚力的一条重要途径。根据有关人士研究,一个职业人士成功的因素 75%靠沟通,25%靠天才和能力。

二、人际沟通的定义和产生过程

(一)人际沟通的定义

沟通是指信息发出者经过一定的渠道或途径,将信息发送给接收者,并寻求反馈以最终达到相互理解的过程。沟通的结果可使交流双方相互影响,达成共识,也可使交流双方建立起一定关系,形成友好往来。

人际沟通是沟通中的一种主要方式,是人际信息交流和传递,即人与人之间传递信息、沟通思想、交流情感的过程。人际沟通的结果不但使沟通的双方能相互影响,并且还能建立起一定的人际关系。现实社会中我们每个人每天基本上都在与人打交道,确切地说人际沟通已经成为社会生活中的一个不可或缺的重要组成部分。例如,作为一名护士,我们在临床护理工作中就需要与患者之间建立起良好的沟通关系,护患关系的和谐无论对于患者本人还是对于护士自身的护理工作,都具有很重要的意义。

(二)人际沟通产生的过程

【例】 外科护士小张早上来到病房,看到术后患者李先生额头上满是汗,眉头紧皱,表情非常痛苦。护士走到床边,一边用纸巾轻轻擦去患者头上的汗,一边关心地问道:"李先生,您感觉怎么样？ 有什么要我帮助的吗?"李先生:"我的刀口疼痛难忍,护士能再给我一颗止痛药吗?"护士:"您稍等,我去看下上次您吃止痛药的时间,好吗?"护士查看完服药记录后拿药再次来到病房,说:"李先生,您现在可以再吃一片药,让我帮您服药。"(为患者倒开水、帮患者服药)"李先生,手术后一两天最难受了,等您肠子通气了,您就会舒服些。"患者:"谢谢你,护士!"护士:"这都是我们应该做的,有事按床头呼叫器或让您的家人去护士站找我……"护士向患者微笑致意然后离开病房。

从上例这段简单的沟通中,我们可以分析出人际沟通产生的过程(图 5-1):

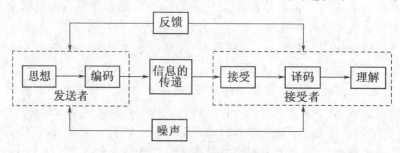

图 5-1 人际沟通产生的过程

（1）信息发出者：信息发出者是沟通的主动方面。在上例中，患者满头是汗、紧皱眉头、表情痛苦等客观现象反映到护士的头脑中，便刺激护士产生沟通的需要和愿望，护士于是主动向患者发出关爱的信息。如没有这些客观现象的刺激，护士就不可能有思想，沟通就不会产生。可见客观现象的刺激是产生沟通的前提和依据。

（2）信息传递：在人际沟通中，信息可以通过听觉、视觉、味觉、触觉、嗅觉等综合渠道进行传递。上例护患沟通中信息传递使用了听觉、视觉、触觉等综合渠道共同进行的。

（3）信息接收者：信息接收者是信息的收受方。信息接收者必须对信息发出者通过多渠道发出的信息内容全部理解，方能接收信息。上例中患者对护士发出的语言的、非语言的信息理解为护士的关爱之情，沟通顺畅进行。

（4）信息反馈：沟通是双向的。沟通者发出的信息，都会或多或少对接收者的心理、生理、思想产生一定的影响，而这些影响又会变为新的信息反馈给信息的发出者，这就是反馈。上例中护士向患者发出关爱的信息，引起患者心理发生了变化，患者发出感谢信息给护士，这就是反馈，实际上新的沟通又开始了。

（5）噪声干扰：在沟通的过程中，总会遇到一些干扰因素，这些干扰因素我们称噪声。这些干扰因素，我们将在第二节内容中进行阐述。

三、人际沟通的类型

根据不同的分类标准，可以将人际沟通划分为多种形式，每种形式的沟通在护理工作的过程中都与护士的日常工作紧密相关。具体简要介绍如下：

（一）语言沟通与非语言沟通

根据信息载体的不同，人际沟通可分为语言沟通和非语言沟通。

1. 语言沟通 语言沟通是以语言文字为交流手段的一种准确、有效、广泛的沟通形式，又可具体分为口头语言沟通和书面语言沟通两种形式。

（1）口头语言沟通：采用口头语言的形式进行沟通，是人们最常用的交流方式。在临床上，口头语言主要用于询问病史、症状、健康教育、咨询答疑等工作领域的信息传递。如，"您家族里有高血压史吗？""您的伤口还痛吗？""您家人同意您手术了吗？""您对治疗还有什么疑问？"等等，口头语言贯穿于护理活动的全过程，是护理活动的基础，是护患关系的润滑剂。

（2）书面语言沟通：利用书面文字的形式进行沟通。一般比较正式、准确、具权威性，同时具有备查功能。书面语言沟通包括阅读、写作、护理记录、信件、合同、协议、通知、布告、各类期刊、布告栏等一切传递和接收书面文字符号的手段。其中最常见的是阅读和写作。

2. 非语言沟通 非语言沟通是指通过某些非语言手段而不是通过讲话或文字来传递信息的方式。如一个人的眼神、表情、行为举止、人际距离等。有资料表明：在人与人之间面对面的沟通过程中，那些具有关键作用的信息有不到35%来自语言文字，而65%是以非语言沟通方式传达的。

（二）正式沟通与非正式沟通

按沟通渠道有无组织机构系统，可将沟通分为正式沟通和非正式沟通。

1. 正式沟通 指信息的传递在一定的组织机构明文规定的途径中进行，如同一病区内护士与医生之间的工作往来，护士向护士长汇报工作，科主任传达院办公会文件精神，带教师向实习生授课等等。正式沟通的特点在于沟通渠道较固定，信息传递准确，但沟通速度相对较慢。在正式沟通过程中，沟通双方对于语言性的、非语言性的信息都会高度注意，语言用词上会更准确，并会注意语法语句的规范化、准确化，对于衣着、姿势、目光交流等也会特别注意。人们希望通过这些表现来为自己塑造一个积极的形象。在正式沟通过程中，常常存在典型的"面具"效应，即人们试图掩盖自己的不足，把好的一面展现给大家，行为举止会变得更为符合社会规范。

2. 非正式沟通　是指正式沟通渠道以外的信息交流和意见沟通，如医务人员工作外组织活动、小群体闲谈等。非正式沟通的特点是沟通形式灵活多变、信息传递速度快，但并不一定可靠。人们的一些思想、动机、态度、情感、需要和目的在正式沟通中往往不便表达，而在非正式沟通中易于表达展现出来，行为举止也更接近本来面目，沟通者对于语言和非语言信息的使用都比正式沟通随便，自由化程度很高，而且随意性很大。

（三）有意沟通与无意沟通

按照沟通的目的性是否明确，可将沟通分为有意沟通与无意沟通。

1. 有意沟通　在大多数情况下，沟通都具有一定的目的，这种沟通是有意沟通。有意沟通容易理解。每一个沟通者，对自己沟通的目的都会有意识。通常的谈话、心理护理、了解病情、打电话、写信、讲课，甚至闲聊，都是有意沟通。表面上看，闲聊好像没有目的，实际上，闲聊本身就是目的，通过闲聊排解孤独，消磨时光。

2. 无意沟通　我们经常在与别人进行信息交流时，并没有意识到沟通的发生，这就是无意沟通。我们感觉范围中的任何一个人，都会无意识与我们有某种信息交流。如护士白天去巡视病房，发现患者睡着了，护士会不自觉地放轻脚步，压低说话声音；实习护士在实验室里练习操作，如有别人与她一起练，她都会不自觉地比独自一人练习时认真些，显然这就是彼此间有了相互影响和信息沟通。由此可见，无意沟通不容易为人们所认识，但它是经常发生的，广泛存在的。

（四）单向沟通与双向沟通

根据信息发出者与信息接受者的地位是否可能变换，可将沟通分为单向沟通和双向沟通。

1. 单向沟通　是指一方只发送信息，另一方只接收信息的沟通过程。如演讲、报告会、学术讲座、看电视、听广播、搜索网络等。单向沟通具有接收面广、信息传递快、但容易造成误解、不易反馈等特点。因此在单向沟通时，要考虑接收者的接受能力，以及信息发送的完整性和准确性。例如，医院组织护士观看英雄纪录片，提高护理人员的情操，就属于单向沟通。

2. 双向沟通　是指沟通双方同时互为信息的发送者和接收者。如座谈会、病案讨论、病史采集、健康宣教和辩论会等。双向沟通具有信息准确、增进感情、增强信心，但信息传递较慢的特点。例如，护士在患者出院时对其进行的健康宣教，一方面护士向患者传达宣教信息，指导患者掌握功能锻炼、用药等相关信息；另一方面患者若有疑问，也可以向护士提出问题，从而也可以成为信息发出者。因此，双向沟通可以更加紧密地增进沟通双方的联系。

四、人际沟通在护理工作中的作用

护理工作中的人际沟通是指护士在从事护理工作过程中与患者、患者家属、医生、护士等不同人群之间的沟通。良好的人际沟通将有利于护理工作的顺利进行和护理质量的提高。

【例】　李刚，男，47岁，昨天刚做过胃大部分切除手术，因刀口疼痛一夜未睡。早上护士到病房为他做口腔护理。

【情景1】

护士:7床,李刚,我现在为你做口腔护理。

患者:什么是口腔护理?

护士:(没回答)李刚,张开嘴(默默地、仔细地、无语地进行口腔护理操作,直至完成)。口腔护理已做完了,你休息吧。(端治疗盘离去)

患者:(茫然看着护士离去的背影)

【情景2】

护士:您好!您是7号床的李刚先生吗?(微笑)

患者:是的。

护士:李先生,昨晚睡得怎么样?

患者:刀口疼痛,一夜基本没合眼。护士,刀口会不会裂开了?(恐惧、焦虑)

护士:是的,手术后一两天是最难受的,等拔了胃管,肠子通气后,您就会感觉好多了。(理解)至于刀口,一会手术医师会来查房的,您不要太担心。(解释、安慰)

患者:哦!

护士:李先生,您不能下床,我来帮您做口腔护理。

患者:做什么口腔护理?有什么用啊?(焦虑)

护士:就是帮您漱漱口、洗洗牙,做完之后您会感到舒服些。

患者:那好!我正在想今天怎么漱口呢。护士,你轻点,我真是痛怕了。

护士:您放心,我一定很轻、很仔细。

护士:李先生,您嘴唇很干,我先来帮您润润唇,感觉好吗?(边做边沟通)

患者:(点头)

护士:请您漱口(将带有吸管的杯子放到患者嘴边),我来帮您把头偏向一侧,这样可以避免漱口水在操作时流下去引起您呛咳。好,请您张开嘴让我看看您的口腔黏膜(借助压舌板检查口腔),一切正常。李先生上下牙齿咬住,嘴巴张开,很好,就这样,现在为您洗牙齿的外侧,如有不舒服,请马上告诉我。

患者:(点头)

护士:牙齿外侧清洗好了。您感觉累吗?需要休息一下吗?(征询、边说边观察)

患者:不要了。

护士:那请您张开嘴,我帮您清洗牙的内侧。现在请把舌头伸出来,我帮您清洗舌面及舌下,您可能感觉有点恶心,一会就好,您配合得真好!

护士:李先生,口腔护理做完了,您感觉怎么样?

患者:舒服多了。谢谢护士!

护士:李先生,您的伤口现在感觉怎么样?

患者:早上又吃了一颗止痛片,现在觉得好些了!

护士:您再坚持一两天,一切都会好的!

患者:谢谢护士!

护士:不要谢,这是我的工作。李先生,您还有其他需要吗?

患者:没有了。

护士:您要是有事情请按呼叫器,也可以让您的家人去护士站找我。那我就先走了,您好好休息,祝您早日康复!

以上两个情景都是护士为患者做口腔护理。情景1中护患之间基本没有沟通,护士操作很精准、认真,但没有达到患者的认可,患者觉得护士态度非常冷漠。在情景2中,护士把沟通带进护理操作中,通过解释、安慰、征询等语言,连接了护患之间的情感交流、帮助患者树立战胜疾病的信心、有效调节患者紧张的情绪。由此可见,人际沟通在护理工作中的主要作用包括连接作用、精神作用和调节作用。

（一）连接作用

人际沟通的过程,是沟通者与沟通对象之间的互动,这种互动就很巧妙地把沟通双方连接起来了,因而便有了沟通与交流。护患之间的沟通在一定程度上将护士和患者紧密联系到了一起。例如,护士对患者进行口腔护理,首先给患者一个得体的称谓、真诚的微笑,表达了尊重,拉近和患者之间的心理距离,再通过言语向患者发出了关爱、安慰等情感,这种情感像一座桥梁,连接和维系了和谐的护患关系。在护理实践中,只有充分发挥护患之间的连接作用,才能将护患沟通关系处理得更好,更有利于双方的利益。

（二）精神作用

沟通可以加深积极的情感体验,减弱消极的情感体验。患者一旦生病住院,他们都会变得特别脆弱,他们寻找心灵依靠的安全感和救死扶伤医者的呵护。他们需要向医护人员倾诉,以保持心理平衡,促进身心健康。在情景2中,患者向护士诉说自己术后的不适,护士通过倾听并配之以解释、安慰、征询的语言,增进了彼此情感的交流,为患者提供了精神支持。

（三）调节作用

患者在生病期间特别容易产生敏感、紧张、焦虑、恐惧、沮丧等负面情绪。护士应该设身处地站在患者立场,理解他们、帮助他们、正确指导他们。情景2中护士理解术后患者的痛苦,通过与患者的有效沟通,提供给患者术后相关的健康知识,正确对待术后刀口疼痛,有效调节患者由此而产生的恐惧和焦虑的心理。

第二节　人际沟通的影响因素

一、环境因素

（一）物理环境

1. 安静　安静的环境可以使沟通顺利进行,因此护士在与患者进行沟通交流之前要尽量排除一些噪声来源,妥当安排好交谈环境,避免分散沟通双方的注意力。嘈杂的物理环境会影响有效沟通的进行,如手机铃声、门窗开关撞击声、邻街的车辆声、邻室的音乐声以及与沟通无关的谈笑声等。只有为护患双方创造一个安静的环境,才能达到有效沟通。

2. 舒适　舒适的环境利于护患之间的沟通。护士应以患者为中心,努力创造一个整洁、安全、温湿度适宜的舒适环境。在舒适的环境里,患者的情绪情感相对比较稳定,不会出现烦躁、恐惧等现象,患者才有可能和护士增强沟通的信心和耐心。

3. 隐秘　在护患沟通中,可能会涉及一些个人隐私,患者不希望其他人员在场(如同事、朋友等),否则,会影响其表达和配合,干扰沟通。因此,护士要考虑环境的隐秘性是否良好。

条件允许时可选择无人打搅的房间,或请其他人暂时回避,或以屏风遮挡,或注意压低说话声等,以解除患者思想顾虑,保证沟通有效进行。

4. **距离** 在社会交往中,人们有意识或无意识地保持一定距离,当个人的空间和领地受到限制和威胁时,人们会产生防御反应,从而降低交流的有效性。护士在与病人沟通时,应注意保持适当的距离,既让患者感到亲近,又不对其造成心理压力。

5. **环境布置** 简单、舒适的环境氛围有助于沟通的顺利进行。目前,在一些综合型医院,病房设计围绕护士站呈放射状分布,在儿科病房选用暖色调,增加温馨感,这些设计的布置更有利于护患间的沟通交流。

(二)社会环境

社会中每个个体都处于一定的社会地位,由于地位不同,通常具有不同的人生观、价值观和道德观,这就决定着他们对事物的态度和处世的方式方法的不同;不同的社会阶层、文化水平的高低也会影响沟通的实际效果,因为他们对同一信息会有不同的、甚至截然相反的认识。除此之外,由于不同的职业背景而形成一种特有的职业沟通方式和文化,都会影响沟通效果。护士与患者沟通时,在涉及患者病情和情感方面的话题时,一定要对患者进行全方位的了解,切忌信口开河,对患者提供不恰当或不科学的信息,要确保沟通信息的准确,体现对患者的关心,这样才能获得患者的认可,进行有效的沟通。

【例】 小张,出生江西,父母都是上海知青。在江西上学时,成绩优秀。后政策允许,父母让他到上海读书,寄居在祖父母家。由于语言不同、生活习惯不同,小张在学校里孤独、内向、没有朋友,与人交谈时会手足无措、面红心悸,有时还会口吃,引起同学笑话,产生人际沟通障碍。小张心烦意乱、消沉苦闷、经常失眠,多次要求中止学业回江西父母身边读书,遭父母拒绝。后因长期精神抑郁、学习效率低下,逐渐发展成重度抑郁症患者。

小张在熟悉的贫穷的环境里出生、长大,突然换了五光十色的环境,小张非常不适应,不愿和他人沟通,长此以往,封闭自我,产生心理疾病。

【例】 患者张大爷和李大爷同为心血管内科2病房的病友。张大爷有文化、家境殷实,儿女社会地位都很高。李大爷无文化、地道农民,家境贫寒,子女都在外打工。入院以来看望张大爷的人门庭若市,看望李大爷的人寥寥无几。张大爷在病房每天吃着儿女为他特地定制的荤素搭配的营养餐,餐后还配以各类水果,李大爷和老伴每顿吃着最便宜的盒饭;早上查房时,张大爷及其家属要求医生为他做高端检查、用最好的药品,而且善于和医生沟通,李大爷要求尽量用医保或最便宜的药品,经常不明白医生的意思;张大爷经常开导李大爷要吃好的、要用好药,李大爷苦笑对之。张大爷乐观面对疾病,李大爷悲观面对疾病。这天护士来到病房,劝李大爷要向张大爷一样乐观开朗,不要整天闷闷不乐,李大爷来到医生办公室坚决要求换病房……

由于社会地位、文化背景、家庭环境的不同,导致张大爷和李大爷本身就很难沟通。护士不能设身处地地站在李大爷的角度想问题,使得李大爷原本压抑的心情更加压抑,不利于疾病的康复。

(三)心理环境

1. **认知水平** 认知是一个人对待外界人和事的态度和观点。沟通双方会因为知识水平、年龄等的不同,看待事物的看法就不一致,若持有差别较大的观点,意见则很难达到统一。

【例】 丁医生一再告知即将接受手术的老人使用腹腔镜,腹腔镜手术创面小、粘连少、恢复快。老人就一句话:"以前开刀不是很好的吗? 干吗用这个? 不用。"旁边的陈医生说了一句:"大爷,以前开肚子做手术,伤元气。这个用镜子做手术,不伤元气。"大爷听了不伤元气,欣然接受腹腔镜手术……

【例】 新分来的护士小李给6床张奶奶发口服药。张奶奶因要长期服用维生素C,医生给张奶奶开了一瓶(50片)。小李拿着药瓶对张奶奶说:"张奶奶,这是维生素C片剂,您一天吃3次,最好在饭后吃。"张奶奶点点头。小李发完药回来路过张奶奶病房,发现张奶奶把一瓶药都倒了出来,在认真地数数。小李感到很奇怪,一问,原来是忘了交代1次吃多少片,张奶奶理解为50片维生素C分3次吃完,她正准备把它们分开……

面对不同知识水平的人,认知水平也是不相同的,医护人员应该采用不同的沟通方式。对知识水平和认知水平欠缺的人,更应用通俗易懂的语言与他们沟通以达到有效沟通。

2. 性别影响 性别对沟通的影响也不可忽视。有人对异性之间的沟通进行研究,发现自己配偶在场或不在场时,夫妻各自在与异性沟通时会表现出明显不同。如自己的妻子在场,丈夫与异性保持较远的距离,表情也较冷淡;而自己丈夫在场时,妻子不仅与异性保持更远的距离,而且笑容也会明显地缺乏魅力,整个沟通过程变得短暂而匆促。

二、个人因素

(一)生理因素

健康的身体有利于双方的表达和交流。任何一方处于饥饿、疼痛或身体不适的状态,都可影响有效沟通。在护患沟通中,不仅要注意调整好自己的身体,还要引导患者保持一个良好的身心状态,保证护患沟通顺利进行。

1. 暂时性 由于疾病或者是治疗的原因,患者处于暂时的病态,如由于治疗的需要心力衰竭的病人被迫日夜采取端坐位。手术过程中,需要给患者留置尿管等,这些都是临时的,原因去除,很快就能恢复。即便如此,暂时性的身体障碍也可以影响沟通的顺利进行,因为生理的需要是人类最基础的需求。

2. 永久性 表达能力和理解能力有缺陷者,如智力低下者,精神病患者,神志不清者,唇裂、口吃者,盲聋哑人,牙齿、口腔疾病患者等,其语言能力或思维能力受影响,从而影响对信息的表达和理解,影响沟通效果。还有,如永久性的语言或听力障碍,永久性的器官功能的缺失,都可以影响沟通的顺利进行。没有语言功能的患者与护士交流,护士需要使用手语。在这种情形之下,护患之间的有效沟通,需要护士具有更大的耐心。

3. 年龄性 患者年龄不同,理解力也就有差别。如临床上与儿童进行沟通时,护士应尽量使用鼓励性的语言。如在注射时,说"这位小朋友真勇敢,你是最棒的,阿姨打针不会疼的……",这样下来,护士会很容易完成任务。然而,对待老年人,要照顾得更为全面,尽量多选择一些他们感兴趣的话题来交流。

(二)情绪因素

沟通者处于特定的情绪时,常常会对信息的理解"失真"。如果护患沟通双方的情绪都很好,那么他们之间的沟通会很顺畅;反之,患者情绪不佳,出现生气、焦虑、激动时,对某些信息反应常会超出应有的限度,甚至产生误解。当沟通者悲伤、绝望时,会对信息反应冷淡、迟钝,沟通达不到预期设定的目标。

(三)性格因素

性格热情、直爽、健谈、开朗、大方、善解人意的人易于与他人沟通,性格孤僻、内向、固执、冷漠、拘谨、狭隘、以自我为中心的人,很难与人沟通。两个性格都很独立、主观性又很强的人,往往不易建立和谐的沟通关系,甚至会发生矛盾冲突,而独立型性格的人与顺从型性格的人相互沟通,可"性格互补"而建立良好的沟通关系。

（四）文化因素

文化发展具有历史的延续性。俗话说:"十里不同俗",不同地域、不同国家、不同民族的文化在长期发展的过程中都具有鲜明的地域特色和民族特征,这些文化左右着人们的行为,这就是人们常说的:"老乡见老乡,两眼泪汪汪"。当沟通双方因文化传统出现差异时,理解和尊重是双方得以顺畅沟通的前提。例如,在中国生活的女孩和美国长大的女孩在进行人际沟通时会有不同表现。想约会男孩时,东方女孩更习惯含蓄表达,例如通过传递字条,托人带信等方式,并且一旦被拒绝会觉得不好意思。而西方女孩则会倾向于直接告诉想约会的男孩,说想约他,即使受到拒绝也不会太难为情。

（五）技能因素

沟通技能,对沟通产生一定的影响。经过教育,人们有机会学习表达思想、感情的种种语言和非语言沟通技巧。所以我们常常会发现,读书多的人比读书少的人更会表达自己。口齿不清、方言音重、书面记录慢,都会影响沟通。

知 识 链 接

文化习俗

泰国人有一种习惯,就是在别人面前走过的时候,会躬身而行,表示不得已而为之的歉意。妇女经过他人面前时,尤其注意这种礼貌。妇女若想将东西赠送给僧侣,宜由男子转交。如果亲手赠送,那僧侣便会张开黄袍或手巾,承接该妇女交来的东西,因为僧侣是不允许碰触女性的。

第三节 沟通关系和沟通态度

一、沟通关系

在沟通中如双方所处地位平等、思想一致、情感融洽、关系和谐,才能在心理上互相接纳,沟通才能顺利展开;沟通双方关系处于紧张和不协调的状态,双方心理排斥,沟通将会产生障碍,甚至无法进行。

【情景1】

护士:(为患者输液未能一针见血)

患者:哎哟,好痛!

护士:你的血管太滑,真难打! 对不起,只好重新进针了。

这句话会因为护士和患者之间不同的关系状况而产生不同的结果:

A:护士平时态度和蔼可亲,和患者关系和谐,患者从心理认可这名护士,对于护士的失误,患者给予了宽容并鼓励护士再进针,沟通顺畅进行。

患者:我因血压高血管又细又滑,再加上又打了这么长时间点滴了,好的静脉都用完了。没关系,你慢慢来。

B:护士平时态度一般,和患者的关系也一般,患者有点心存不满,但想想自己毕竟住院在此,所以也没有表示特别的不满。沟通也没有发生大的障碍。

患者:你慢一点,我这人很怕痛的。

C:护士平时对患者态度冷漠,患者心里很为不满,护患关系紧张。患者从护士的语言中感到了无礼(无称谓)和指责(血管滑),很可能把平时的不满一下子全发泄出来,双方产生纠纷,沟通不能顺畅进行。

患者:什么血管太滑,我看你就是技术太差,别的护士打的时候怎么不滑呢? 不要你打了,喊护士长来。

护士:(脸红了……)

在上例沟通中 A 和 B 沟通双方关系和谐或关系明确(没发生过纠纷),心理互容,使沟通内容顺畅进行。C 因为沟通双方平时关系紧张、心理互斥,而导致沟通障碍。这就是说,只有沟通关系和谐,双方心理互容,沟通内容才能展开。沟通关系紧张,双方心理互斥,内容平面将退居其次,而关系平面升到主要位置。在沟通中双方必须首先解决关系问题,然后才能继续沟通内容,否则,沟通只能失败。由此可见,沟通关系对沟通成败起着关键性的作用。

二、沟通态度

态度是指人们对于外界事物现象的一种稳定的心理倾向,它由认知成分(认识、理解和评价等)、情感成分(关爱、尊重或者藐视、厌恶等)和行为倾向(即行为的准备状态)组成,其中,情感成分是它的核心。人们常说:态度决定一切。一个人在沟通过程中,由于信任程度的不同,所以采取的态度是不一样的。如果态度是不良好的、不端正的,沟通的效果肯定是不佳的。因此态度问题没有解决,实际的沟通效果是很难达到预期的目标。护士在进行专业性人际沟通时,最基本的工作态度是尊重患者、真诚待人、关心关注。

(一)尊重患者

在护患沟通中,必须相互尊重。护士要想赢得患者的尊重,首先要尊重自己、尊重自己的专业;其次要尊重患者,要从言谈举止中处处表现出对患者的尊重,同时赢得患者对护士的尊重。尊重患者是指尊重患者的人格和尊重患者的权益。

1. 尊重患者的人格　是指护士不能因患者患有疾病而歧视他们,从而使患者失去做人的尊严,更不能因疾病受到医护人员的训斥、侮辱和嘲弄,即使是精神病患者、艾滋病患者、保外就医的杀人犯,也同样要受到尊重。

例如:护士对一位高血压患者说:"高血压患者不能吃盐太多,你怎么老是不听呢! 从今天起,你必须以吃清淡食物为主,否则后果自负。"

护士的话没错,但护士是把自己放在一个主导者的地位,对患者进行训斥、命令,患者感觉没有得到尊重,所以不能接受。假设护士换一种说法,效果就大不相同:

"张先生,我知道您喜欢吃咸的东西,但太咸的食物对高血压病情的稳定是很不利的,您看能不能想办法克制一下呢?"

护士的言语少了训斥和命令,多了理解和尊重,患者会比较乐于接受。

2. 尊重患者的权益　不能简单理解为一般意义上的消费权益。它是指:

(1)平等医疗权:患者不论其性别、国籍、民族、信仰、社会地位和病情轻重,都享受平等医疗权,即都应受到礼貌周到、耐心细致、合理连续的诊治;除特殊情况外(条件不允许),医院不得拒绝患者的求医,在医疗条件不允许的情况下,医院要及时评估患者病情并积极协助转院。

(2)知情同意权:除危重病和癌症患者外,患者有权从医生处获知有关自己病情的诊断、病情的发展、病情的预后、医疗计划等;医生应告知患者病情所用药物,患者有权知道处方药物的名称、价格,该药在通常情况下的治疗作用及有可能产生的副作用,正确的使用方法、用量;患者有索取处方的权利,患者有权复印或者复制其门诊和住院期间的一切病历资料的权益;患者住院除要求得到医疗护理外,最为敏感的就是费用问题,针对这个特点,要求护士及时与患者沟通所需费用,提供日费用清单,增加收费透明度,对患者及家属提出的疑问,及时提供查询解释,消除因费用误会而引起的纠纷。

(3)决定选择权:患者有权自主选择到任何一家合法医疗机构接受医疗服务;患者在任何医疗处置或治疗前,医生应告知其有关的详情,包括目的、危险性、其他可选择的方法等,以帮助患者作出决定。根据我国法律规定,患者在接受手术、特殊治疗、特殊检查、人体实验时,必须签署同意书。患者有权利在法律允许的范围内拒绝任何检查、检验等;患者对于手术中切除的器官、遗体的使用有决定权。

(4)隐私保密权:保护患者隐私,是护士最基本的道德底线。患者的隐私权、人格尊严、宗教信仰及文化信念应获得尊重。护士在治疗性交谈中不得涉及患者的婚姻、工资收入、子女等状况;不经患者同意不能在公开场合谈论病人病情;医院不得泄露患者的病情资料与记录,如用于医学上的讨论、教学、论文、科研和经验总结等方面,应不暴露患者的真实姓名和身份。在患者感到上述权利受到侵害时,有权立即向医护人员提出意见或诉之法律。

①身体隐私:在做护理检查时,应用屏风、隔帘遮挡,注意隐蔽患者身体,还要尽量避免无关异性在场。对于患者身体的某一缺陷不要大惊小怪或高声谈论,体现对患者尊重。

②病情隐私:患者隐私还包括患者的病情,这也属于患者的隐私,不要在公共场所议论患者病情,不要随意把患者的病情告诉与治疗无关的人,即使是特殊病例,也应把患者请到护士站或医生办公室,必要时和患者单独交谈。不尊重患者隐私会伤害患者,也会损伤护患关系。

【情景2】

患者老张,因肺炎住院治疗,经检查发现为乙型病毒性肝炎。护士小王遵医嘱在老张的床头挂上血液体液隔离标志。挂的时候,老张不在。等老张回来时,看到病友们异样的眼光和不自然的动作,老张一脸茫然,后经询问得知原因。老张的心理受到很大的伤害,于是他将投诉信交到院办,投诉护士不尊重个人隐私,要求精神索赔。

③个人隐私:在收集有关患者的健康资料时,如遇与护理无关的个人问题时,如婚姻状况、子女状况、经济状况、职业状况等,患者不愿涉及,护士就不应好奇打听。一切以尊重患者为前提,切忌打探、挖苦、讥笑等不礼貌行为。

【情景3】

护士A和护士B在交班时,谈论新来12床患者:

护士A:看,12床来了个新病人,听说离了两次婚。

护士B:真的吗?现在有没有丈夫?

护士 A：你看，坐在她旁边的那个男的，好像是她新交的男友。

护士 B：看起来比她年轻多了，真厉害，都要第三次结婚了。

④病房隐私：病房属于患者的隐私场所，特别对一些意识清醒、能口头表达的患者更要如此。在进入病房前，应轻轻叩门，给患者一个信息，也要让患者有个心理准备，贸然闯入，使双方尴尬，也是医护人员失礼的表现。

总之，尊重患者个人的根本权利，是治疗、护理、恢复健康的需要。

（5）诉讼权：在发生医疗纠纷后，患者有权向医院、卫生行政部门申诉，要求将医疗过程提交医学会进行医疗事故技术鉴定；有向卫生行政部门提出处理申请或向人民法院提起民事诉讼等权利。

（二）真诚待人

真诚待人是指真实诚恳、真心实意对待患者。对他人要有爱心，承诺他人的事要付诸行动，实现诺言。

1. 要有爱心　我们的老圣人说过："给人以爱，与人为善"。护士应有一颗善良仁爱之心。爱心是真诚的感情基础，真诚不等于实话实说，护士有时需要说一些善良的谎言，向患者隐瞒一些真实的病情，但是为了最大限度地避免伤害患者，她们的心是真诚的，是充满爱的。护士的爱无时不在、无处不在，例如，我们在巡视病房的过程中，顺便把病人的被子盖好，说"小心着凉啊"，这些关怀性的语言，会让患者觉得心里很温暖，感受到爱。

2. 要守信用　在护患交往中，患者常把护士当做最值得信赖的人，有什么困难和要求都会向护士诉说，请求护士帮助。当护士给患者某种承诺，无论遇到什么情况都应尽量兑现自己的承诺，认真完成，不要让患者感到失望，要诚信才能建立融洽护患关系。当患者从中体会到真诚时，信任便会由此而产生，沟通自然也会顺利进行。当然对患者的承诺，一定要根据患者病情和实际，绝不能信口开河，随便许愿，这样不仅损害患者利益，也损伤自己，甚至会引起不必要的护患纠纷。

【情景 4】

责任护士小李和新来的 12 床病患吴大娘的一段对话。

护士：大娘，您有什么事可以到护士站找我。

中午快下班时，大娘有事到护士站找小李护士。

护士：大娘，我下班了，您还是找小王护士吧……

【情景 5】

一位突发心肌梗死的老年患者，送往医院急救。

患者家属：（着急万分）护士，我父亲没事吧？

护士：没事，您不要太着急，您要相信我们医院。

患者家属：那就好！谢谢！

一小时后，患者抢救无效死亡。

患者家属：（大吵大闹）绝对是医疗事故，刚才那个护士都说没事的，怎么……

3. 要有自信　要做到真诚，首先要有自信。当你在人际交往中感受到自身价值以及对他人具有影响力且心情舒畅时，你便有了自信。追求真诚永远是护士与患者建立信任关系的基础。

（1）培养耐心：护理工作面对的是纷繁复杂的人，因为人的动态性，所以人的工作是世间最难做的工作。做人的工作，就必须要有耐心，耐心是自信的前提。如若缺乏耐心就要培养耐心。没有耐心的话就什么都做不成，更别提什么"自信了"。

（2）学习技能：过去人们常说："医生的嘴，护士的腿；医生张张嘴，护士跑断腿。"那是因为长期以来医生的学历高于护士的学历，医生在医院里处于主动权威地位，护士则处于被动从属地位。其实，医疗和护理是医院里相互咬合的两个齿轮，谁也离不开谁。护士也不能满足现状，要不断学习新的医学知识。具备学习能力的人通常都很自信，反过来也一样，真正自信的人通常是因为相信自己的学习能力。面对新的医学知识，挑战的时候护士不会害怕，不会心虚，因为知道"大不了去学"。习得任何一种技能都会让人更加懂得耐心的重要，并且同时因为具备耐心与学习能力而更加自信。

（3）保持微笑：人的面部表情与人的内心体验是一致的。缺乏自信的人，经常眼神呆滞，愁眉苦脸；而充满自信的人，则总是眼睛发亮、满面春风。笑是快乐的表现，笑也是能力的表现；笑能使人产生信心和力量；笑能使人心情舒畅，精神振奋；笑能使人忘记忧愁，摆脱烦恼。学会微笑，就会提高自信心。

（三）关心关注

关心是对人的一种善意的付出，它需要的是倾听，需要的是心灵的关怀，需要的是换位的思考。患者由于住院和家人暂时分开，许多生活习惯也会因住院而改变，患者容易产生强烈的无助感同时伴有很强的"自我强调"意识，特别希望周围的人给他们更多的关心关注、理解支持。护士的一句关心的话语，一个关爱的眼神，都可以使患者感受到舒适，体会到被人重视和关怀。

关注是一种认真、重视和负责精神的态度表现。关注是建立信任关系的前提。护士与患者沟通时，需要有很大的耐心，不仅通过患者的语言了解患者的表面想法，还要通过患者的表情举止深入了解患者的言外之意。护患沟通时表现的专注可以立刻赢得对方的好感，引起对方沟通的兴趣和信心，使得沟通能正常进行。

沟通中关心关注的表现为：

1. 聚精会神倾听　如果与患者沟通时缺乏关注，行动上便会表现出似听非听、漫不经心、敷衍应付等等，对方马上就会想：他对我根本不关心、不重视！沟通会引起中断。与患者交谈时，应聚精会神地倾听，倾听是一种美德、一种修养，善于倾听，表明自己的谦虚，表明对谈话者的尊重。

2. 目光保持正视　在和患者交谈时，目光要专注。古人言："凡与大人言，始视面，中视袍，卒视面，毋改。"即开始要观察对方的脸色，看是否可以讲话；谈话中，视线可以游离于眼和衣领中间，谈话完毕目光再回到别人的"脸"，以观察对方是否赞同自己的意见。

3. 及时给对方反馈　在倾听的过程中，要及时发出"嗯"、"噢"、"对"、"我明白"等语言性应酬，给说话者以支持和肯定。即使我们采用委婉的否定式反馈，其含义仍然要让对方清楚感知，例如"是吗"、"很抱歉，我认为"、"我听说……您说呢?"我们还可以通过体态语的反馈，如用微笑、颔首表示赞同，用张嘴表示惊讶，用凝视表示关注，用摇头表示否定等。

4. 耐心地提出问题和解答问题　护患沟通时，不可能光听不问，要使谈话继续，更多了解患者的信息，就要不断地提问和回答。为了表达明确，避免造成误会，护士在提问时和回答问题时,应努力创造一种亲切友好、轻松自然的气氛,注意语气语调。

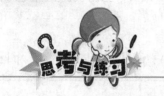

1. 人际沟通的定义是如何描述的?

2. 人际沟通大致可以有哪几种类型?

3. 在人际沟通的影响因素中,环境因素有哪些?

4. 作为一名护士,在工作中如何与患者进行有效沟通?

5. 案例分析题

某病区护士小李,正准备给 3 床老太太进行导尿,操作前患者要求护士准备屏风进行遮挡,小李觉得有些麻烦,就顺带讲了一句,"都那么大年纪了,还在意这个,真是。"话刚落音,只见患者很自卑地头转到一旁,不敢作声了。接下来,小李就在没有屏风、病房门也未关的条件下,给该患者进行了导尿术。

试分析:上述过程中,护士小李在与患者沟通时,沟通态度方面存在哪些错误?应当如何改正?

（臧谋红　王　侠）

第六章 人际关系概述

学习目标

1. 掌握人际关系的影响因素。
2. 熟悉人际关系等特点。
3. 了解人际关系的类型和协调原则。

戴尔·卡耐基说过:一个人的成功只有15%是由于他的专业技术,而85%则靠人际关系和他的处世能力。

第一节 人际关系的定义和特点

一、人际关系的定义

人际关系是人世间最古老的一种关系,人本身就是"关系"的产物。人正是通过和别人发生关系而发展自己,实现自我的价值。人际关系又是世间一切事物中最为常见的"事物",它无时不在,无处不在,它伴随着人类社会由低级走向高级,由野蛮走向文明。当今社会每个人每天都处在不同的人际关系之中,如亲属关系、朋友关系、同学关系、师生关系、雇佣关系、战友关系、上下级关系等。

到底什么是人际关系,学者们仁者见仁、智者见智,从不同专业领域和不同的视角,给人际关系下了不同的定义。社会学将人际关系定义为人们在生产或生活活动过程中所建立的一种社会关系。心理学将人际关系定义为人与人在交往中建立的直接的心理上的联系。广义的人际关系除了包括个人对个人的关系外,还包括个人对单位、单位对单位的关系等更广泛的社会关系,狭义的人际关系是指个人与个人的关系,我们学习的人际关系主要是指后者。

二、人际关系的特点

人际关系的主要特点包括社会性、复杂性、多重性、多变性和目的性。

（一）社会性

人际关系的社会性体现在人们是在赖以生存的劳动中结成了相互依存的关系，人无法离开社会而独立生存。人是社会的产物，社会性是人的本质属性，是人际关系的基本特点。也就是说，人只要活着就必须和他人交往，坐车和司机、买菜和菜农、看病和医生、上学和老师、上班和同事间等都会产生交往。随着社会生产力的发展和科学技术的进步，人们的活动范围不断扩大、活动频率逐步增加、活动内容日趋丰富，人际关系的社会属性也不断增强。

（二）复杂性

人际关系的复杂性体现在两个方面：一方面，人际关系是多方面因素联系起来的，且这些因素均处于不断变化的过程中；另一方面，人际关系还具有高度个性化和以心理活动为基础的特点。因此，在人际交往过程中，由于人们交往的准则和目的不同，交往的结果可出现心理距离的拉近或疏远，情绪状态的积极或消极，交往过程的冲突或和谐，评价态度的满意或不满意等复杂现象。

（三）多重性

所谓多重性是指人际关系具有多因素和多角色的特点。每个人在社会交往中扮演着不同的角色：一个人可以在患者面前扮演护士角色，在同事面前扮演朋友角色，在丈夫面前扮演妻子角色，在孩子面前扮演母亲角色等。在扮演各种角色的同时，又会因物质利益因素或精神因素导致角色的强化或减弱，这种集多角色多因素的状况，使人际关系具有多重性。

（四）多变性

人的一生要经历多种人际关系，如一出生就自然构成了与父母之间的血缘关系，上学后又构成同学关系，工作后又构成同事关系，这些关系的出现是可预见的。人际关系随着年龄、环境、条件的变化也会不断发展和变化。如师生关系，学生工作后和老师很可能成为同事关系，老师生病后，与学生很可能转变成护患关系。这就是人际关系的多变性。

（五）目的性

在人际关系的建立和发展过程中，均具有不同程度的目的性。随着市场经济的推进，人际关系的目的性更为突出。人际关系的主要目的是个人参与社会生活的基本方式，是个人社会化的基本途径；是满足个人的需要，保持个人的心身平衡和发展；是实现个人抱负，体现自我价值；是学习知识和经验，评价自我，完善自我；是寻求帮助，克服困难；是宣泄消极情绪，促进身心健康。总之，人际交往是为了获得必要的生活资料、必要的生活协作的手段；也是人获得精神上的愉悦和满足的方式；同时也是人世世代代遗传下来的安全感的需要。

三、人际关系与人际沟通的关系

人际关系与人际沟通既有密切联系，又有一定区别。

（一）建立和发展人际关系是人际沟通的目的和结果

人际关系是在人际沟通的过程中形成和发展的，任何性质、任何类型的人际关系的形成都是人与人之间沟通的结果。任何人际关系都必须通过沟通才能建立，人际交往中产生的各种各样关系问题，也必须通过沟通才能解决。而良好的人际关系也正是人际沟通的目的所在。护士要帮助患者消除心理障碍，实现护理目标，首先应与患者建立并保持良好的人际关系；护士要与医生合作解决患者的健康问题，也要先与医生建立和保持良好的合作关系。

（二）良好的人际关系也是人际沟通的基础和条件

在任何沟通过程中，人与人之间不只是进行内容沟通，也显示彼此之间的关系。关系中的双方情感，表明其远近和亲密程度，亲密、和谐的关系将保障沟通的顺利进行。在临床上，健康服务不是护士单方面进行的，护士必须与患者以及参加健康服务的其他医务人员建立良好和谐的合作关系，这样才能保证健康服务顺利有效地开展。所以说，良好的人际关系是人际沟通的基础和必要条件。

（三）人际沟通和人际关系在研究侧重点上有所不同

人际沟通是建立人际关系的起点，是人际关系发展和形成的基础，是改善和发展人际关系的重要手段。人际沟通状况决定了人际关系的状况。但人际沟通重点研究人与人之间联系的形式和程序；人际关系则重点研究在人与人沟通基础上形成的心理和情感关系。

第二节 人际关系的类型与协调原则

一、人际关系的类型

人人都明白处世之难，人人都渴望处世之圆满，我们常常会因为各种各样的人际关系不和谐而苦恼和惆怅。为了帮助大家更好地了解错综复杂的人际关系，我们把它划分成以下几种类型：

（一）赢-赢型

这是一种双赢性利人利己的理想型的人际关系。凡事为自己着想也不忘他人的利益，谋求两全其美之策。这种关系令人满意，乐于合作。

【例】 大家都知道龟兔赛跑故事，龟兔多次赛跑的结果体现了双赢原则。第一次，兔子骄傲，乌龟赢了。第二次赛跑，兔子吸取经验教训，一口气跑到终点，兔子赢了，乌龟不服。它说，咱们比第三次吧，前两次都是你指定路线跑，这次得由我指定路线跑。兔子想，反正我跑得比你快，你爱指定就指定吧。第三次赛跑，兔子按乌龟指定的路线跑了，兔子又跑在前面，快到终点时，被一条河挡住了，兔子过不去。乌龟慢慢爬到，它下河游过去了，它又跑了第一。再赛第四次？它们说，干吗老这样赛呢？咱们优势互补吧，合作吧。于是，陆地上，兔子驮着乌龟跑，过河的时候，乌龟驮着兔子游，同时到达终点，是双赢的结果。

（二）赢-输型

这是一种损人利己的人际关系。在这样一个竞争的时代，人与人之间的合作和竞争本身是社会生存和发展的动力。但很多人渴望证明自己的价值，渴望成功，为此他们不择手段利用自身的权势、财力、背景或个性来压制别人，达到损人利己的目的。尽管他们可以一时取得自己不正当的利益，但是害人者恒害之，损人者恒损之，总有一天，他们会为自己的所作所为付出惨重的代价。

【例】 2008年6月28日，兰州市的解放军第一医院收治了首例患"肾结石"病症的婴幼儿，据家长们反映，孩子从出生起就一直食用河北石家庄三鹿集团所产的三鹿婴幼儿奶粉。随后短短两个多月，该医院收治的患婴人数就迅速扩大到14名。随即三鹿牌部分批次奶粉中被查出含有三聚氰胺,是不法分子为增加原料奶或奶粉的蛋白含量而人为加入的。12 月 23 日,石家庄市中级人民法院宣布三鹿集团破产,董事长田文华判处无期徒刑,剥夺政治权利终身,并处罚金人民币 2468.7411 万元。另生产、销售含有三聚氰胺的"蛋白粉"的被告人高俊杰被判处死缓,被告人张彦章、薛建忠以同样罪名被判处无期徒刑。其他 15 名被告人各获二年至十五年不等的有期徒刑。

(三)输-赢型

这是一种损己利人的人际关系。有人生性懦弱,习惯委曲求全,善于讨好别人,不敢发表自己的意见和观点,不善于争取自己正当的、合法的利益,损害了自己的利益,方便了别人。这种习性的人正合损人利己人的下怀。谦让和宽容是一种美德,但是没有原则的谦让就变成委曲求全,不仅会造成自己精神压抑,还有可能会造成刑事犯罪。

【例】 有一个老实巴交的乡下农民,自己的媳妇被村里的恶霸霸占了,刚开始他睁一只眼闭一只眼,忍气吞声地过日子,可是,眼看着这个恶霸在自己家里胡作非为,积聚已久的愤怒爆发了,有一天,他一斧头砍死了那个人。恶霸得到了应有的报应,可是自己也付出了沉重的代价。所以,损己利人也不是一种好模式,要学会维护自己正当的利益。

这种人际关系虽不足取,但在一些特殊的行业,我们经常会有这种人际关系的存在,比如在医疗卫生行业,我们的医护人员在给患者做人工呼吸时,就会损己利人。这种特殊情况,我们应另当别论。

(四)输-输型

这是一种两败俱伤的人际关系。为了利益,不惜牺牲自身,杀敌一千,自伤八百,却不问是否值得。这种人际关系模式导致的结果是双输,会造成自己的资源、别人的资源和社会资源的浪费。所以两败俱伤是最差的一种人际关系模式。

【例】 护士 A 和护士 B 毕业于同一所大学,两人毕业后分在同一家医院同一病区,工作能力都特别强,深得领导的赏识。医院公开竞聘护士长,两人都报名应聘。为了在竞聘中取胜,A 护士和 B 护士都不择手段,无论在领导还是同事面前均互相诋毁对方。竞聘结果,A 护士和 B 护士都没当选,而能力比两人差得多的 C 护士当选了。两人追悔莫及……

(五)不输不赢型

这是一种看似没有结果的人际关系,但也是一种可取的人际关系。在现代人际交往中,由于各自的立场、观点、利益要求不同,达不成交易,走不到一起,是很正常的事儿。这时,我们应当尊重、理解、宽容对方,珍惜双方之间的缘分。

【例】 一次卡耐基装修房屋,订了一个价格不菲的漂亮窗帘,卡耐基比较满意。几天后,一个朋友来家里做客,看到这个窗帘,当得知价格时,惊讶地说道:"这么贵!花这么多钱买这个窗帘太不值了!你不会被人骗了吧?"卡耐基心里很不高兴,但只是淡淡地一笑……

(六)单赢型

这是一种独善其身,孤芳自赏,没有合作意识,事不关己,高高挂起,"我自独扫门前雪,不管他人瓦上霜",结果是单赢。这种人没有团队意识与合作意识,只能成为一个专家、技术人员。可是,社会是一个大家庭,月有阴晴圆缺,人有旦夕祸福,遇到事情的时候,没有一个支持的群体,那是人生的最大悲哀。再说,要想成就事业,没有团队合作是不可能实现的。例如在医院中,解决患者健康问题靠单个专家是不可能完成的,必须要有医疗团队的通力合作。

二、人际交往协调原则

无论我们从事什么职业,学会处理人际关系,掌握人际交往的原则,我们就在成功路上走了 85％ 的路程,在个人幸福的路上走了 99％ 的路程了。

(一)平等互尊原则

【例】　吉姆曾经在流浪汉聚集的地下通道里遇到一个乞丐。那是一个二十来岁的年轻人。他衣衫破旧,抱着一把褪了色的旧吉他,唱着悲伤的歌曲。"可以自食其力的人,却在这里乞求别人的施舍,他们为什么不觉得脸红?"想到这里,吉姆加快了脚步,向前走去。吉姆可不想为这样的人付出什么。忧伤的歌曲依然在吉姆的耳边萦绕,但是吉姆没有心情停住。"先生,请等一等。"当吉姆走上台阶的时候,一个声音叫住了吉姆,吉姆知道是那个乞讨的人。"别人不给钱就算了,还要追上来要钱!这样的人我是绝对不会给他钱的。"想到这里吉姆生气地对他说:"对不起,我没有钱给你,我现在很忙,请不要打搅我。""您误会了,我想问这是您的东西吗?"当吉姆看到他手里的钱包的时候,这才发现,那正是自己的钱包,里面有整整一万美金,这些钱要是丢了,吉姆的工作就完了。刹那间,吉姆感到了羞愧,是自己误会了这个乞丐。他并不是向吉姆讨要什么,而是归还吉姆丢失的钱包。吉姆非常激动地接过了钱包,为了表示谢意,他从钱包里拿了一张 10 美元的纸币,然后对乞丐说:"为了表示感谢,请接受我的一份心意!""先生,我是需要钱,但是我有自己的原则。"那个年轻的乞丐说道,"希望您今天有一个好心情,下次可要注意了。再见了,先生。"说完,又回到了原先的地方,继续弹那把旧吉他。

平等是人际正常交往的前提。理想的平等是指在政治、社会、经济上地位处于同一水平,但目前这一平等还难以实现。我们在人际交往中,要对自己和他人有个客观、公正的认识,不回避差距。当我们和他人相比处于优势地位时,我们绝不能自恃高傲、高高在上;当我们处于劣势地位时,我们也绝不自卑、自暴自弃。这才是真正平等观念。

要做到真正的平等,就必须学会在平等基础上尊重他人。尊重是人际交往的润滑剂,也是维持沟通顺畅进行的必备条件。尊重主要体现在以下几点:首先,在人格基础上平等尊重他人。与人交往不能挑战其人格尊严,所以乞者不受"嗟来之食"。这种尊严不是物质上的给予和帮助,更是精神上的承认和接纳。尊重他人的人格是一个人的修养和道德水准。例如患者入院后护士应做到有损患者尊严的话不说、有伤患者情感的玩笑不开、有损患者名誉的流言蜚语不传。其次,要求同存异。求同存异是人际交往最好的指导,因为不同,所以需要尊重。尊重他人生活习俗、生活方式、思想观念、人生观念、价值观念等等理念。尊重不同,包容多元,不仅利于人际交往,也是社会进步的标志。

(二)恪守诚信原则

【例】　曾子的妻子到市场上去,她的儿子要跟着一起去,一边走,一边哭。妈妈对他说:"你回去,等我回来以后,杀猪给你吃。"妻子从市场回来了,曾子要捉猪来杀,他的妻子拦住他说:"那不过是跟小孩子说着玩的。"曾子说:"决不可以跟小孩子说着玩。小孩本来不懂事,要照父母的样子学,听父母的教导。现在你骗他,就是教孩子骗人。做妈妈的骗孩子,孩子不相信妈妈的话,那是不可能把孩子教好的。"曾子于是把猪给杀了。

诚实守信是人际交往得以延续和发展的保证。在中国伦理思想史上,"诚实"和"守信"总是连在一起的,所谓"诚者信矣,信者诚矣",诚是基础,推"诚"则见"信"。信守承诺、以诚相待既是遵守交际原则,又是获取别人信任的重要途径。与人交往中唯有自己表现出坦荡的品行,才会使人有安全感,对方才能相信自己。

语言交流是人与人交往的基本组成部分,要做到真诚首先要"假话全不说",这叫"言必信"。要客观地去评价一切人和事,不要一味浮夸,赞美要真诚,要善于承认、敢于承认自己的错误,当和别人产生歧义时,要及时沟通,在沟通时要彼此心底坦荡,不存芥蒂,所谓"肝胆相照,谓之知心"。当然,有时候我们也不能太直白,要注意"真话不全说"的技巧,当我们需要批评别人时,我们应该从赞扬开始,让批评成为一门艺术;当我们不愿实话相告时,当我们可以选择沉默,或者换个委婉的方式告知。

其次,要遵守诺言,实践诺言,这叫"行必果"。只有说话算数,言出必行,才可以让别人相信你。信守诺言,就像银行账户一样,诚信就是收入,失信就是支出,诚信的人情感账户收入会越来越多,长期失信的人情感账户就会出现"赤"字。

（三）理解宽容原则

【例】 卡耐基家附近有一个郁郁葱葱的森林公园。有一天卡耐基去公园散步,发现一群小孩在草地上野炊,他走过去严厉地批评道:"小孩,你们这样做是犯法的,会引起火灾,赶快把火灭了。"几个小孩看着卡耐基的样子,脸上露出不愉快的表情,但他们并没有把火灭了。卡耐基继续说:"你们怎么还不行动,再这样,我会报警,让警察来处理。"孩子们听了这话,不情愿地把火灭了。当卡耐基散步走回来,发现那几个孩子还在那里生火做饭,孩子们边做边抱怨:"他打扰了我们的野炊,不让我们生火,我们偏生火……"卡耐基摇摇头,无奈地走开。

几年后卡耐基逐渐懂得待人处事的方法,回想这件事时,忽然有了另一种想法:如果我在公园看到孩子们野炊,我不责备他们,而是理解宽容地对他们说:"孩子们,晚餐准备吃点什么？我小的时候也喜欢野炊。不过,在这里生火还是非常危险的,我知道你们都是好孩子,走的时候会把火熄灭的,对吗？但是我就怕别的孩子看到你们在这里野炊,也会学着做,离开时忘记把火熄灭,把干枯的树叶点着,引起火灾。叔叔建议你们去那边沙滩野炊,那里没有任何危险,好不好？"

以上故事告诉我们,责备抱怨只能招致怨恨,对应该矫正的事情一点益处也没有,但理解宽容要有益和有效的多。要做到理解宽容,首先要学会将心比心。尽量去理解别人,设身处地去思考他们这样做的理由。孔子说:"己所不欲勿施于人。"站在别人立场为别人着想,理解别人、体谅别人。做到理解宽容,首先要养成将心比心的习惯。其次,要学会大事讲原则,小事讲风格。再次应当严于律己,人们最容易犯的错误就是对自己过于宽容,对他人过于苛刻。最后,可以尝试自我解脱。再也不会为他人的错误惩罚自己。

（四）互利相容原则

【例】 从前,有两个饥饿的人得到了一位长者的恩赐:一根渔杆和一篓鲜活硕大的鱼。其中一人得到了那篓鲜活的鱼,另一个人得到了一根鱼杆。得到鱼的人原地用干柴搭起篝火煮起了鱼。他狼吞虎咽,转瞬间,连鱼带汤被他吃了精光。不久,他便饿死在空空的鱼篓旁。另一个人则拿着渔杆继续忍受着饥饿,一步一步艰难地向海边走去。当不远处的那片蔚蓝色的海洋出现在眼前时,他最后一点力气也用完了,于是他只能眼巴巴地带着无尽的遗憾撒手人寰。

又有两个饥饿的人,他们同样得到了长者恩赐的一根渔杆和一篓鲜活硕大的鱼。他们并未各奔东西,而是商定一起去找寻大海,他俩每次只煮一条鱼共同分享。经过长途跋涉,他们来到了海边。两人从此开始了以捕鱼为生的日子。几年后,他们盖起了房子,有了各自的家庭、子女,有了自己建造的渔船,过上了幸福安康的生活。

知　识　链　接

一个传教士对上帝说他想知道天堂和地狱的区别。上帝答应了,先领他去看地狱。他们走进一个房间,看到许多人围着一只煮食物的大锅坐着。锅里有饭,足够他们吃的。每个人面前有一个汤匙,但汤匙柄太长,他们无法将食物送进嘴里,他们又渴又饿,面对吃不到的食物,他们又悲伤又失望。"现在我带你去看天堂。"上帝带着传教士进入另一个房间,这个房间里的摆设跟地狱里一模一样,也是一群人围着一口大锅坐着,每人面前也有一个汤匙,汤匙柄也非常长。但这里的人看起来很快乐,毫无悲伤情绪。传教士觉得奇怪:"天堂和地狱的情况相同,为什么一个快乐,一个悲伤呢?"上帝回答:"你没看到,天堂里的人都学会互相喂对方吗?"

第三节　人际关系的影响因素

一、仪表

仪表之所以能成为影响人际吸引的一个重要因素,是因为人际交往之初,都是从仪表开始的,被称为"第一印象",第一印象好,接触起来更加容易。仪表影响人们彼此间的吸引,从而影响人际关系。

美国《财富》对排名前300名公司,100名执行总裁调查:99%的人认为懂得并能够展示仪表魅力的人,在公司有更多的升迁机会;100%的人认为若有商务着装课程,会送子女去参加;93%的人认为首次面试中拒绝录用不懂得穿着的人;92%的人不会选择不懂得穿着的人做自己的助手;100%的人认为应该有专门讲授形象的书供职场人阅读。由此可见,仪表在人际交往过程中起了不可忽视的作用。但是研究也表明,随着交往时间的增长和双方了解程度的加深,仪表因素的作用也会越来越少,人际交往的吸引力将会从外在的仪表逐渐转向人们内在的品质。

二、空间距离

人与人之间在空间位置上越接近,彼此之间越容易形成密切关系。因为空间距离的接近,使双方相互交往、相互接触的机会更多,彼此之间容易熟悉。虽然地理位置不是人际关系好坏的唯一的、决定性的因素，但是，远亲不如近邻，空间位置接近的优势，无疑是影响人际交往的一个有利的条件。如同班、同组、同院、同寝室的人更容易成为朋友。

研究表明，在一个新的环境里，与陌生人的第一次交往，距离的邻近因素是增进人际吸引的重要因素。美国社会心理学家费斯廷格（Festmger）以麻省理工学院十七对已婚学生为对象，通过对他们之间的相互吸引力和彼此居住距离的关系的研究发现，相互交往的频率与居住距离的远近之间关系非常密切。隔壁房间的邻居成为了许多大学生选择朋友的对象，真可谓近水楼台先得月。另一心理学家西格尔（M. Segal）在一所警察学校也做了一个十分有趣的实验。他将新入学学生的名字按字母顺序排列出来，并以此安排教室座位和宿舍房间。六个月后，要求学生说出三个自己最亲近的伙伴名字，结果发现学生们的朋友都是名字字母顺序上和自己相近的人。

当然并不能因此说明距离的邻近一定具有吸引力。我们知道，自己所喜欢的人往往是邻近的人，而自己厌恶的人，也有邻近的人。邻近性是相互吸引的一个重要条件，但不是充分必要条件。

三、交往频率

人们接触的次数称为交往频率。交往是人际关系的基础。在彼此相同的空间距离里，人们只有在交往中才能彼此了解，相互熟悉。相交往的频率越高，越容易形成共同的语言、共同的态度、共同的兴趣和共同的经验等。交往频率过少，可能会产生冷落之感，以致感情疏远。尤其对素不相识的人来说，交往频率在形成人际关系的初期起着重要的作用。

心理学家查荣克（R. Zajonc, 1968）的一个实验中，他让几名女性被试者"无意"地碰到五个陌生的妇女。实验不允许被试者与这五个妇女产生直接接触，而这五位妇女露面的次数有的多，有的少，然后要求被试者回答他们喜欢哪一位妇女。结果发现，被试者喜欢的程度与对方露面的次数有关。最喜欢出现了十次的，较不喜欢只出现了一次的妇女。类似的实验做过多次，都说明交往频率也是增进相互吸引的一个因素。当然，交往的内容和态度在交往中是至关重要的，如无诚意，只停留在一般应酬上，即使交往频率高，那也只是貌合神离，人际关系也不会真正密切起来。

四、相似性因素

在人际交往过程中，仪表让你一眼喜欢对方，空间距离让你结识对方、不断的交往让你了解对方，在了解过程中双方只有彼此的相似，才能成为真正的朋友。相似性因素有很多，包括年龄、性别、兴趣、性格、教育背景、社会地位、价值观念、人生态度等方面相似的人们容易相互吸引。我们常说"门当户对、志同道合、情投意合、英雄所见略同"等就是指重合点越多的人，情感上更为融合。

在相似性因素中价值观念和人生态度是最主要的因素。美国心理学家纽科姆（New-comb, 1961）曾在密执安大学做过一项实验，实验对象是十七名大学生。实验者为他们免费提供住宿四个月，交换条件是要求他们定期接受谈话和测验。在被试者进入宿舍前要接受关于政治、经济、审美、社会福利等方面的态度和价值观以及他们的人格特征等方面的测试。然后根据态度、价值观和人格特征的差异结果，将相似和不相似的学生混合安排在几个房间里一起生活四个月，四个月期间定期测定他们对上述问题的看法和态度，并让他们相互评定室内人，喜欢谁不喜欢谁。实验结果表明，在相处的初期，空间距离的邻近性决定人与人之间的吸引,到了后期相互吸引发生了变化,彼此间的人生态度和价值观越相似的人,相互间的吸引力越强。心理学家的进一步研究还发现,只要对方和自己的态度相似,哪怕在其他方面有缺陷,同样也会对自己产生很大吸引力。

五、互补性因素

当交往双方的特点或需要正好成为互补关系时,也会产生强烈的吸引力,这就是互补吸引。例如活泼健谈者和沉默寡言者是一对要好的朋友,一个具有支配性格的人愿意与依赖性强的人交往,这就是互补性需要在人际交往过程中的作用。研究证明,互补因素增进人际吸引,往往发生在感情深厚的朋友交往中,特别是在异性朋友和夫妻之间。美国社会心理学家克克霍夫(Kerckhoff,1962)等人对已建立恋爱关系的大学生研究后发现,对短期的伴侣而言,推动他们相互吸引的主要动力是相似的价值观念,而驱使长期伴侣发展更密切关系的动力,则主要是双方需要的互补。在实际生活中也可发现,无论是一般的朋友之间,还是婚姻问题上的夫妻恋人之间,既有"志同道合"的相似性因素作用,也有"珠联璧合"的互补性因素。

六、能力因素

一个人在能力才干方面比较突出,与众不同,其本身就是一种吸引力,使他人对之发生钦佩感并欣赏其才能,愿意与他交往,这就是为什么一般人都喜欢聪明能干的人,而不喜欢愚蠢无能的人。那么是否人越聪明能干就越招人喜欢呢?结论是不一定。研究证实:一个极其聪明能干的人,会使人感到高不可攀,产生自卑感,令人敬而远之,从而降低了吸引力。如果一个英雄或伟人、名人偶然暴露些小缺点,或者遭受一些小挫折,反而会使人更喜欢接近他。据美国的民意测验表明,拳王阿里在最后的卫冕战中被击败,声望不但没有下降,反而更高,人们更喜欢他了。因为他失败后,人们感到他并不是战无不胜的神,也是一个有血有肉的平常人,因此更亲近他。

心理学家阿伦森(Aronson,1966)等人在 1978 年的实验研究证实小小的错误会使有才能的人更进一层。他给被试者呈现四种人,包括:才能出众而犯了错误的人;才能出众而未犯错误的人;才能平庸犯了错误的人;才能平庸未犯错误的人。然后让被试者评价哪一种人最有吸引力,喜欢程度最高。结果表明,才能出众犯有错误的人被评为最有吸引力者;才能平庸而犯同样错误的人被评价为最缺乏吸引力者。这一实验提供了一个有力的证据,即白璧微瑕比洁白无瑕更令人喜爱。

七、个性品质

(一)优良个性品质

个性是个体的特性,每个人各不相同。个性的品质也互有差异。因此也就有优秀、良好、一般、不良与很差的区别。能适应自然环境与社会环境并能获得发展的个性是好的个性品质,反之,就是不好的个性品质。个性品质是影响人际关系的重要因素。优良的个性品质包括以下几个方面:

1. 行为动机和行为目标的个性品质　热爱学习,热爱专业,热爱职业,即有热爱事业之心。

2. 兴趣方面的个性品质　追求新知识,捕捉新信息,倾听不同意见,勇于发表自己看法,即在汲取他人意见和表达自身观点上有高度的主动性和积极性。

3. 情绪方面的个性品质　热情、豁达、宽容、幽默、坦诚、随和、情绪平静不易波动。

4. 意志方面的个性品质　深思、慎独、反省,勇于自我批评,即有坚强的意志和坚强的毅力。

5. 道德方面的个性品质　诚实、勤奋、公正、廉洁,坚持原则,追求平等,乐于助人,具有献身精神,在伦理道德上能够辨别善与恶,自觉地遵守社会道德规范。

6. 能力方面的个性品质　具有认识能力、思维能力、实践能力、开拓能力等的能力。

(二) 如何展示自己的优良个性

西方有位心理学家曾经做过一个有趣的实验,向被测试者展示了两张表明人的性格征的性格类型表,然后问测试者对这些人物抱有何种印象,其实这两张表格完全一样,所不同的是,顺序颠倒,第一张表格的六个性格是这样排列的:

聪明——勤奋——爱冲动——爱评论——顽固——嫉妒心强。

第二张的顺序相反,其排列是:

嫉妒心强——顽固——爱评论——多冲动——勤奋——聪明。

然而,由于表格的顺序问题,测试者给两组人以不同的评价,认为第一张表格里所描绘的人幸福,善于交际,机智过人,自制力强;而第二张表格中的人,感觉完全相反。这就给我们一个启示,在与人交往时,应把自己的优良品质首先展示出来,这样别人喜欢你,才会选择你。

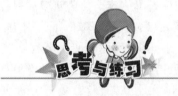

1. 什么是人际关系,它的特点是什么?

2. 人际关系有哪些类型?

3. 与人交往时我们应该遵循哪些原则?

4. 人际交往会受到哪些因素影响?

5. 案例分析:

护士小张性格开朗、勤奋好学。很受领导器重,领导经常在大会、小会上表扬小张,并经常分配给小张一些属于别人职权范围内的工作,对此,同事都颇有微词、深感不满,小张也为此苦恼。一次领导又把属于别人职责的任务交给小张,小张将如何处理这件事?

(刘晓静)

第七章　护理工作中的人际关系与沟通

学习目标

1. 掌握护患关系的分期以及在分期中的沟通。
2. 熟悉护士与医生的关系以及护际关系。
3. 了解护患关系的基本模式。

在医院这个特定工作环境里,护士会和很多人产生人际关系,如和患者、患者家属、各科医生、药剂人员、医技人员、营养膳食人员、后勤管理人员、行政管理人员等。处理好护士与各方面人员的关系,对于提高护理质量、提升服务态度、创造良好的工作环境、更好发挥医院的功能以及增强医护人员的凝聚力都有积极的影响。

第一节　护士与患者之间的关系与沟通

护患关系是在护理过程中护士与患者之间产生和发展的一种工作性、专业性、帮助性的人际关系。和谐护患关系不仅是护士人际关系的核心,同时影响其他人际关系。因此学习和掌握与患者沟通技巧是护理工作人员的必修课。

一、护患关系的性质和特点

护士与患者之间的关系,与一般的社交性人际关系不同。首先它具有明确的目的,即帮助患者战胜疾病,早日康复。其次,它有特定的时间性,当患者健康问题解决后或离开原病区,护患关系即告结束。护患关系具有其独特的性质和特点。

(一)护患关系是帮助系统与被帮助系统的关系

护患关系是两个系统之间的关系,护患之间通过提供帮助与寻求帮助形成特殊的人际关系。帮助系统即医护系统,包括医生、护士及其他医务工作者;被帮助系统即病人系统,包括病人、病人家属及其亲朋好友。帮助系统的作用是为患者提供健康服务,履行帮助职责,而被帮助系统则是寻求帮助,希望满足需求。护士与患者之间的关系不是单个人的关系,而是代表了两个系统间的关系。因此,任何一方的修养、品质、个性、情绪都会影响双方关系。

（二）护患关系是一种专业性的互动关系

护患关系不是两个人或两方面的简单相遇，而是双方之间的相互影响、相互作用的专业性互动关系。这种互动不仅局限在护士与患者之间，也表现在护士与患者家属、朋友和同事等社会支持系统之间，是一种多元性的互动关系。这种专业性的互动关系是否和谐，在一定程度上取决于护患双方的文化背景、个人阅历、感情经历、知识积累和对事物的看法等因素。

（三）护患关系是一种治疗性的工作关系

治疗性的护患关系不是一种普通的关系，它是一种有目标的、需要谨慎执行、认真促成的关系，并具有一定的强制性。换言之，不管护士是否愿意，也不管患者年龄大小、职位高低、贫富贵贱、素质优劣，作为一位帮助者，都应一视同仁，有责任和义务建立良好的治疗性关系，以利于患者疾病的康复。

（四）护患关系的实质是护士满足患者的需要

护士是掌握一定护理专业性知识和技能的专业人员，是健康服务的直接参与者。当患者产生健康问题需要护士参与健康服务时，护士与患者便进入一种特殊的人际关系之中，我们称这种关系叫护患关系。护士作为帮助者，把握着恢复患者健康的技能。患者因疾病住院接受治疗护理，护士就应当履行自己的职责，满足患者的需要对患者提供帮助。当患者没有这种寻求帮助的需求时，护患关系就宣告结束。

（五）护士是护患关系后果的主要承担者

"护理"一词的原意就是照料、抚育、保护、慰藉、相助、避免伤害、维持健康。随着时代的发展，护士应更加注重护理情感的培养，融洽护患关系。护患关系有两种后果：一种是积极的和谐的护患关系，它帮助患者战胜疾病，早日康复；一种是消极的紧张的护患关系，它延缓疾病的治愈甚至导致疾病的恶化。在护患关系中，护士处于主导地位。其行为在很大程度上决定了护患关系的后果。

二、护患关系的基本模式

1976年，美国学者萨斯和荷伦德提出了三种医患关系模式，这种模式也适用于护患关系。

（一）主动-被动型（纯护理型）

这种护理模式，是最古老的护患关系模式，也被称为纯护理型。模式的原型为母亲与婴儿的关系。它受传统的医学模式的影响，把患者看成单纯生物学的人，"一切以疾病为中心"，把治疗护理全寄托于药物、手术，对患者的心理活动全然不顾。护士对患者单向发生作用，即："护士为患者做什么"，护士处于主导地位，把自己的处置意见施加于患者，患者则处于被动接受护理的从属地位，护患双方的心理为显著的心理差位关系。

这种护理模式过分强调护士的权威性，忽视了患者的主动性，患者无法参与意见，不能表达自己的愿望，患者的积极性调动不出来，严重影响护理质量。目前一般来说，不提倡采用这种模式。它只适用于意识丧失的患者（如全麻、昏迷）、婴幼儿、危重、休克、智力严重低下、严重创伤、精神病患者。对于这类全依赖型的患者，护士要加强责任心，勤巡视，提供全面的护理服务。

（二）指导-合作型（指引型）

这是一种一方指导，另一方有限度合作的模式，是近年来在护理实践中发展起来的一种护患关系,又称作指引型。该模式提倡"一切以患者为中心",护患双方在护理活动中都应当是主动的,其中以执行护士的意志为基础,但患者可以向护士提供有关自己疾病的信息,包括诉说病情、反映治疗情况、提供检查方便、配合各种护理措施等,同时也可提出要求和意见。护士在护患关系中仍占主动,但必须以患者配合为前提。护患双方心理为微弱的心理差位关系。

这种模式的特征是"护士教会患者怎么做",其模式的原型是母亲与儿童的关系。这种模式无疑比"主动-被动型"的护患关系模式前进了一大步,但患者一般仍处于被动配合状态,根据自己对护士的信任程度有选择地接受护士的指导并与其合作。目前,在临床护理工作中,提倡采用此模式,主要适用于清醒的、急性的、较严重的患者和手术后康复患者。

（三）共同参与型（自护型）

这种模式的护患关系是相互对等的、平等合作的新型护患关系,又被称为自护型。它提倡"一切以人的健康为中心"。护患双方共同探讨护理疾病的途径和方法,共同协商护理的方案与措施。现在,国外文献中常用 client（服务对象）代替 patient（病人）,这就意味着护理对象不仅仅是患有疾病的人,而且应该还包括享有保健服务的人群,即护理的服务对象由健康人、正在寻求治疗的人以及治疗中的人三部分组成。这种模式比前两种模式更符合现代医学模式的要求,护患双方的心理为心理等位关系。

这种模式的特征是"护士积极帮助患者进行自我护理",模式的原型是成人与成人的关系。护士常以"同盟者"的形象出现在患者面前,为患者提供合理的建议和方案,患者对自己的疾病过程有较强的参与意识。护患之间体现了平等合作的关系,患者的人格和权利受到尊重,积极性得到发挥,护患双方共同分担风险,共享护理成果。这种模式多用于具有一定文化知识的慢性病患者。

以上三种模式不是固定不变的,选择什么样的护患关系,不仅取决于患者所患病情的特征,还要取决于病情的不同阶段,可以由一种模式转向另一种模式。例如抢救昏迷患者时,采取"主动-被动型"模式加以处理;随着病情的好转和意识的恢复,可以逐渐转入"指导-合作型"模式;最后,患者进入康复期,适宜的模式就变成"共同参与型"了。

三、护患关系的分期

护患关系是一种特殊的人际关系,从患者入院建立护患关系开始,经历患者住院治疗到康复出院整个过程。这个过程是一个连续的、不断变化的过程,本没有明确的分期,但为了研究和表述的方便,许多护理论著将这个过程分为若干个时期,结合我国的实际情况,有专家将这个过程分为相互重叠、相互连贯的四个时期即前认识期、认识期、工作期和结束期。

（一）前认识期

在这一时期,护患双方还没有见面,护士通过健康资料对患者进行了解,了解患者的年龄、性别、职业、家庭、病情等情况,为建立治疗性关系做准备。

【例】　患者王某,48 岁,女性,已婚,某市副市长。因近来多食、多饮、多尿、体重减轻,伴有耳鸣、眼睛模糊、身体无力,被诊断为糖尿病入院治疗。

护士小李担任该患者的责任护士,并了解到该患者是去年调任的副市长,她感到有些紧张。为安排好第一次见面,小李仔细阅读了该患者的病历,与医生进行了交谈,并回忆副市长在电视上作报告的情形。又向护士长取经,并进行了自我心理调试后,满怀信心地去见这位患者。

前认识期的准备,对建立和谐的护患关系是非常重要的。特别是对一些特殊患者,如国际友人、少数民族患者、宗教信徒、艾滋病患者、性病患者、保外就医的罪犯等。护士在与这类患者见面时持什么样的态度、说什么话事先都要有所考虑,并做好心理调试,用自身良好的素质、适时的语言去化解患者的紧张不安,以便后期沟通能顺畅开展。

(二)认识期

认识期是指护士和患者之间初次见面了,刚入院的患者都会对陌生环境紧张、对不明了的病情恐慌、焦虑。初次相识的时间是短暂的三到五分钟,在这短暂的时间里护士可以给患者留下良好的印象,也会给患者留下不好的印象。第一印象的好坏,往往不但直接左右着患者对护士的评价,而且还会在很大程度上决定着护患双方的关系的好坏以及患者对于护士接受与否。所以,护士应认真策划好自己的"初次亮相",以使患者对自身良好形象先入为主,萌生好感,并且给予认同。

时间是短暂的,但双方都会产生第一印象。第一印象的好坏,往往不但直接左右着患者对护士的评价,而且还会在很大程度上决定着护患双方的关系的好坏以及患者对于护士接受与否。所以,护士应认真策划好自己的"初次亮相",以使患者对自身良好形象先入为主,萌生好感,并且给予认同。

【例】 患者张某,女,68岁,农村人,不识字。因咳嗽发热导致肺炎住院。张某从未住过院,心情非常恐惧、紧张,同时又从家里带来很多自己的物品,盆、瓶、被子、杂物随意摆放,地上床上都是,还来了很多家属,有坐在病床上的、有站着的,在病房里吵吵闹闹,严重影响病房里其他病人的休息。

【情景1】

护士:哎,你是刚入院的患者吧?

患者:嗯。(紧张、焦虑)

护士:这怎么回事啊?摆了一地的东西,这么乱,赶紧收到柜子里。(眉头紧皱)

患者:这都是要用的。

护士:不需要,医院都有。哎,家属不要坐在床上。(伸手拉患者家属)

患者:这么多人,不坐床,坐哪?(不高兴)

护士:床是给病人休息的。来这么多人干吗?留一个就行了啊。

患者:他们都是来陪我的。(患者说着,咳嗽,吐痰在地)

护士:哎呀,你怎么随地吐痰啊,不是有垃圾桶嘛!(小声嘀咕:农村人真是的——)

患者:儿子,我说城里人看不起我们,你们偏要来。

患者家属:护士什么态度啊,张口闭口农村人。说谁呢!把你们护士长叫来!(非常气愤)

护士:叫护士长我也这么说。(快步走开)

在以上这个案例中,护士冷漠的态度、不耐烦的语言,给患者留下非常不好的第一印象。虽然护士没有和患者发生激烈的矛盾,但护士在今后工作中小小失误都会引发护患剧烈冲突,为今后的工作留下护患矛盾的隐患。

【情景2】

护士:张大娘您好,我是您的责任护士涂洁,您叫我小涂就行了。

患者:什么是责任护士?

护士:大娘,就是负责照顾您的护士。

患者:哦,好!

护士:大娘,您是第一次住院吧?

患者:是啊,从未住过院。(紧张)

护士:大娘。这些盆、水瓶我们医院都为您准备好了,我待会让护工给您送来。您带来的可以让家属们带回去,好吗?

患者:我不知道医院都有,好的,我让他们带回去。

护士:大娘。待会您把盆放在盆架上,把水瓶放在床头柜上,以免您起来时磕着、碰着、烫着,好吗?

患者:护士你真好,想得真周到。

护士:谢谢大娘! 大娘这8号柜子是您的,这是钥匙。您把暂时用不上的东西,放在柜子里,这样又整洁又便于您的休息。

患者:好的。

护士:大娘,这都是您的儿女,您真有福。

患者:是的。(很高兴)

护士:我待会搬两张椅子来给你们坐(和坐在床上的家属说),病床给您母亲休息。(家属不好意思站了起来)

护士:大娘,住院治疗可能需要一段时间,为了您和病房其他病人的休息,您看这样好不好? 先留一个人来陪您,过几天再轮换来陪您,这样既能照顾您,又不耽误他们的工作,又能照顾家。

患者:好吧,我女儿来陪我吧。

护士:大娘,我来为您介绍一下病房的病友,这位是王大姐,旁边的是李阿姨,您可以和他们多说说话,这样就会快点适应的。

患者:(咳嗽、吐痰在地)

护士:(轻轻拍背)大娘,好些了吗? 待会我让护工给您拿个痰盂,痰里有细菌怕影响您和其他人健康,您吐痰时吐在痰盂里好吗?

患者:不好意思,在家习惯了。我让女儿把它弄干净。

护士:没事的,我让清洁工来处理。

患者:这护士真好! 谢谢你护士!

护士:这都是我应该做的。谢谢您的配合,您还有别的事吗?

患者:没有了。

护士:好的,大娘,那我先走了。有事您按这个床头呼叫器或让您的家人到护士站都可以找到我。

患者:好!

案例中护士小涂用良好的心态,适时的语言,有效的沟通给患者留下了良好的第一印象,有效达到了互相认识、和谐关系、化解矛盾的目的。

认识期是护患关系分期的重点,在认识期护士通过有效沟通给患者留下良好的第一印象,取得患者的信任,为护士在工作期展开护理工作奠定了基础。在认识期,护士给患者留下良好的"第一印象",必须做到以下几点:

(1) 仪表整洁:护士良好的仪表,不仅能增加自信心,保持愉快心境,预防护理安全隐患,同时给服务对象带来一种美的视觉及心理舒适感和对治疗护理的心理安全感。

（2）举止优雅：护士优雅的举止不仅塑造个人形象美，同时也塑造医院团体的形象美，它给服务对象带来美感、亲切感、信任感，提升服务对象的忠诚度。

（3）微笑真诚：护士真诚的微笑对患者的安慰作用可能胜过十剂良药，受疾病困扰的患者在陌生的环境里能常看到护士的微笑，会感到温暖和一派生机，从而增添战胜疾病的信心和勇气。

（4）称谓得体：第一次见面时，给对方一个得体又亲切的称谓，不仅彰显着对他人的尊重，同时可以立即缩短交谈者的心理距离，使交谈双方感情融洽、心灵相通，便于交谈的进一步展开。

（5）简单介绍：在初始期，护士要做简单的自我介绍。除介绍自己的姓名、职务外，还应介绍自己对患者所负的责任和所承担的角色。患者可以知道自己在和谁说话，可以说什么，可以提出什么要求或可以获得什么帮助。除此以外，护士还应用委婉、商量的语气介绍医院的规章制度以及各项检查须知，也可顺带介绍下同病室的室友，以消除患者的陌生感。

（三）工作期

工作期是指护士为患者实施治疗护理的阶段，是护士完成各项护理任务，患者接受治疗和护理的主要时期。在这一时期，护患之间彼此已经认识，护患关系初步建立之后，工作任务重，质量要求高，时间跨度长，前阶段护患是否彼此建立起信任关系决定了护患关系是否和谐。工作期，护理工作主要是以实质性内容沟通为主，主要任务是确定护理目标、制定护理干预措施、实施护理干预，护士应通过自己高尚的医德、精湛的护理技术、热情耐心的服务态度赢得患者的信任与依赖；护士应从为患者的服务过程中熟悉了解患者，取得患者的密切合作，逐渐形成了良好的护患关系。

工作期的时间跨度较长，在此期间由于患者病情的变化、护士的态度、经济等种种情况，都可以引起护患关系的上下波动，也就是说这是护患矛盾多发期。作为护士，在这一时期要严于律己、宽以待人，正确及时地解决各种问题，对患者提出的不满和质疑及时做出正面的解释，改正护理工作中存在的问题和缺点，对患者的不合理要求及不遵守院规等行为给予劝导等。除此之外，在护理过程中要随时调整关系，始终保持关注、真诚和尊重的态度，尽力满足患者的合理要求，以行动继续赢得患者的信任。

在这一时期护士如何与不同病程、不同年龄、不同情绪的患者沟通，我们将在第十章专门设章节讲述。本章节我们着重讲述在工作期的护理常规操作中如何在操作前、操作中、操作后使用规范语言，让患者体会关爱、享受权利。

【情景3】 生命体征的测量

患者王某，女，52岁，教师，因贫血待查入院，护士为她测量体温、脉搏、呼吸、血压。

操作前解释

护士：王老师，您好，我现在来为您做生命体征测量。

患者：什么是生命体征测量？

护士：包括测量体温、脉搏、呼吸、血压。

患者：这就叫生命体征测量。（点头）

护士：请问您半小时之内有过外出和剧烈运动吗？

患者：外出和运动有什么影响吗？

护士：剧烈运动会影响我们测试的结果。

患者：哦，好，我知道了。我没有外出也没有运动。

护士:那好!

操作中指导

护士:我先给您测体温,好吗?

患者:我自己来。

护士:还是我来帮您吧,请您先将上衣扣解开,我把您腋下的汗擦干。

患者:为什么还要擦汗呢?

护士:因为腋下有汗液也会影响我们的测量结果。

患者:哦,好的。

护士:(为患者擦腋下汗)请抬起胳膊,请把胳膊夹紧,手搭放在肩膀上。这样可以使测量结果更加准确也防止体温计滑落,刺伤您的皮肤。

患者:护士你想的真周到!

护士:这都是我们的常规工作。现在我帮您测一下血压和脉搏好吗?(为患者绑上腕式血压计)

患者:护士,这是什么呀?

护士:这是腕式血压计。请您抬起手臂,与心脏在同一水平线上。您看,结果出来了(指给患者看),您的收缩压是 110 毫米汞柱,舒张压是 80 毫米汞柱,都是正常范围内的。您的脉搏是每分钟 60 次,也是正常范围之内的,您的呼吸是每分钟 16 次也是正常的。

患者:呼吸? 你什么时候帮我测呼吸了?

护士:我刚帮您测血压和脉搏的时候把呼吸也测量了,没有告诉你是因为怕您知道以后紧张,影响测量结果。

患者:哦,这样的啊,谢谢您,护士!

护士:没事,这都是我们应该做的。体温已测 10 分钟了,我把体温计取出来,请您放松手臂。(护士边说边取出体温计)王老师您的体温是 36.2 ℃,在正常范围内。

患者:那就好!

操作后嘱咐

护士:王老师,您的生命体征各项指标都在正常范围内,您不要太担心了。

患者:好的,谢谢您,护士。

护士:王老师,您还有什么需要吗?

患者:没有了。

护士:您要有事情请按呼叫器,也可以让您的家人去护士站找我。没事那我就先走了,您好好休息。再见!

【情景 4】 密闭式静脉输液

患者赵某,女,67 岁,小学文化,农民,确诊高血压 2 年余,持续服用利尿剂降压药,使排尿增多,钾随之排出,病人软弱无力,精神萎靡。查电解质显示:Na^+ 132 mmol/L,K^+ 3.2 mmol/L。医嘱:0.9%氯化钠 500 ml+浓氯化钠 20 ml+10%氯化钾 1.5 g 静脉滴注,护士立即遵医嘱为病人静脉输液。

操作前解释

(护士床头核对)

护士:您好,请您报下您的姓名和床号好吗?

患者:我都住院这么些日子了,你还不认识我吗?

护士:哦,是这样的,您误会我的意思了,我询问您的姓名是为了更加准确地核对信息,是我们护理工作的程序,也是对您的负责。

患者:哦,好,我知道了。4号床,赵红英。

护士:赵大娘,您好!马上就要为您输液了,您今天有一大瓶一小瓶水,主要用来补钾。时间会有些长,您要去卫生间吗?

患者:不用了,我刚去不久。

护士:好的。

患者:大娘,输液时坐着会比较累,我扶您躺下,好吗?

患者:好的,护士,您想的真周到!

护士:大娘,您先休息,我去准备用物。

操作中指导

(护士再次来到病房)

护士:赵大娘,您今天想用哪只手输液呢?

患者:右手吧,昨天是打的左手,都青了。(患者伸出右手)

护士:嗯,好的,赵大娘,我帮您看了一下右手的血管,有根粗直弹性好的,那我现在帮您扎止血带,会有一点不舒服,您稍微忍耐一下好吗?

患者:没事,我信任你,小高护士。

护士:(护士面带微笑)请您握拳。

患者:为什么要握拳。

护士:这样皮肤紧绷会减轻您进针时疼痛的。

患者:哦,是这样。

护士:好了,穿刺成功了,已经回血了,请您慢慢松拳(护士松止血带,调节器)。赵大娘,您有什么不舒服的吗?

患者:没有,护士,你技术真高超,一针见血,还不怎么疼呢!

护士:是您配合的好!我帮您固定一下。(护士核对、签字、调节滴速)

患者:哦,好的。

操作后嘱咐

护士:赵大娘,我已经帮您固定好了,不影响您的轻微活动。但您还是要注意点,防止针头滑落,造成二次进针的疼痛。

患者:好的。

护士:点滴速度也为您调节好了。您的静脉滴速都是根据您的病情和年龄调节的,请您和家属不要随意调节好吗?

患者:知道了。

护士:大娘,在输液过程中出现皮肤红肿、皮管有气泡、液体不滴或者滴完,您都可以按床头呼叫器(指示呼叫器)或让您家人到护士站找我们,我们会来即时处理的,我们也会经常来巡房的。

患者:好的,护士,没想到小小的输液都有这么多门道,谢谢你告诉我。

护士:赵大娘,您还有什么需要吗?

患者:没有了。

护士:那我就先走了,您好好休息,再见。

【情景5】 氧气吸入疗法

患者王女士,43岁,教师,因先天性心脏病入院,护士为她做氧气疗法。

操作前解释

(护士床头核对)

护士:王老师,您好。您今天感觉怎样?

患者:还是感觉呼吸有些困难。

护士:那还是由于轻度缺氧造成的,今天来帮您做氧气疗法。

患者:什么叫氧气疗法?

护士:就是吸氧,做完后您会感到舒服些。

患者:哦。

护士:吸氧时您坐着会感觉比较累,我扶您躺下,这样会舒服些,好吗?

患者:好的,坐这么久,也感觉有些累了,那就躺着吧。

护士:谢谢您的配合。

患者:没事,反正也是为了我好,这是应该的。

操作中指导

护士:我来帮您清洁鼻腔。

患者:护士呀,吸氧就吸呗,干吗要清洁鼻腔呀?

护士:因为鼻腔内有分泌物,阻塞鼻导管,会导致吸氧不畅。请您轻轻闭上眼睛,以免电筒光刺眼。(护士用手电筒观察病人鼻腔,没有异物)

护士:(鼻导管放入鼻内)王老师,我帮您固定一下,这个松紧还合适吗?

患者:可以。

护士:王老师,您现在能感觉到气体吗?

患者:感觉不到。

护士:我再帮您调节下氧流量。

患者:感觉到了。

操作后嘱咐

护士:王老师,为了您的身体健康,希望您不要自行摘除鼻导管或者调节氧流量,好吗?

患者:嗯,好。

护士:还有氧气是助燃气体,为了您和他人的安全,请您和您的家人不要使用明火,好吗?

患者:好的。

护士:您在吸氧时若感到鼻咽部干燥不适或者胸闷憋气,要及时按床头上的呼叫器或者让您的家人去护士站找我。

患者:嗯,好,知道了。

护士:那您还有什么需要吗?

患者:没有了。

护士:那我先走了,您好好休息。

工作期是护患沟通最重要的时期。护士要学会换位思考,在沟通中要让患者感觉到:你是在用心服务,而不仅仅是为了完成工作任务。我们知道,护患沟通最主要的目的包括实现治疗的目的、传递疾病防治知识与有关的健康信息以及交流情感等,因此,有效应用语言文字、音调、语调、身体语言等沟通元素,建立信任、明确沟通目标、把握对方的回应,学会倾听和融入对方的情感等成为医患沟通应把握的主要原则,因为沟通的真正意义在于对方所给你的回应,只有重视患者及家属的回应才能真正建立起信任,实现医疗护理目的。

（四）结束期

这一时期,包括以下几个情况。第一,经过治疗护理,患者的疾病好转达到预期治疗目标可以出院休养,护患关系即转入结束期。这一时期是护患关系最融洽、最和谐的时期。护士还要提前做好出院前的指导。第二,患者因疾病治疗的需要,从一个病区转入另一个病区,或从一个医院转入另一个医院。有少数或个别患者,可能因为关系结束后所面临的问题较多、较复杂,或者在心理上对护士产生较大的依赖性,因而使结束期护患关系变得较为复杂或困难,对此护士应持谨慎态度妥善处理。

【情景6】

护士:许阿姨,您好!

患者:你好! 我已决定动手术了,我家人也同意了。

护士:您的决定是对的。

患者:虽然我很害怕开刀,但只要有治愈的希望,我是不会放弃的。

护士:我很高兴您能这样想。

患者:不过,我转到外科病房,你就不能照顾我了。外科病房不知能不能遇到像你一样好的护士?

护士:外科的护士都很好,和我一样会让您满意的。

患者:真的舍不得你,你这阶段给我太大的帮助了,特别是在我消沉、痛苦的时候,你安慰和鼓励了我,我遇到你真是幸运。

护士:我也很感谢您对我工作的支持和配合。

患者:我到外科病房,你还能来看我吗?

护士:我下班后,一定会去看您,但那时我只是您的客人。

患者:唉! 我到外科病房希望会遇到和你一样的好护士。

护士:肯定会的,您放心。

上例中,因患者病情需转科,护患沟通的目的旨在结束护患关系。护士和蔼的态度和诚恳的语言,圆满地结束了这段护患关系。

护患关系是一个动态连续的过程,每个阶段都各有重点,护患沟通目的和作用都是不相同的,四个阶段相互重叠,双方都应该及时评价和调整关系中出现的问题,以保证每一时期的顺利过渡。

四、影响护患关系的主要因素以及应对策略

护患关系除了受到一般的因素,如客观环境、个人因素的影响,还受到一些特殊的因素影响。

（一）影响护患关系的主要原因

1. 信任危机　护患之间的信任危机,是造成护患关系紧张的重要原因。就医就是性命相托,患者必须求得安全、有效。护患信任的危机主要集中体现在经济、技术、态度、道德上的不信任。护士动作迟缓,态度冷漠、生硬,不能严格执行规章制度;临床知识的欠缺和工作经验不够,对患者出现的问题不能作出正确的判断而延误了诊断和治疗;在护理操作过程中,因操作技能不精湛,对科内的仪器设备性能操作不熟练,出现紧急状况下应急能力欠缺;

操作技术稳定性差,静脉穿刺成功率低;部分护士受利益驱使,有违职业道德底线,这些都会失去患者的信任,严重影响护患关系的建立,易引起家属的不满而引发矛盾。

【例】　2013 年 5 月 31 日,贵阳一名两岁先天性心脏病女童在贵州省人民医院接受手术后次日死亡。女童家属报警,调取 ICU 病房的监控视频得知小孩死前遭到护士猛扇耳光。当事医院立即作出反应:道歉、开除当班护士、先行补偿死者家属 20 万余元。贵州省卫生厅也介入此事,认定当班护士严重违反护理规范……

【例】　某晚期肿瘤患者痰液梗阻,医嘱立即吸痰。值班护士由于不熟练更换吸痰装置,在为患者吸痰时安装不熟练,吸痰时间延迟。后患者死亡。患者家属认为导致患者死亡的根本原因是,关键时刻,护士不能及时尽快给患者吸痰,延误抢救,向医院提出经济赔偿……

【例】　2013 年 8 月 31 日早上,在北京天坛医院接受输液治疗的河南商丘 65 岁患者王化礼,在换输第三瓶药物时突然发病不幸离世。家属发现挂在王身上的输液药瓶上,标注的是另一个患者的名字。事发后科室护士长及死者主治医生在太平间确认药瓶,承认错用药物。经过几番协商,天坛医院和家属达成协议,合理解决了此事并给予家属经济补偿。

【例】　2013 年 9 月初,央视曝光天津多家医院抢夺婴儿的"第一口奶",奶企以向医院人员贿赂的方式,在家长不知情的情况下,让医院给初生婴儿喂自家品牌的奶粉,让孩子产生对某个奶粉的依赖,达到长期牟利的目的。虽提倡母乳喂养,但由于很多妈妈无法母乳喂养,很多宝宝的第一口奶都是奶粉,于是催生了众多奶粉企业抢占"第一口奶"市场。

2. 角色模糊　角色是指一个人在集体中依其地位所承担的责任和所表现的行为。在护患关系中对于双方的角色理解应很大程度上保持一致,这样双方的角色期望基本一致,关系沟通才能顺利展开。如双方对各自的角色理解不一致,便会觉得对方的言谈举止不符合自己的期望,护患双方便会产生分歧。

知 识 链 接

南丁格尔精神

"燃烧自己,照亮别人。"每次听到这句话,大多数人认为是赞美老师的,然而,很少有人知道,这就是近代护理创始人英国护士南丁格尔倡导的崇高人道主义精神。她提倡用"四心"去对待每一位病人:爱心、耐心、细心和责任心。南丁格尔是一位了不起的护士! 1854~1856 年克里米亚战争爆发,英法联军与俄军发生激战,南丁格尔率领 38 名护士奔赴前线,奋不顾身地救死扶伤,使死亡率下降到 2.2%,这一事迹迅速传遍了欧洲。

患者一旦入院后,他们都希望护士技能娴熟、态度温柔、体贴、宽容、理解,有的护士缺乏谦让宽容的心理,容易产生过激的语言与行为,导致患者和家属的不满,产生矛盾。患者还希望护士随喊随到、有问必答,解释到位。但现实是护士与床位的比例达不到卫生部的标准,医护比例失调,在日常护理中护士由于工作的繁忙,很难满足患者的要求,患者认为护士没把他放在心上,不关心他、不理解他对护士产生抱怨心理。有的患者和家属希望医院能妙

手回春,事实上治疗需要过程,特别对一些疑难杂症,目前医疗技术和水平远远不能满足患者的需求。

有的患者及其家属就医道德缺乏,看不起护理工作,认为护理工作就是打打针、发发药、端端屎、端端尿。认为我出钱,你理所当然为我服务,所以在接受护理服务时,百般挑剔、百般刁难,稍有不顺心,轻则训斥,重则谩骂,甚至动手、动刀,严重损伤了护理工作人员的身心健康。

【情景7】

中午护士到病房为12床刘先生发药。

患者:护士,我昨天吃了这种药,胃特别难受,到现在我还觉得胃不舒服,你看,现在快吃饭了,我不想吃这种药了。

护士:那不行,这是张医生开的,不能随意不吃的。

患者:那你帮我问问张医生,行不?

护士:我现在忙着给其他病人发药,你还是让你的家属去问问。

患者:你这是什么态度……(双方发生矛盾)

在上例中,护士如能充分意识到自己的角色功能,同时又能理解患者此时的需求,就会用解释、安慰、征询的语言与之沟通,帮助患者解决现实问题。

【例】 2014年6月2日凌晨,在湖南中医药大学第一附属医院,一名晚期肺癌的患者在该院因抢救无效死亡。患者家属指责医生抢救不力,随后对医生王雅和已经怀孕的护士谭小飞进行殴打,并强迫医生王雅向死者下跪。据称,在患者进行抢救之前,患者家属就对医护人员放话:如果病人出了什么意外,你们都得偿命!湖南中医药大学第一附属医院诊断,王雅脑震荡、头皮血肿、多发性软组织挫伤、耳鸣、听力下降等,已经怀孕5个月的谭小飞出现晚期先兆流产,而且两人情绪波动很大……

世上没有"神药",更没有"神医",病人医治无效本是情理之中,而上例中的患者家属殴打医生和怀孕护士,并声称要他们为患者偿命,是因为他们缺乏对医疗的了解,更缺乏对医护人员起码的尊重。

3. 责任不明　责任不明与角色模糊紧密相关。护患双方往往对自己的角色功能认识不全面,不了解自己所负的责任和应尽的义务,从而导致护患关系的冲突。

【例】 患者男性,23岁,工人,汉族,高中文化。患者因搬运重物时致左腕扭伤,在当地医院对症治疗和功能锻炼效果不佳,来院就医收入院,诊断为"左腕下尺桡关节分离"。经科室讨论,决定择期行左尺骨小头切除术。术前1天经治医师因进修结束离院,未进行术前谈话和签字。患者手术顺利,术后切口甲级愈合,出院行功能锻炼。3个月后患者因症状无明显改善再次入院复查,肌电图检查无异常,考虑为术后功能锻炼不够,嘱加强功能锻炼。患者认为术中损伤神经,以疼痛为由拒绝功能锻炼。经治医师认为患者不配合功能锻炼,却找医院的麻烦。后患者前臂肌肉遂呈废用性萎缩。

这个案例是改变健康问题谁负责任产生的争议。患者不想积极配合治疗,只想通过单一的治疗来改变自己的健康问题,而医护人员则持不同的看法。这也需要护士的耐心指导和帮助,使双方观点达成一致,以利于患者的康复。

【例】 张先生是个有十几年病史的精神病人,一直在医院住院治疗。去年初,张先生病情加重,转入重症病房。医生发现,张先生喜欢抢病友的饭吃,而且吃东西的动作幅度很大,要谨防噎食。一天,张先生就因为抢食花卷出现了噎食,及时处理后恢复。为了防止张先生再出现噎食等紧急情况,按照医院的建议,家属还专门给张先生请了护工。然而病重的张先生还是让人猝不及防。一天晚上,护工陪着张先生去卫生间如厕,他突然停了下来,顺手拿起卫生间垃圾桶内的一个馒头就吃并离开卫生间。护工在后面追赶到病房,张先生随即出现呼吸困难的症状,脸色发紫。护士们立即进行腹部冲击、将张先生倒铬拍背,并从其口中掏出一小块馒头。随后,心肺复苏术、电除颤术、注射肾上腺素、气管插管……值班医生进行了一系列急救措施。最终,也没有挽救下张先生的生命。

张先生的家属无法接受,将医院和护工公司一并起诉。在法庭上,医院自认为诊疗过程符合医疗常规,没有过错。护工公司则表示,护工发现张先生抢食后及时追赶并通知值班护士抢救,履行了相关义务。两被告将张先生死亡归结为其自身病症所导致的意外。法院认为,张先生作为严重的精神病患者,行为往往具有突发性。他在卫生间垃圾桶中捡拾馒头事发突然,也超过了常人的认知范畴。由于张先生并非在日常饮食过程中发生噎食意外,护工公司对此意外不承担违约责任。但在患者出现噎食急救时,应做到立即清除食物、疏通呼吸道、侧卧拍背、腹部冲击等,如果这些做法都无效,应立即穿刺建立人工气道或气管切开等,暂时恢复通气。而医院前面几项抢救措施都基本做了,未奏效时应该考虑进行气管切开建立人工气道的方式。法院认为,虽然医院实施了抢救行为,但并未完全达到该医院应当尽到的相关水平,医院应承担相应的赔偿责任,按照30%的比例进行赔偿。最终,法院判决医院赔偿张先生家属死亡赔偿金、丧葬费、精神损害抚慰金等共计21余万元,护工公司同意返还200元护理费。

这是个精神病人噎死医院抢救措施不足造成责任判赔。

4. 权益差异　寻求安全、优良的健康服务是患者正当的权益。实际上,由于患者大多不是医护专业人员,缺乏医护专业知识,而且疾病缠身,失去或部分失去自控和料理自己的能力。也就是说,患者许多的权利不得不靠医护人员来维护,这就使得患者在护患关系中处于弱势和被动地位,而护士则处于权威和主导地位。这种情形的长期存在,助长了护士的优越感和支配感,往往在护患发生权益之争时,就会很少顾及患者的权益。

【情景8】

患者丁大爷,晚上睡不着觉,按铃叫护士。

患者:护士,我睡不着觉,请给我两颗安定(地西泮)吃。

护士:好的,我去拿。

患者:我让你拿两颗,你怎么只拿一颗。

护士:医嘱上说您只能服用一颗,另外我给您的是舒乐安定(艾司唑仑),作用比较强。

患者:我知道,我在家都是吃两颗,我失眠的厉害,你去给我再拿一颗。

护士:丁大爷,真的不行。

患者:你这个小护士,我要把药带来了,想吃几颗就吃几颗,你管得着吗?去把医生喊来……

以上案例,患者认为花钱吃药是自己的权益,护士觉得执行医嘱是自己的权益,因此,两者产生矛盾。随着整体护理的日益推广,护士对患者的权益应有新的认识,方能在消除权益差异中起到主导作用。

【例】　24岁的女患者田某,因感冒在家属陪伴下来到北京某医院看病。医生让她做一个X光检查。做胸透时男医生(不加解释)要求脱光上衣,患者没做过这样的检查,在医生的催促下,机械地脱下胸罩。家属听后大怒,冲进检查室质问医生为什么让其脱光上衣,医生冷淡地回答是检查需要,医院就这么规定的。事后患者及其家属得知拍 X 光检查不需要脱衣服,感到自己的尊严和隐私被严重侵犯,患者将医院告上法庭,要求在媒体上公开致歉并赔偿精神损失费 2 万元。

对于拍 X 光片是否要脱衣服,医院没有硬性规定。个别医生要求脱去内衣,是因为内衣上有金属纽扣和钢托,会造成"伪影"而影响医生最后看片诊断的精确。但即使这样,医生也应该提前和患者沟通,充分尊重患者的人格权和隐私权。

【例】 患者张某,来医院做胆囊切除手术。患者右肩胛生了个脂肪瘤。由于患者和手术医师是通过朋友介绍认识的,该医师就在切除胆囊时把那个脂肪瘤一起开掉了。手术医师的这一'动作'没有手术记录,也没有收费,让患者花一次钱解决了两个问题。按理患者应该感谢医师的善举,但医师没有想到的是,恰恰那个脂肪瘤切除术因创口感染给患者造成了很大的痛苦。此时那位患者一怒之下,翻脸不认人,告到法院,说这个瘤是他的个人标志,他每天晚上要摸着这个瘤才能睡着。医院切除这个瘤没有经过他的同意,为此要赔偿他的经济和精神损失。

涉及患者利益时,一定要得到患者允许,尊重患者的知情同意权。医疗本身关乎的是人的生命,不是人情,它必须严格按医疗程序办事。

5. 理解分歧 西方发达国家早已提出"多元文化护理"这一概念,在护理工作中不仅要注重技术操作的安全性,而且要求护士在文化安全性方面承担责任。护患之间对语言信息的理解分歧主要表现在以下几个方面:

(1) 医学术语:医护人员和患者交流时使用医学术语,而这些医学术语对患者来说是陌生的,很容易造成误解。如一位癌症患者,听护士说自己有个"较好的预后",从此便忧心忡忡、悲伤绝望。因为这位患者把"较好的预后"理解为死时不会很痛苦。这位患者因为自己的病情而悲哀,又为"预后"而绝望,整天萎靡不振,消极治疗。再如,一个术后第二天的农村患者,医生查房问道:"你可肠蠕动了?"患者茫然看着医生,旁边医生说道:"问你可通气了?"患者答道:"我打嗝了。"医生笑到:"问你可通气,就是问你可放屁了,你说你打嗝了。"患者恼羞成怒说道:"那你干吗不说清楚。"再也不理睬医生的问询。这些误解就是由于医护人员使用患者不能理解的专业术语,造成护患之间的分歧。

(2) 言语简单:医护人员言语过于简单,表述不清,也会造成误解。如:一位骨科年轻护士为一位腿部骨折的男性患者把床摇高,但怎么也摇不起,患者有点不愿意,质问护士为什么,这位年轻护士一着急说:"您太涩(色)了。"引起了护患纠纷。还有一位护士给一位农村来的老大娘发一瓶口服药水说:"吃的时候摇一摇。"护士发完药再次路过病房时,看到大娘在摇动自己的身体。正是这些简单的语言导致护患关系的裂痕。

(3) 方言土语:不同的方言土语也会因理解不一致,从而造成笑话、尴尬、阻碍沟通交流,甚至引起不必要的误会。例如,一位外地游客云南丽江游玩时,得了急性阑尾炎入院治疗,旅游团的同志到医院看望说道:"送一点当地的特产——屁股(苹果)给你吃,今年的屁股(苹果)特别大、特别甜。"游客一脸惊愕。再如,一家养老院,一些志愿者定期给一些行动不便的老人理发。有一次一位志愿者给一位老人理完发后,问到:"老人家,您看行不行。"老人说:"照,"志愿者拿一面镜子给老人看,问道:"您看到底行不行。"老人说:"我讲照就照。"志愿者始终举着镜子,不知所措。原来,老人家乡话"照"就等同于普通话"行"。

知 识 链 接

方言的笑话

一个口音很重的县长到村里作报告："兔子们（同志们），虾米们（乡民们），猪尾巴（注意吧）！不要酱瓜（不要讲话），咸菜太贵啦（现在开会啦）。"县长讲完以后，主持人说："咸菜请香肠酱瓜（现在请乡长讲话）！"乡长说："兔子们（同志们），今天的饭狗吃了（今天的饭够吃了），大家都是大王八（大家都使大碗吧）！不要酱瓜（不要讲话），我捡个狗屎给你们舔舔（我讲个故事给你们听听）"

（二）护士在促进护患关系中的应对策略

1. 提升护士的整体素质　在护理工作中，护士态度要热情、诚恳、真挚；要有高度的责任心、爱心和同情心；护士应有娴熟的护理技能和丰富的理论知识，在执行各项护理操作时应做到准确、及时、冷静、迅速，养成慎独的良好习惯，保证治疗工作的顺利进行；对待不断变化的患者病情，要有敏锐的观察力，要有清醒和科学的判断力；对危重病人的处理和抢救，得心应手，让患者及家属安心、放心，从而消除患者及其家属的不信任感；在利益面前要洁身自好，一切以患者的利益为重，这些都是赢得患者信任的重要保证。

2. 明确护患的角色功能　护士应全面认识、准确定位自己的角色功能，认真履行自己的职责，使自己的言谈举止符合患者的期待。护士在历史上的角色很多，民间角色是"母亲"，宗教角色是"修女"，仆人角色是"侍者"。现代护士的角色的功能是多方面的：首先，是为患者提供帮助的人，也是患者生活的照顾者和心理的安慰者；第二，在对健康问题进行诊断和处理时，是计划和参与者；第三，在实施护理干预时，是健康的促进者；第四，在病区或一定范围内，是管理和沟通协调者；第五，是患者权益的代言人和维护者；第六，在卫生宣教和健康咨询方面，是教师和顾问。

护士不仅要明确自己的角色定位，同时应根据患者的实际情况，帮助患者了解自己的新"角色"的责任和义务。努力让患者尽快适应自己患者的角色特征。患者应负有的责任和义务主要有：自我保健的义务，作为患者，有责任改变自己不良的生活习惯，发挥自身在预防疾病和增进健康中的能动作用；及时寻求和接受医疗和护理帮助的义务。患者生病后，有义务及时寻求专业性帮助，并积极配合各种治疗和护理活动，如糖尿病患者应根据病情控制饮食等。疾病好转出院后，也应按要求定时复诊，尽早恢复健康，减少疾病复发；自觉遵守医院规章制度和提出改进意见的义务；按时、按数缴纳医疗费用的义务；尊重医疗保健人员的义务；支持医学科学发展的义务。患者有义务用自己的实际行动支持医疗护理工作的发展，如新药、新技术的使用，以及死后捐献遗体或部分器官组织。

3. 主动维护患者的合法权益　维护患者的权益是护士义不容辞的责任，是建立良好的护患关系的必要条件，护士应给予高度重视，主动维护患者的合法权益。

4. 减轻或消除护患之间的理解分歧　护士在和患者沟通时，应了解患者的病情、年龄、文化程度、职业、个性、籍贯等特点，选择适合他们的沟通方式和语言，同时，在沟通中善用移情，多听少说，鼓励和说服患者及时提问，以确保沟通的有效性。

第二节　护士在医院的其他人际关系

一、护士与患者家属的关系

在护士众多的人际关系中,护士与患者家属之间的关系往往最容易被忽视。我们通常把这种关系排斥在护患关系之外,这也是导致护患沟通不畅的一个重要原因。近年来,随着人性化治疗的不断提倡,医护人员越来越感到患者家属在提高治疗效果和加快患者康复的进程中起着不可替代的积极作用。特别是一些特殊的患者,如婴幼儿、重症昏迷患者、术后康复患者、高龄患者、精神病患者,护士与家属保持积极有效的沟通就显得非常重要。

(一)患者家属的角色定位

1. 患者原有家庭角色功能的替代者　患者生病前,在家庭中有一个相对较为固定的角色,一旦病倒后,其角色功能必须由其他家庭成员替代,否则患者将无法安心养病。

2. 患者生活的照顾者和心理支持者　患者生病,特别是一些危重患者,生活自理能力受到一定程度的影响,在入院后,因患者家属了解患者的生活习惯、饮食习惯以及性格特征,患者亲属是承担起照顾患者的最合适的人选。

患者家属还是患者心理的主要支持者。疾病的突然降临,患者会出现焦虑、恐惧、沮丧、悲伤等心理问题,需要他人的排解和安慰。其家属无疑是支持患者人群中最合适的人选,也就是说患者心理症结只有其家属才能解开,这一点护士是无法替代患者家属的。

3. 患者病痛的共同承担者　在临床上,对于心理承受能力较差的癌症患者,医护人员往往采用越过式的沟通,把患者的真实病情以及预后,第一时间告知其家属。患者家属是最先遭到精神上的打击,最先去承受心理痛苦,同时他们还必须压抑自己内心的真情实感,甚至还要强颜欢笑地安慰患者。

4. 护理计划的制订和参与者　整体护理需要患者的积极配合与参与,也需要其家属的积极配合,尤其是一些特殊患者,如婴幼儿、精神病患者、高龄患者、危重病患者。这些患者因参与能力受限,不能自主参与护理治疗,护士应把患者家属看做是患者恢复健康的有力助手和强有力的支持者,让患者的家属尽可能参与到护理计划制定和实施之中,共同提高护理质量。对一些缺乏自我表述能力的患者,患者家属是患者病情和病史的唯一的了解者,护士只有向患者家属详细了解其病情资料,才能从中做出正确的护理诊断和护理计划,此外,具体护理措施的落实也需要家属的协助。

目前,我国绝大多数医院还存在护士严重缺编的情况,不能全面展开无陪护服务,一般患者的生活护理基本上还是由家属来承担。因此,护士必须重视家属的作用,充分调动其家属的积极性,主动参与到治疗过程之中,共同为患者早日康复做努力。

(二)影响护士与患者家属关系的主要因素

护士从接诊开始,就与患者家属产生了人际关系,患者病情观察、治疗护理、生活需求都要求患者家属的密切配合。在频繁的交往中,护士和患者家属之间难免会产生矛盾冲突,进而影响到双方之间的关系。影响护士和家属关系的因素主要有以下几个方面:

1. 角色期望冲突　我国的医疗诊治水平、医疗设备以及医护人员的素质与一些发达国家相比还存在一定的差距,国内各地区之间也存在着一定的差距。因此,患者家属会对在诊疗过程中出现正常的病情变化或偶尔的反复不理解,患者病情稍有不测,就认定是医护人员未能尽力,有意延误病情,因而造成双方矛盾。

另一方面,医护人员长期处于比较权威的主导地位,有着强烈的优越感和支配感,较少考虑到患者和家属的权益,以至于在沟通中服务简单化,态度恶劣化,这样也就引起双方的冲突。

2. 角色责任模糊　在护理患者的整个过程中,都需要家属和护士紧密配合,共同为患者提供心理支持和生活照顾。但现实中,因护士宣教不到位,患者家属简单认为自己是因不能解决患者健康问题才花钱治疗。那么护理和照顾患者的职责和义务理所当然由医护人员承担,他们的责任是监督和旁观或阐述自己意见,不提供帮助者职责。当有些护理措施的实施需要患者家属去配合完成时,其家属就会产生强烈的不满情绪。

患者的护理需要家属的积极参与,但并不意味着患者的护理全部都由家属承担。在临床上我们有些护士对自己的角色定位认识不足,把一些本应由自己完成的工作也交给患者家属去做,而患者家属由于缺乏护理专业知识,从而严重影响护理质量,甚至出现护理差错、事故;还有少数护士以工作繁忙为借口,态度冷漠,对于患者家属的提问或置之不理,或敷衍了事,或干脆一推了之,引起患者家属的不满,最终导致双方间的矛盾冲突。

3. 角色满足冲突　满足与不能满足的矛盾冲突是影响护士和患者家属的另一个要素,它主要表现在以下几个方面:

(1)病区陪护:根据我国传统的伦理观念,患者入院治疗,大多数想要家人陪伴在旁,这是出于基本的心理需要,而医院为了达标不仅不能满足患者家属的要求,而且一味阻止患者家属陪护,这就引起双方的冲突。

(2)病区设施:病房管理制度规定病房设施必须统一,而在提倡"一切以患者为中心",为患者"提供人性化服务"的今天,规范陈设使许多患者感到不便和不适,产生抵触,特别是一些慢性病患者住院时间长,携带用物多,堆放杂乱,在与病房环境制度不协调方面,患者家属常常与护士发生争执。

(3)病区探视:患者亲朋好友频繁的探视表达了对患者的关爱之情,但严重违反了医院的探视规定和影响其他患者的休息,造成双方的冲突。

(4)病区提问:家属想尽可能多地了解一些患者的病情及治疗情况,难免会不厌其烦地询问,他们希望护士有问必答,但护士由于人手少、工作忙或根据病情轻重,往往敷衍了事,不能满足家属的要求,为此,双方就会产生一些不必要的纠纷和争议。

(5)护理技能:在患者治疗过程中,患者家属对护士无论在操作熟练程度或是准确度上都严加要求,而一些年轻护士操作不熟练或对一些新的医疗器械性能不够了解,使患者家属原本焦虑的心情又平添了许多怨气。

(6)辅助检查:还有的患者家属缺乏医学知识,对于一些检查和治疗,如取活检、CT、B超、放化疗、介入等不愿接受,担心会给患者带来痛苦,不配合工作,对医院规章程序不能理解,不配合特殊检查及治疗的签字。

4. 医疗费用之争　随着高端诊疗技术、新药不断开发和应用,特别是抢救仪器、一次性医疗用品等越来越多的使用,使得医疗费用也不断升高,高昂的医疗费用给患者和其家属造成了极大的压力。目前医院护士参与收费的模式,使得经费问题在护士与患者家属的矛盾中显得格外突出。部分医院确实存在一些不合理收费,乱做不必要的检查,乱收费、乱开大处方、收费项目名目繁多。再加上媒体对医院的负面报道较多,药品的回扣成了一个特别敏感的话题,这些都让护患双方产生了严重的信任危机。

（三）护士在促进与患者家属关系中的作用

1. 尊重患者家属　护士对所有的患者家属应给予尊重，热情接待，并给予必要的帮助。首先，对陪同患者前来就诊的家属要热情接待，耐心听取他们的要求，主动向患者家属介绍各项规章制度。其次，要常常征询患者家属对护理工作的意见和要求，对护士服务态度是否满意，护理质量是否认可，收费标准是否合理，病区管理是否规范等等，有则改之、无则加勉。

2. 指导患者家属　在患者治疗和护理的过程中，护士应主动、及时向患者家属介绍患者病情，鼓励患者家属共同参与患者治疗护理过程，耐心解答患者家属提问。

（1）主动介绍病情：患者入院后，其家属希望尽快了解患者病情以及治疗和护理方案，护士应了解患者家属这一心理要求，主动向患者家属介绍患者的诊疗结果以及治疗过程和预后，并征求他们对护理治疗措施的意见，让其家属感受到护士关爱的情感，消除紧张和恐惧心理，增加信赖感和安全感。

（2）耐心回答提问：在患者住院期间，其家属会不厌其烦地提出一系列问题，如患者有无危险，患者治疗前景，有没有特效药，会不会转成癌症，能活多久，有无后遗症，什么能吃，什么不能吃，等等诸如此类的问题。护士应根据自己对病情掌握的情况、自身的经验，向患者家属耐心解释，属于医疗问题，护士应主动请主治医生给予解释，以消除患者家属的焦虑心情，使其更好地帮助患者战胜疾病。

3. 理解患者家属　护士应体谅、理解、同情患者家属的处境，帮助家属正确认识疾病，提供心理支持。在患者诊疗过程中，患者家属的心情是相当复杂的，他们较普遍存在着一种恐惧心理，同时伴随着焦虑的表现，只是每个人生活阅历不同、心理素质，以及对疾病认识的情况不同，其表现程度不同。作为一名护士应了解患者家属的心情，多与之沟通，在沟通中应注意礼貌性的语言，使其受到尊重。安慰性的语言，能使其感悟关心；保护性的语言，能消除其心理负担。

对于医疗费用之争，护士要加强与患者及其家属的沟通，设身处地站在他们的立场，做出合理治疗方案，提供方便快捷的费用查询系统，在催缴费用时，态度要温和，语气要婉转，这些都有助于改善护士和患者以及其家属的关系。

二、护士与医生的关系

护士与医生的关系简称医护关系，是指医生和护士两种不同职业的人们在医疗护理活动中形成的相互关系，是护理人际关系中重要的组成部分。良好的医护关系是确保医疗护理质量的重要环节，是促进和维护患者健康的重要保障。

（一）医护关系模式

医护关系模式有两种类型：

1. 主导-从属型　由于受传统医学模式的影响，医疗护理活动都是以疾病为中心，加之护理尚未形成独立的理论体系，护理工作从属于医疗，护士被看做是医生的助手，护理工作就是机械性地执行医嘱，而不直接对患者负责。这样就制约了护士主观能动性的发挥，使医护关系成为支配与被支配的关系，形成主导-从属型医护关系模式。

2. 并列-互补型　随着医学模式向"生物-社会-心理"模式转变，护理模式也发生了相应的转变，护理工作由护理"疾病"转向以护理"人"为中心的整体护理。护理人员已不再单纯是医嘱的执行者，而是护理工作的决策者。医生和护士的关系不再是支配与被支配的关系，而是既相对独立、不可替代，又紧密联系、缺一不可的并列关系，两者相互依存、相互促进、互相弥补、共同协作，由此形成了并列-互补型医护关系模式。

（二）影响医护关系的主要因素

1. 角色心理差位　由于长期以来受传统的"主导-从属型"医护关系模式的影响，部分护士对医生产生依赖、服从的心理，表现为护士机械地执行医嘱，而不能独立地、主动地为患者解决问题。此外，也有部分年资高、经验丰富的护士比低年资的医生在对专科患者的病情观察、抢救治疗方面更熟悉，而表现出挑剔指责医生。以上情况均可影响医护关系的建立与发展。

2. 角色压力过重　一些医院由于医护人员比例严重失调、岗位设置不合理、医护待遇悬殊等因素，导致护士心理失衡、角色压力过重，心理和情感变得脆弱、紧张和易怒，从而导致医护关系紧张。

3. 角色理解欠缺　医疗和护理是两个不同的专业，双方对对方的专业缺乏必要的了解，从而影响医护之间的合作关系。在医院的日常工作中，医护之间相互抱怨或指责，如护士抱怨医生开医嘱无计划，物品用后不清理；医生埋怨护士未能按时为患者完成治疗，或治疗不到位，或观察病情不仔细等；检验科埋怨临床科护士标本采集不准确而影响检验结果等。这些客观因素，主要是双方缺乏交流沟通而造成的，如持续存在，也会破坏医护之间的平等合作关系。

【情景9】

护士正在护士办公室低头写病历。

医生：张护士，我有几个口头医嘱，请你帮我写下来。

护士：对不起，你没看到我正在忙吗？我写完这份病历还要给5床的患者进行入院宣教，实在没有时间，你的医嘱你不会自己写呀。

医生：护士写什么病历，写病历是医生的事，转抄医嘱才是你们护士的工作，你为什么不做？

护士：我们正在开展整体护理，要把更多的时间留给患者，医嘱你们医生自己可以写，如果你能替我写护理病历，我就能帮你开医嘱。

4. 角色权利争议　医护根据分工，各自在自己职责范围内承担责任，同时也享有相应的自主权。但在某些情况下，医护常常会觉得自己的自主权受到了对方侵犯，从而引发矛盾冲突。如当护士对医生所下医嘱有不同看法时，便可能产生自主权争议。医生认为下医嘱是医生的事情，医生会对此负责，不需要护士干预；护士则认为自己有权对不妥当的医嘱提出意见，这是护士的职责，医生应该接受意见。当医护双方发生自主权争议而引起矛盾冲突时，特别需要双方心平气和地通过沟通来取得一致，否则将影响医护关系的正常发展。

（三）护士在促进医护关系中的作用

良好的医护关系可以通过有效的沟通与交流得以建立和发展，这需要医护双方的共同努力。在许多情况下，护士可以发挥主动而积极的作用。

1. 主动介绍护理专业的特点　护士应主动向医生介绍护理专业的特点和进展，以得到医生的理解和支持。尤其是在当前情况下，整体护理在我国的许多医院正处于推广阶段，更需要护士主动进行广泛的宣传介绍。除医院有组织的宣传外，护士在日常工作中，也应随时与医生进行沟通，解释整体护理的特征、内容及具体方法，争取医生的理解和支持，消除误会和偏见。

2. **互尊互学,相互信赖** 由于医疗和护理是两个不同的专业,其知识范围、重点和深度是不同的。作为医生,应随时了解护理专业的特点和学科发展情况,并主动关心护士成长进步和业务水平的提高;作为护士,不仅要掌握本专业的理论知识和技能,还应虚心向医生请教,从更深的理论角度把握疾病的诊疗过程,医护双方相互学习,取长补短,以求得医疗和护理互相渗透,互相启迪。

在医疗护理活动中,医护双方要理解对方的工作特点,分清双方的责任,尊重对方的人格,信赖对方的能力。任何一方都不能轻视、贬低另一方,特别是要防止轻视护士的倾向。也不能出现高年资护士不尊重低年资医生的现象,双方都应该尽可能在患者面前树立对方的威信,使病人对整个医疗护理过程充满信心。护士在工作中既要遵从医嘱,完成医疗护理工作,又不盲目依赖医生,医护双方都应该把维护病人的利益作为最高准则。

3. **加强双方沟通** 加强沟通是确保医护双方信息畅通、团结协作的基础。护士应积极主动与医生沟通,虚心听取医生不同意见,同时善意提出合理化建议。

三、护际关系

护际关系是指护士与护士之间的相互关系。良好的护际关系,不仅有利于护士自身的身心健康,而且有利于促进护士之间的团结协作,对推动护理改革的顺利进行,促进护理程序的贯彻实施,为患者提供优质的整体护理,都有着重要作用。因此,护士应共同努力维护护际关系的和谐。

(一)影响护理管理者与护士之间关系的主要因素

护理管理者与护士之间是领导者与被领导者的关系,影响两者的主要因素是对对方在要求、期望值上的差异。

1. **护理管理者对护士的要求** 作为护理工作的基层管理者、护士的直接领导,护理管理者对护士的要求主要体现在:

(1)护士有较强的工作能力,能按要求完成各项护理工作。

(2)护士能够服从管理,支持科室工作。

(3)护士能够处理好家庭与工作的关系,全身心地投入工作。

(4)护士有较好的身体素质,能够胜任繁忙的护理工作。

2. **护士对护理管理者的期望** 作为护理工作的具体实施者,护士对管理者的希望主要表现在:

(1)护理管理者能严格要求自己,以身作则。

(2)护理管理者有较强的业务能力和组织管理能力,能够在各方面给予自己指导和帮助。

(3)护理管理者能够公平公正地对待每一位护士。如尊重老护士,重用中年护士,培养年轻护士。

护理管理者和护士的出发点、需求不同,双方的期望和关注点不同,在工作中,有时会产生矛盾。如管理者过分关注工作,不关心护士的需求;护士不体谅管理者,强调个人困难,忽略科室工作等问题。

(二)影响护际关系的主要因素

1. **影响新、老护士之间关系的主要因素** 中、老年护士经过多年的护理实践,积累了丰富的临床经验,有敬业精神,责任心强,她们对少数年轻护士不热爱护理专业、缺乏敬业精神、不安心工作、工作敷衍了事、拈轻怕重等现象看不惯；年轻护士嫌老年护士观念落后、做事古板、爱管闲事、爱唠叨。另外，中、老年护士的职称高，工资待遇高，年轻护士觉得不平衡、不服气，常常因一些小事引发矛盾冲突，造成相互之间的关系紧张。

2. 影响不同学历护士之间关系的主要因素　不同学历的护士主要由于学历、待遇的不同，产生心理上的不平衡，导致交往障碍。

3. 影响护士与实习护生之间关系的主要因素　实习护生是正在进行临床实习的护理专业学生。护士与实习护生之间既是师生关系，又是同行关系。带教护士希望实习护生尊重老师、工作积极主动、聪明勤快、虚心好学、多问多做，尽快掌握护理操作技术；实习护生则希望带教护士医德高尚、知识丰富、业务熟练、待人热情、带教耐心。

（三）建立良好护际关系的策略

由于护士的工作职责、知识水平、工作经验不同，在人际交往中会产生不同的心理状态，从而发生矛盾冲突。为避免护际矛盾冲突，必须掌握建立良好护际关系的策略。

1. 创造民主和谐的人际氛围　建立民主意识、加强信息沟通是维持和促进护际关系和谐的基础。护理管理者，应根据科内每位成员的具体情况采取相应的工作方法，维护护士的自尊，激发护士的聪明才干，凝聚护士的集体智慧，培养良好的护理团队精神。作为护士，要理解护理管理者的难处，尊重领导，服从管理，与其他护士互相帮助、互相学习、和睦相处；作为实习护生，应尊重带教护士，主动学习，勤奋工作。

此外，还可以通过不同形式的集体活动，如家庭聚会、外出游玩等非正式交流沟通形式，加强沟通的深度和理解的程度，使整个护理群体更具有凝聚力和向心力。

2. 创造团结协作的工作环境　护理工作繁重琐碎，中间环节多，连贯性又强。护理任务的完成，不仅有赖于护士个人良好的综合素质，而且需要护士之间团结协作，协调运转。护士之间既要分工负责，又要团结协作；其他护士遇到困难时，应主动帮助；发现问题，应互相提醒、补救；形成团结协作、和谐向上的工作氛围。

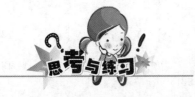

1. 下面记述的是一段护患关系的过程，请用//划出前认识期、初始期、工作期、结束期。

内科病房来了一名支气管炎男性患者，护士小王担任其责任护士。小王仔细阅读了患者的健康资料，了解患者的病情和病史，知道患者姓张，是一名教师，因咳嗽一周伴发热由门诊收治入院。患者有抽烟的嗜好。护士小王了解情况后准备到病房和患者见面。在初次见面沟通中，护士小王用自身和蔼的态度、得体的言语以及优雅的举止，给患者留下非常深刻的印象。护士也从中了解到患者有个幸福美满的家庭，还了解到患者烟瘾很大，每天要抽两包烟。小王根据病情和沟通中了解的情况制定了护理目标和护理计划，其中列入抽烟有害健康的卫生宣教，这些得到患者以及家属的积极配合。十天后，患者康复，痊愈出院。护士小王向患者交代了出院后的注意事项，并送至病区门口，患者对护士的护理服务感到特别满意。

2. 组织一次有准备的小组内的讨论，主题是护患关系的性质和特点以及护士在消除护患关系沟通不利影响因素中的主导作用，要求人人发言，并且发言要举例，要有侧重点。如：

（1）在整体护理中如何使护患关系中的角色期望从分歧走向一致？

（2）整体护理中护患双方责任发生了哪些新的变化？如何消除护患关系中的责任冲突？

（3）在整体护理中，患者拥有哪些合法的权益？护士如何维护患者合法的权益？

（4）举出自己亲身经历过或者看到和听过的关于护患纠纷的实例,在小组内分析其产生的原因以及解决的办法。

3. 选择题

（1）护患关系的第一期是 （　　）

A. 前认识期　　　B. 认识期　　　C. 初始期　　　D. 工作期　　　E. 结束期

（2）对于一名长期患有慢性支气管炎的患者应采用哪种护患关系模式 （　　）

A. 主动-被动关系　　　　B. 部分补偿关系　　　　C. 指导-合作关系

D. 支持-教育关系　　　　E. 共同参与关系

（3）护患交谈前应做充分准备,但以下不需要的是 （　　）

A. 了解患者一般情况　　　B. 确定交谈目的　　　　C. 选择交谈时间

D. 选择交谈地点　　　　　E. 记录患者的治疗护理要点

4. 案例分析题

护士 F 是普外科的负责护士,工作十分繁忙。这天上午她正准备处理医嘱,发现 3 床重病人的病历不见了。她知道,如不及时处理医嘱,会延误患者的治疗,只好焦急地到处查找。来到医生值班室,她看到年轻的许医生正在一本病历上写着什么。

护士 F 说:"许医生,这是 3 床的病历吗? 我得用一下。"

医生:"噢,不,患者情况有变化,我得记录。"许医生说着,头也不抬地继续写。

（1）请分析此案例中医护关系问题产生的原因(影响因素)是什么?

（2）遇到这种情况,你会怎样处理与许医生的关系?

（臧谋红　吕绍玖）

第八章　护理工作中的语言沟通

学习目标

1. 掌握护理工作中的语言沟通技巧的基本内容。
2. 熟悉护理工作中语言沟通技巧的基本原则及运用。
3. 了解语言沟通的基本知识以及交谈的基本概念。

有效的沟通，除取决于良好的护患关系外，还取决于恰当地运用各种沟通技巧。只有将沟通技巧的运用与关爱情感的注入结合起来，才会有效地发挥沟通技巧的作用。

第一节　语言沟通的基本知识

一、语言沟通的类型

根据语言的表达形式，语言沟通主要可分为口头语言沟通和书面语言沟通两种形式。

（一）口头语言沟通

口头语言沟通又称交谈，是人们利用有声的自然语言符号系统，通过口述和听觉实现的信息交流。也就是人与人之间通过谈话来交流信息，沟通心理。它包括家常、正式、典雅口语三种形式。

1. 家常口语　具有通俗易懂、诙谐幽默的特点，用于人们日常会话。

2. 正式口语　即普通话，以口语词汇和句式为主，具有严谨规范、通俗准确的特点，用于一般社交场合，是护士与患者沟通的常用方式。

3. 典雅口语　接近书面语言，具有凝练并富有文采的特点。主要用于较为庄重的场合，与书面语言相似，如演讲、大会发言等。

（二）书面语言沟通

书面语言沟通是用文字符号进行的信息交流，是对有声语言符号的标注和记录，是有声语言沟通由"可听性"向"可视性"的转换。书面语言是在口语基础上产生的，是口语的发展和提高。书面语言沟通是人际沟通中较为正式的方式。

二、护患语言沟通的原则

语言沟通是护理工作中最常用的沟通方式,是护士为患者解决健康问题的重要手段。护士在与患者进行语言沟通中,应遵循以下六个原则。

(一)目标性

护患之间语言沟通具有明确的专业目标,即为服务对象解决健康问题,促进治疗和康复,减轻痛苦或预防疾病。护士无论向患者询问一件事、说明一个事实,还是提出一个问题,都应做到有的放矢、目标明确,以达到有效沟通目的。

(二)规范性

无论是与患者进行口头语言沟通还是书面语言沟通,护士都应用词朴实、准确,语法规范、精炼,同时要有逻辑性和条理性。在与患者沟通中应少用医学术语、方言土语,语言表述也不能过于简单(参看第七章影响护患沟通因素中的理解分歧)。

(三)尊重性

尊重是确保沟通顺畅进行的首要原则。在与患者进行语言沟通时,护士应对患者称谓得体、使用敬语,不可伤害患者的个人尊严,更不能侮辱患者的人格。在为患者提供服务时,以自己的行动去接受对方、重视对方、赞美对方。

(四)治疗性

治疗性交谈主要是为患者解决健康问题。护士的语言可以"治病"也可以"致病"。因此,在治疗性交谈中,护士应慎重选择语言,多用积极性鼓励的语言,少用刺激性伤害语言。治疗性交谈侧重于帮助患者明确自己问题,克服个人心理障碍,如焦虑、恐惧、压抑、悲伤等,从而得到减轻痛苦,促进康复等治疗性目的。

(五)情感性

真诚是护患交流的基础和根本。护士在与患者语言沟通过程中,应以真心实意的态度,一切以患者为中心,加强与患者的情感交流,努力做到口到、心到、意到,让患者听在耳中,暖在心中,心领神会。

(六)艺术性

护士语言的艺术性是指护士在与患者沟通时,善用委婉语、学会幽默语、掌握赞美语、避免冲突语、说话不仅要注意语速、语调,还要给自己留有余地。

第二节 交谈的基本概念

一、交谈的含义和基本类型

(一)交谈的含义

交谈是人际沟通的主要形式,是以口头语言为载体进行的信息传递,即通过共同的代码和规则互通信息,并涉及语言和非语言的沟通方式。

护士在运用护理程序、实施整体护理的全过程中,都必须随时和患者及其家属进行交谈。例如:通过交谈收集患者资料,对患者进行评估,进行护理诊断;通过交谈征求患者对护理措施实施的意见；通过交谈取得患者对护理干预的理解和合作；通过交谈护患双方共同评价护理效果；通过交谈对患者进行卫生宣教等。

（二）交谈的基本类型

1. 个别交谈和小组交谈　根据参与交谈人数，可将交谈分为个别交谈和小组交谈。

（1）个别交谈：是指仅限于两个人之间进行的信息交流。个别交谈是护患交谈中最常用的形式。

（2）小组交谈：是指三人或三人以上的交谈。交谈人数最好控制在 3～7 人，最多不超过20 人。小组交谈一般主题明确、目的性较强。如护士对患者及其家属进行健康教育、介绍医院情况、讲解入院须知等。也有的小组交谈可以不确定主题，根据交谈当时场景提出交谈内容，如数名患者家属之间交流患者的病情和康复情况等。

2. 一般性交谈和治疗性交谈　根据交谈的主题和内容，可将交谈分为一般性交谈和治疗性交谈。

（1）一般性交谈：内容可以自由选择，可以漫无目的，也可以具有一定的目的，例如为了解决一些个人社交和家庭问题而进行的言语交流，但这些目的大多与疾病、健康无关。如涉及疾病和健康，主要也是对他人表示关注、了解、问候和祝愿。一般性交谈没有特定的时间限制。

（2）治疗性交谈：内容可以涉及生理、心理、政治、经济、文化等方面，但都和健康紧密相关。治疗性交谈具有明确的专业目标，其目的就是为了达到解除病痛、预防疾病、促进康复。

治疗性交谈更多涉及交谈技巧。护士通过运用这些技巧，引导交谈围绕主题进行和展开，从而达到专业性目的。治疗性交谈要预定时间。

3. 面对面交谈和非面对面交谈　根据交谈的场所和接触情况，可将交谈分为面对面交谈和非面对面交谈。

（1）面对面交谈：交谈双方处于同一空间环境里，双方可直接通过口语，辅助于表情、动作、手势来直接阐明自身的观点和意见，护患交谈多采用这种形式。

（2）非面对面交谈：交谈双方可通过通讯工具、网络、书信等非面对面方式进行交谈。此种交谈形式，交谈双方可不受时间和地域的限制，同时可避免面对面沟通可能发生的尴尬局面，使交谈双方心境更放松，话题更自由。

二、护理治疗性交谈的完整过程

一次正式的护理治疗性交谈，其完整过程可分为四个阶段。

（一）准备阶段

本阶段护士要做好心理上、生理上、环境上的准备工作：

1. 明确交谈目的　明确为什么要进行交谈，预先写下准备提出的问题，以便集中话题，达到交谈的目的。同时确定交谈的大概所需时间。

2. 选择交谈地点　根据交谈内容，可提供患者及其家属几个备选的交谈地点，如病房、护士办公室、医生办公室、患者会客厅（根据医院具体情况定）等。适时的环境，可以保护患者隐私，避免分散注意力。

3. 了解患者信息　对患者及其家属的一般性资料有清楚的了解，尤其是患者的姓名、既往病史、治疗经过、护理诊断、护理计划以及本次住院信息。对这些信息的了解有利于增强护士交谈自信心。

4. 注重患者要求　在交谈时患者要神志清楚、精力充足、没有疼痛和特殊的不适，愿意参与沟通过程；还应注意患者的体位、姿势是否舒适，有无生理上的要求（口渴、如厕），如有，可先行解决，以保证交谈顺畅进行。

5. 学习并能灵活运用交谈技巧，使沟通变得有效。

（二）开始阶段

在这一阶段，护士应积极营造信任和支持的交谈氛围以减轻患者焦虑，利于患者情感的自然表达。

1. 启动交谈

（1）问候和寒暄：礼貌得体地称呼患者和患者家属，主动介绍自己，营造融洽的交谈氛围。寒暄也就是在交谈前的开场白，它是启动交谈的第一道程序，如："您好！""您早上吃了吗？""您今天感觉怎么样？""您今天气色不错"等，这些并没有特定的含义，只是由于这些语言的交流使对方感受到礼遇，为进一步情感沟通打下良好的基础。问候与寒暄也要考虑到谈话者的民族、性别、年龄、知识层次等不同因素。

（2）掌握非语言：交谈时应保持合适的距离，目光要正视对方，适当地点头或做一些手势，以及发出"嗯"、"哦"等声音，表示自己在认真倾听，以引起对方进行交谈的兴趣。

（3）及时告知：及时告知本次交谈的目的以及所需要的时间，并告知患者及其家属可以随时提问和澄清需要弄清的问题。

2. 转入正题

（1）因势利导：交谈可以从一般性的问候开始，当患者感到自然放松时并可适时将谈话转入正题。为防止患者感到正题来得突然，可谈论一些与正题相关的生活小事，因势利导，逐渐把谈话转入正题。

（2）插话：交谈时，如患者说话内容离正题太远，我们可以通过一些简短的委婉插话使之回到正题。例如，"张老，请允许我打断一下，好吗？""张老，不好意思，我能说两句吗？"

（三）展开阶段

此时交谈主要涉及疾病、健康、环境、护理等实质性内容。为保证交谈的顺畅进行，确保交谈的有效性，应注意以下几点禁忌：

1. 不耐心倾听　患者面对陌生的环境和突如其来的疾病，希望被他人理解和接受，期待医护人员能倾听他的诉说。所以在交谈时，要尽量让患者把话说完，不要轻易打断或抢接患者的话，扰乱患者思绪，患者难以表达心中的真实感受。

2. 不恰当保证　在交谈中，护士为了安慰和鼓励患者，轻率做出了一些虚假的、与实际不符的保证。例如，对一个晚期肝癌患者说，"只要您坚持，您一定会好起来的。"这种不恰当的虚假保证，会让患者感到护士没说真话，反而加重了患者的疑虑，有害健康。

3. 不适时谈话　在交谈时，护士没有能察觉患者的情感反应，自己一味滔滔不绝地说，不给对方任何的表达机会；触及他人隐私，强知他人秘密；谈话时，面部表情单一，不顾及他人的喜怒哀乐；避开或改变患者提出的话题；带着说教式的口吻，轻易就某事进行个人判断；对患者的问题还一知半解便匆忙提供解答。

（四）结束阶段

在人际交往中，启动交谈是一种艺术，结束交谈同样也是一门艺术。一个巧妙适宜的结尾给人留下的将是留念和美好的回忆。

1. 见好就收　当谈话的主题已全面展开后，护士就应考虑如何结束本次谈话。也就是抓住双方情绪的制高点，见好就收，否则谈话将无休止地进行下去。例如，可以看一下手表，然后说："打扰您这样长的时间，真的不好意思……""您要服药了，让我帮您把药服下去吧……"

2. 把握时机　当交谈双方主题内容谈完后，患者家里来了探视的人，此时，应抓住这个时机来结束交谈。例如，"我该走了，你们继续谈吧！"

3. 圆满结束　在交谈结束时，不要忘记询问对方还有什么话要说，如，"我们今天就谈到这，张老，您还有什么话要说吗？"对方回答"没有"，也勿忘礼貌结束，如，"打扰您了，祝您早日康复！"这些语言，可以彰显护士的友好、亲切、关爱之情。

4. 做好记录　正式的治疗性的交谈都要有记录。一般是在交谈结束后补做记录。如需在交谈中边谈边记，则应向患者解释，以免引起患者的紧张和顾虑。记录时，应保护患者隐私。

第三节　护患交谈技巧

一、倾听

（一）倾听的含义

护士在治疗性的沟通中首先要学会倾听。倾听不同于一般的听或听见。当人清醒时，外界各种各样的声音都会传入人的耳朵，如鸟鸣声、汽车声、音乐声等等，这些声音我们虽然都听到了，但都不是入神的听。倾听即全神贯注地听，是指护士对患者发出的各种各样的信息进行整体接收、感知和理解的过程。

（二）倾听的作用

【情景1】

患者张大爷只有一个儿子，老伴病逝后一直和儿子和儿媳同住，最近因为锻炼时不小心摔伤住院，现处于康复期。护士见张大爷最近总是神情忧郁、闷闷不乐，便安排了一次治疗性交谈。

张大爷：我都八十多岁了，这次不小心摔伤给儿子一家带来很多的麻烦。我想这次出院后住到养老院去，我的退休工资也够自己花销了……只是……（沉默不语）

护士：（点头倾听，眼睛关切地注视对方）

患者：只是……我又怕儿子和儿媳会有想法……

护士：（仍然点头倾听，微笑注视对方）

患者：（受到鼓舞，继续诉说）我老伴去世后，我一直和儿子儿媳生活在一起，他们对我很孝顺。儿子家房子不大，孙子又在上高三，这次我又摔伤，我真的觉得很连累他们。但我又怕现在住到养老院去，邻居亲友会说闲话，让我儿子为难。

护士：（同情地握住患者的手）您实在不想拖累您儿子是吗？（略停片刻）您看我是不是可以同您儿子谈谈……

患者：那太好了。（患者露出了笑意）

知 识 链 接

倾听的意义

那是一个圣诞节,一个美国人兴冲冲从异地搭乘飞机往家赶。这架飞机在空中遭遇到猛烈的暴风雨,脱离航线,随时都有坠机的可能。飞机上所有的人都在祈祷。最后在飞行员冷静地驾驶下飞机平安着陆。

美国人回到家中异常兴奋,不停地向妻子描述飞机上的险情,并且满屋子转着、叫着、喊着,然而妻子和孩子都沉浸在节日的愉悦中,没有人去听他倾诉。美国人沮丧地看着家人,默默地转身上了阁楼上吊自杀了……

从以上的情景中,我们不难看出倾听的作用:

1. 表达尊重　倾听是表达对他人的尊重,有助于改善人际关系。当护士全神贯注地倾听对方诉说时,实际上向患者传达了这样的信息:我很尊重您,也很注意您说的话,请您畅所欲言!患者在接收到这个信息后,便会毫无顾忌地说下去,从中还会获得解决问题的办法和信心。情景1中护士知道老人悲伤的原因之后什么也没说,只是默默地倾听老人的诉说,但是尊重和关注的态度是显而易见的,这种态度让对方得到莫大的安慰。

2. 获取信息　倾听有助于更多地了解他人,增加沟通的有效性。护士在和患者及其家属治疗性沟通中,通过有效倾听,听其言、观其行,从中获得较全面的信息,有利于沟通的进一步展开。

在以上沟通中,护士通过倾听了解到导致患者忧郁、不乐的原因所在,据此针对性地提出解决问题的办法。

3. 提供支持　倾听可以给他人提供心理上的支持,帮助他人走出心理困境。人们常说,医院是个"变态"世界,因为人生"病"而导致自身的情感发生"变化"。患者一旦生病住院,他们都会产生不同程度的心理挫折和心理创伤,难以控制自己的情感,感到手足无措,有的几乎精神崩溃,需要靠别人的支持来渡过心理上的难关,这就是支持性心理疗法。情景1中护士通过细听倾诉,支持和鼓励患者,使面临困难、产生心理问题的患者得到依靠,恢复自信,走出心理困境,积极配合治疗。

（三）倾听技巧

1. 创造倾听环境　在工作中,护士习惯单纯地向别人灌输自己的思想,而忽视沟通是双向的。现代心理学已证实,我们需要创设一个倾听环境,不断向对方发布"我愿意听"的信息。

（1）平等的环境:在沟通时,护士要以平等的、恭敬的、尊敬的心去倾听。护士无论是坐着,还是站着,都要将自己的身体正面朝向对方,必要时身体可稍前倾,手势不要过多、动作不要过大,以免使对方产生畏惧或厌烦的心理。如可能的话,护士应在与患者保持合适距离后,坐下来与患者交谈,这样表示护士有足够的耐心来倾听诉说。在日本,如果病室的护士长、科主任、主治医生准备与一位患者谈话,每人会手持一张小圆凳来到患者房间,分别坐在患者床铺的左右侧,护士长握住患者的手,和医生一起与患者进行面对面的、认真的、诚恳的交谈。

（2）安静的环境：护士要创造安静和私密的环境，尽量排除一些偶然因素的干扰，如接打手机或突然噪声的干扰。若非必须，不要随意打断对方的谈话或不恰当地改变话题，以免说话者思维中断，影响深入交流。

（3）积极的环境：倾听他人说话时，目光应与对方相对而视，处于同一水平线上，使双方有一种平等的感觉。当然，注视的时间不宜过长，可偶然将视线上下稍微移动(上不过眉，下不过衣领)。倾听时，面部表情要自然，要随对方的表情变化而转化。

除此之外，倾听一定要充分，要有耐心、不要轻易打断别人，要适时适度给对方发出反馈，可通过微微点头或轻声应答"嗯"、"对"、"哦"等，以显示自己的全神贯注和对对方的关切，以使对方能畅所欲言。

2. 推进倾听范围　诉说是人的一种天性，而倾听则是一种修养、一种美德。

（1）用"心"听：倾听要注意神情专注，多听少说。要用"心"去体会对方谈话内容，善解其言外之意。

（2）用"情"听：在倾听时，注意观察说话人的神态、表情、姿势等非语言符号的变化。尽量"听懂"这类非语言符号传递出的信息，以便进一步了解对方的真实想法。

【例】　美国著名的主持人林克莱特曾在节目中问一名立志当驾驶员的小孩："如果在太平洋上，你的飞机引擎起火，你怎么办?"男孩回答说："我会让每个人都系上安全带，然后我跳伞出去。"听众大笑不止。孩子却留下两行委屈的泪水。林克莱特没有笑，他只是点点头，用鼓励的目光看着孩子。孩子哽咽着继续说道："我去拿燃料，我要回来的。"会场一片沉默，然后爆发出雷鸣般的掌声。

让对方完整地说出自己的想法，推进倾听范围，会有新的突破，也会更进一步了解他人的真实想法。

3. 注重回顾总结　当护士在倾听患者说话时，需要用较短的时间在心里回顾患者的话并加以整理总结。删除那些不必要的细节，思维集中在对方所要表达的重要的想法上。

（1）回顾：用较短时间在心里回顾患者的话，找出话中的关键词，透过关键词分析出对方感兴趣的话题和想法。如果在后续谈话中护士酌情加入患者所说过的关键词，就会让患者感觉到你对他所说的话很感兴趣或很关心，这样会使沟通进一步展开。

（2）总结：通过对对方语言的回顾总结出重点，可以帮助护士得出患者的真实想法。若这些想法和护士的观点不同，护士仍应尊重患者的想法，患者可以坚持自己的观点或想法。只有接纳对方，对方才会接纳你，沟通双方才能共同建立融洽的沟通关系。

二、提问

（一）提问的含义

法国著名的作家巴尔扎克说："打开一切科学的钥匙毫无疑问的是问号。"提问是指在沟通的过程中，向对方提出问题，让对方回答。提问既是输出信息，又是输入信息；既是启发教育自己，又是诱导启迪别人，提问是沟通双方情感的双向交流。

教师在教学中恰如其分地提问，可以活跃课堂气氛，激发学生的学习激情，了解学生知识掌握情况，启迪学生智能，提高学生的听课注意力，提升学生的语言表达能力，提问还可以引导学生进行回忆、对比、分析、综合和概括。

护士在与患者沟通时，不仅要学会听，更要学会问。可以说倾听和提问是相辅相成、相得益彰。提问是收集信息和核对信息的重要方式，也是确保交谈围绕主题持续进行的基本方法。通过提问可以了解患者更多的真实的心理情况,掌握患者更准确的资料信息。所以有人说提问是交谈的基本工具,精于提问是一个有能力的护士的基本功。

（二）提问原则

1. 适时性原则　在交谈中,提出问题要适时。护患交谈一般都以提问作为开始,例如"您吃了吗?""您今天感觉好些了吗?""天冷了,您怎么没多加件衣服?"等等,这些根据患者实际情况适时提出的问题,起到了启动交谈的作用。

在患者心情异常沮丧或焦虑不安时,护士既要保持足够的镇定,又要能够理解患者的感情以及引起悲痛的原因。这时可以用适时提问了解患者的真情实感,以帮助患者能正面确定自己的情感和思想,让患者从中感受到理解和同情,护患双方产生共鸣。

【情景2】

患者:我住院好几天了,钱也花了,检查也做了,但到现在你们医院也没对我的病情作出一个明确诊断,我这病你们到底能不能治?

护士:您看起来非常着急,也非常烦恼,是吗?

患者:可不是……（继续诉说）

以上护士的适时提问,把患者的着急、烦恼的情绪指出来,患者从中感受被理解,并受到鼓励继续倾诉,有效缓解自己焦虑的心情。

护士适时地提问可以拉近和患者之间的心理距离,也可以帮助患者理清思绪,领悟自己的真实情感,使得护患交谈顺利进行。

2. 适量性原则　"凡事预则立,不预则废。"在提问时,要做好充分准备,每次最好只提出一个问题,等到患者回答后,再提出第二个问题。如果一次就提出好几个问题要患者回答,就会使患者感到困惑,例如,"过几天您就要动手术了,您对手术有什么想法吗? 您对这两天医院的伙食有什么意见吗? 您对术后的恢复有什么看法?"护士一下提出几个问题,让患者不知到底回答哪个问题较好,甚至会导致心理紧张,产生压力,拒绝回答。所以提出的问题要适量,要宁精勿难。

3. 适度性原则　护士在提问前,对患者的情况应有一个准确认知,认知对方的年龄、文化程度、性格,提出的问题难易适度,过浅的问题对一些人缺乏吸引力,过深的问题则会出现冷场,过大的问题让别人无从回答,过小的问题又抓不住重点。总之,提问的问题应与提问对象相匹配,以免谈话中断,达不到预设的目的。在提问时,要注意设置问题的梯度,一般要设计一系列的由浅入深、由易到难的问题坡度,这样才能把握提问分寸,使患者在回答问题时获取自信。

每个人都有自己的隐私和忌讳。护士在提问时还要了解对方的一些禁忌,要注意观察,如发现患者不合作时,则需灵活改变话题。在提问中,涉及个人隐私的问题不可随意当众脱口而出,以免对方尴尬,难以回答。若在不知情的情况下提问了对方的禁忌,应道歉,请求谅解,并立刻转移话题。如果提问中提及诊断和护理的正确与否等敏感问题时,护士不应避而不谈,要诚心作答,以获取患者的信任。

（三）提问类型

为确保提问的有效性,护士可根据具体情况采用以下提问类型。

1. 封闭式　封闭式提问又称限制性提问,一般都用在治疗性、指导性交谈中。封闭式提问是将患者的应答范围限定在特定范围之内的提问,患者回答问题时选择范围非常狭小,有时只需要回答"是"或"不是"、"有"或"没有"。封闭式提问和我们考试中的单项选择题相类似。

下面是一些封闭式提问的例子：

您早晨吃了吗？（回答"吃了"或"没吃"）

您家中有人患高血压吗？（回答"有"或"没有"）

您看了您的检查报告，是不是感到很担心？（回答"是"或"不是"）

您平时都进行哪些体育锻炼？（具体说出体育项目名称）

您昨晚大概睡了几小时？（回答大概几小时）

封闭式提问一般都用在护患交谈的起始期。它的优点是患者能直接坦率作答，交谈的进程较快，比较节省时间。其缺点是患者处于被动地位，回答比较单一，不能充分地表达自己的情感。

2. 开放式　开放式提问又称敞口式提问，即所问的问题的回答没有范围的限制，患者可根据自己的感受、观点自由回答，护士可以从中了解患者真实的想法和感受。

【情景3】

护士：张局长，您怎么不高兴了？

患者：唉！人老了没意思，我在退休前真的特别忙，每天要处理好多公务，还要接待和接见许多人，甚至晚上和周末都不能休息，我觉得自己是个不可缺少的人物！可现在……

护士：张局长，您一辈子把所有的时间和精力都放在工作上了。您现在退休，很不习惯这种赋闲的生活，是吗？

患者：你说的没错！我确实不习惯这种无所事事的生活……以前，我时常抱怨自己工作太忙什么的，但现在我真的很留恋那种日子……

以上的例子，护士在理解患者的基础上用了开放式提问，让患者说出自己目前不习惯这种"赋闲"生活的感受，以及退休后的"孤独"和"寂寞"的情感。

在治疗性沟通中运用开放式提问，不仅有利于患者开启心扉、发泄和表达被压抑的情感，又能使护士获得更多、更真实的资料，以便更好地帮助患者明白自己想要解决的问题。

3. 启发式　护患沟通中，护士要求患者说出某些关键性的细节时，患者说的不太清楚，也不具体。这时护理人员可以针对患者描述模糊的地方，通过提问启发他们，使他们的思维变得清晰起来。

【情景4】

患者：我从去年到现在有过好几次头晕，很难受……

护士：您说过有好几次头晕，您能举个比较典型的例子，说明一下您头晕时的感受，好吗？（启发）

患者：（略作思考、回忆）好吧！就说最近一次吧。开始时，我突然觉得天旋地转、恶心，手脚冰凉，我赶快躺在床上，不能睁眼，家人弄了一碗糖水给我喝。大约过了十几分钟，眩晕的感觉减轻，最后完全消失，人也恢复正常，但出了身虚汗。

以上情景护士用启发式提问，帮助患者回忆发病时的情形，从中获得准确而具体的信息，弄清了问题的关键。

启发式提问有助于加强信息的准确度，不仅可以使护士更好地了解患者，还可以使患者更好地理解自己。

4. 追问式　在护患沟通中，常常出现护士提出问题，患者在回答时或不全面，或不得要领，这时需要护士用追问式提问的方法，从正反两方面多问几个"为什么"，刨根问底，求其所以然。追问式提问就是在患者陈述的基础上,用患者的原话或原意进行提问。例如:"为什么说自己要死了?""为什么要把癌症和死亡联系在一起?""为什么说胖就是吃的?"

（四）提问技巧

在临床护理中,提问是护患沟通的准备手段,也是护患治疗性沟通技巧的有机组成部分。作为一名护士必须掌握提问的技巧。

1. 小事入手 在治疗性交谈开始时,患者可能比较紧张、拘谨,这时的谈话很容易出现冷场。为了缓解紧张气氛,使沟通顺畅进行,护士可从小事入手进行提问:"您是哪个地方人?""您今天看起来气色真好!""听您家人说,您今天吃得不多?"等等。这些问题比较容易回答,能有效缓解患者紧张的心情。

2. 把握重点 提出的问题一定要有逻辑性。问题与问题之间应该存在内在的逻辑联系。在护患沟通中,提出问题是为了帮助患者更好地了解自己。那种大而泛之、前后不连贯的问题会让患者难以作答,而那些重点突出的问题,可以引导患者理清思路,准确作答。

【情景5】

一位手术后的女患者向护士诉苦。

患者:我婆婆平时不喜欢我,我丈夫也没办法。你看我住院这么长时间,我婆婆都没来看过我。

护士:(点头、倾听)

患者:我婆婆还过分地宠我的儿子。我儿子都上中学了,贪玩、不爱学习,还不能说,一说他,我婆婆就和我吵架。我爱人工作忙,也没时间管孩子。唉!你看我现在在医院,这个家都不知乱成什么样子了?

护士:这些事真让您烦心的。但您能想象最让您担心的是哪件事吗?

患者:(略作思考)嗯,我还是最担心儿子的功课吧!

……

当患者陈述好几个让她困惑的问题时,护士抓住重点,发出提问,让患者弄清自己目前最主要、最关键的困惑是什么,然后帮助患者,集中精力解决最关键的问题。

3. 循序渐进 钱梦龙认为:"提问时,先问一些比较容易、有趣的问题,让人尝到一点解决问题的乐趣,然后逐步加大难度"。提出问题要有渐进性。在治疗性沟通中要面对不同层次的患者设计不同问题,在问题设计时,要全面了解患者的情况,包括患者的既往病史及目前的症状和体征,还有精神、心理等各方面的情况,要做到层次分明,由小到大,由易到难,由感性到理性,由现象到本质。如由患者的现病史到既往病史,由既往病史到家族史,由工作职业到经济状况,由生活习惯到心理特点等,这样循序渐进的提问才能激发患者的兴趣,促进患者积极地去思考,去想象,增强患者回答问题的自信心,护士可以从中总结对护理诊断有价值的信息。

4. 用词恰当 在提问时,措辞要审慎。为了避免误解,仔细选词是非常重要的。

【情景6】

四病房10床患者张女士输液瓶的液体快滴完了,她的家属到护士站请护士更换输液瓶。护士小王因太忙,只听到四病房某某输液快输完了,但没听清楚是哪一床,于是匆匆忙忙来到四病房。

护士小王:谁快完了?(无人应声)

护士小王:(看到张女士的液体快输完了)哦,是你快完了,怎么不说话?

张女士：你这是什么话！大家都好好的，谁"快完了？"

护士小王：我说的是药液快输完了。

张女士：那你为什么不说清楚？

护士小王：（默默离去）

以上对话，护士由于在提问时用词不当，造成护患双方对于信息理解的不一致，而这种理解上的分歧，常常导致误会产生。

5. 注重方法　培根曾经说过："谨慎的提问等于获得了一半的智慧。"虽然有效的提问对保持良性沟通具有诸多好处，但是如果在提问过程中不讲究方式和方法，那不仅达不到预期的目的，恐怕还会引起患者的反感，从而造成与患者关系的恶化，甚至破裂。

在与患者展开沟通的过程中，护士提出一个问题后，应礼貌耐心地倾听对方的回答，并注意察言观色，以便发现新的问题。当患者不恰当地改变交谈主题时，护士可用提问打断患者的谈话，如，"我能说两句吗？""不好意思，能打断您一下吗？"等提问让谈话自然转入正题。

总之，提问是收集信息和核实信息的重要方式，也是确保交谈围绕主题持续进行的基本方法。

三、共情

（一）共情的含义

共情是心理学家罗杰斯提出的，是心理咨询师在心理治疗时常用的技术之一。共情也译作移情、同感、同理心、投情等。共情指能设身处地地体验他人的处境，对他人的情感、情绪具备感受力和理解力。在与他人交流时，能进入对方的精神境界，感受对方的内心世界，能将心比心地去体验对方的感受，并对对方的感情做出恰当的反应。

缺乏共情能力是现实生活里许多人产生心理和情绪障碍的重要原因之一。从某种程度上说，共情能力越高，人的心理越健康。共情能力不仅可以帮助医护人员更好地理解患者，同时可以帮助患者正确确定自己的情感和思想，从而使医患关系顺利展开。目前，共情已由专业性的医患关系扩展到一切人与人之间的关系，使用共情有助于建立健康向上的人际关系。

（二）共情与同情的差异

1. 立场差异　"同情"总是和"弱者"相连接。同情就是指站在自身的立场上对弱者表达关心，提供帮助的一种情感流露。当一个弱者得到他人的同情之后，就会产生这样的心理：我为什么是弱者？为什么把我当做弱者？我无能为力、力不从心。

共情不是同情，虽然共情里面有同情的成分，但不仅仅是同情。同情是一种怜悯，双方所处的位置不同，不能平等交换身份，同情不一定会有对对方感受的理解和体会。共情不但有同情，更有理解和认同，共情是设身处地站在对方的角度上去思考和体会对方的内心世界，理解和认同对方的内心感受。

举一例来说明共情和同情的差异。

【例】　一位学生，在班级里被一位很强势的同学当众打了两耳光，这位同学羞辱难当，精神沮丧。他来到班主任处，对班主任说："这事使我太难堪，我会杀了这位同学，然后我自杀……"

（同情）班主任："这位同学太过分了，我非常同情你的遭遇。你千万别冲动，我一定要好好批评这位同学，让他向你赔礼道歉，帮你出口气……"

（共情）班主任："当众被羞辱，你此时的心情我完全理解。你是不是感到这件事对你的伤害太大了？"

前者，老师用了同情，站在狭隘的立场上表达自己与对方相同的情感。殊不知，这只是这位学生的表面想法，他的真实愿望绝不是出口气就能解决的，所以，这个沟通是无法达到效果的。

后者，老师用了共情能力，既表示对他人的理解又直接进入他人的内心世界，站在对方的角度帮助对方明白自己心里的真实想法，以便下一步的有效沟通。

2. 认知差异　同情是对对方表面情感的认知。共情不仅能准确感知对方的表面情感，还能真实认知他人内心的情感世界，进而领悟对方的潜在愿望，把对方的一些言外之意说出来，帮助对方正确地确定自己的思想和情感，与对方的真正想法产生共鸣。

【情景7】

张太太，30岁，会计，因车祸失去一条腿，入院治疗。丈夫是推销员，经常出差。儿子5岁，在上幼儿园，家中还有公公、婆婆，公公因脑出血长年瘫痪在床，婆婆气管炎发作尚在医院治疗。张太太清醒后，望着自己残疾的腿，想象自己家中的境况，痛哭流涕……

护士：张太太，您怎么了？这么伤心？能告诉我吗？我会尽力帮助您。

张太太：我这日子怎么过？婆婆生病住院，丈夫既要照顾婆婆又要照顾我，我那瘫痪在床的公公居然由我5岁的儿子照顾，我儿子真可怜！我现在又这样了，出院后这日子怎么过……（泣不成声）

选择A：

护士：唉，张太太，怎么所有的倒霉事您都碰上了！您儿子也真可怜，这么小没人照料，还要照顾别人。张太太，您又失去一条腿真可怜！我真同情您，但您应该保重身体，坚强些，太伤心对您的身体不好……（护士站在张太太身边，边说边用怜悯的眼神看着患者）

患者：要是你，你能不伤心吗？反正我也是废人了，不如死了算了……（张太太更加伤心）

选择B：

护士：（护士在患者身边的凳子上坐下，倾听患者倾诉，适时抚摸患者手臂）张太太，您真是太不幸了，我要是遇到您这种情况，我也会悲痛哭泣的……您也不要太悲观。肇事司机会给您一定数额赔偿，您就可以装上义肢，仍旧可以像常人一样活动行走的。您的儿子真懂事，这么小就知道照顾老人，这都是您平时教育的结果，我真为您有这样的儿子感到骄傲……您丈夫可以向单位申请做内勤工作，您的一家老小，特别是您儿子都在盼您回家……

张太太：（渐渐停止哭泣）

在以上护患沟通中，选择A，护士用了同情的情感，表达了自己的怜悯之情，而这种怜悯使得患者觉得不被理解，所以更加悲伤。选择B，护士首先坐在患者身边，和患者保持平等距离，创设了一个良好的共情氛围。在患者的倾诉中护士认同患者的想法，以平等的心态来感受对方的想法，设身处地地站在患者的立场，寻求患者目前最希望得到什么样的帮助。当护士走入患者的内心世界后，紧接着用"对儿子的赞赏"来鼓励患者，又用"装义肢、换工作、获得赔偿"等实情，建议患者如何去克服眼前的困难，患者被这充满关爱的真情和解决问题的实意所打动，逐渐振奋起来。

同情是一种情感，是指与他人的一些表面想法产生共鸣，而共情却是一种能力，是指人们通过表面的想法去探视他人真实的内心世界，并据此提出他人真正需要的一些建议。

共情是设身处地站在对方的角度去思考和体会对方的内心世界。共情不但有同情，更有理解、认同、共鸣。

（三）共情技巧

1. 思维同步　思维同步是指从他人的立场考虑问题，做到暂时忘我，从对方的思想、情感、立场、主张出发，理解对方的思维、想法，找到彼此的共同点，使得沟通更易进行。

【例】澳大利亚有个叫"平静女子"的专卖店，这是一家专营乳腺癌术后用品专卖店。店主本身就是一个乳腺癌患者，她在经历了得病的悲伤、恐惧、绝望、愤怒、祥和的心理过程后，深深知道，得病后最困难的不是应付疾病，而是应付随之而来种种生活的改变。

店址没有选在闹市区，店主明白没有人愿意在众目睽睽之下走进一家癌症用品商店。店铺外部装修很低调，但内部非常舒适，有极宽敞的试衣间。店主深知经过癌症的创伤后，人们需要一个安静舒适的环境来选购自己需要的东西。店里提供的不仅仅是特制的内衣、义乳等产品，还有温馨的氛围、周到的服务。所有的店员都是经过专门培训，尤其懂得为客户保密。当你走进店里的一刹那，就感受到一种深切的关怀，但不是同情。店主说，我们不需要别人同情的目光，越同情，越是让我们无形中感觉我们是弱者。这个店渐渐变成了一个群体。有医生、护士、心理咨询师提供无偿服务，还有定期开办的工作坊可以让人自由谈论那些无法启齿的问题。店里生意十分火爆。店主告诉别人，我不喜欢"受害者"（victim）这个词，这个词好像很无助似的，好像人人都应该为你难过，但事实上，我们经历了一段艰难的旅程，我们是幸存者，我们能走出去，我们需要的是共情而不是同情。

这样一家小店为什么能举世闻名，正是由于店主和客户之间能同思维、共命运，也就是说店主能急客户之所急，想客户之所想。

2. 情感同步　在人际沟通中，情感上的彼此认同是一种可以直接表达思想的技巧。在情感上和他人保持认同感，我们的建议更容易被他人理解、接受，从而形成默契，达成行动同步，情感同步是建立和谐人际关系的前提。

在治疗性沟通中，护士如何动之以情、晓之以理，和患者情感上同步？这就要求护士在工作中经常自我检查：我是真正关心患者的健康吗？我是真诚帮助患者解决问题吗？我能真心实意地维护患者的权益吗？我把患者当做平等的一员加以尊重吗？当检查后，护士确信自己已具备理解、尊重、真诚等情感时，便可运用共情能力。

3. 语言同步　语言是人类最重要的交际工具。我们在沟通中的一切技巧都离不开语言。在表达我们对他人的认可、接纳、理解时，不仅要思维同步，情感同步，更要语言同步。语言是思维、情感的外化表现。

在整体护理模式下，护士的共情是从接诊语言开始的。在门诊接诊时，我们应了解门诊病人的心理特征，对那些反复咨询的，特别是一些老年患者，我们应尽可能使用安慰和鼓励性的语言，不厌其烦地为他们解释，同时要注意自己的语气、语调和表情。在接诊时，切忌把患者的编号当姓名呼唤，例如，"20号，进来"。对于住院病人，我们更要了解他们极为复杂的心理活动。他们在入院之初，很多人都难以适应医院的陌生环境，我们首先根据患者健康资料给患者一个得体称谓，然后做简单的自我介绍。在自我介绍时还应介绍一下同室的病友，使患者熟悉周围环境，减轻孤独感。在解释入院制度、辅助检查、检查结果时，我们尽量用简洁、通俗、易懂的语言。对一些重症、癌症患者反馈检查结果时则需更加慎重。

在治疗性沟通中，护士更要注重用同步适时的语言，帮助患者明确自己的问题，克服个人的身心障碍，如焦虑、悲伤等，对以往的经历产生新的认识，找出新的解决问题的方法，并以积极的态度和合适的方式对待困难。

四、安慰

（一）安慰的含义

安慰就是安顿抚慰，是指交际对方在需要安抚时，交际方通过巧妙地劝慰使对方心理舒适、宽慰，精神上的不满足得到补偿。

心理学家说："安慰不同于治疗，治疗是使人改变，借改变来断其烦恼；而安慰则是肯定其苦，尽可能减轻其苦，但不能断其所苦。"

安慰的目的主要有两点：一是满足人们心理慰藉的需要。安慰本身就是传递关心，被安慰者得到心理的温情是一种心理需求，安慰时不能掺杂不必要的怜悯，否则会伤害被安慰者的自尊心。二是增加人们的自信心。人们在遭遇不幸或苦恼时，心情会变得焦虑、脆弱，甚至会失去对自己和对他人的信心。这时就需要我们用不同的方法去安慰他人，减轻其苦，提升战胜困难的能力，增加战胜困难的信心。

（二）安慰的类型

1. 现身安慰　在人际交往中，以自己的亲身体验去安慰别人，往往更有说服力，更便于交际双方的心理沟通。例如我们安慰身患重病的患者时，如果安慰者自己或其亲朋好友得过此病但现在痊愈了，那么拿这些例证来安慰患者，将是最有说服力和最有效的一种安慰。

2. 寻找参照　可以说"从众"是中国人的传统心理。寻找比当事人更不幸的参照，可以让当事人心理平衡。既然自己不是最不幸的，那么就不必过于痛苦了。或者让当事人意识到，在别人的痛苦面前，自己的痛苦还真算不了什么，别人都能挺过来，我又有什么办不到的呢！

【例】　李祥去年参加高考发挥失常，差5分没能上本科线。看到同班同学有的人考取重点大学，平时比自己差的也考上了本科。他痛苦、失落，甚至想到了自杀。妈妈擦干眼泪，咬咬牙说："复读去，明年再考！家里砸锅卖铁也供你！"李祥伤心地哭了，他十岁丧父，母亲靠做针线活儿养家糊口，他不忍心啊。

这时舅舅来了，他问清情况后，乐呵呵地说："全国800万考生，考上本科的200多万，是少数。落榜的300多万，你比他们强嘛！'宁做鸡头，莫当凤尾'，你在专科生中是名列前茅的，完全可以进重点大学的专科，再凭自己的努力争取一个专升本的名额，四年后你也是重点大学的本科毕业生！哈哈！"几句话说得李祥母子破涕为笑，高高兴兴准备上大学去。

面对因高考"失败"而悲痛的李祥母子，李祥的舅舅用寻找参照安慰法，使他们从"比下有余"中消除了名落孙山的失落感，进而鼓励李祥利用"鸡头"（高分专科生）地位的优势，力争最好的前途，后来居上。既"知足"不失落，又"进取"争上游，参照式安慰达到了最佳效果。

3. 分散注意力　有的人遇到挫折时，会采用压抑的方式，他会把所有的不如意压抑在潜意识中自己想办法消化。一个人长时间沉浸在低落、不愉快的情绪中，从心理健康角度来讲，是一种不健康的方式。因此要帮助他人摆脱这样一种消极情绪，最好的办法就是设法分散当事人的注意力，将当事人关注的重心转移到有益于当事人调整心态、摆脱苦恼的事物中去。

【例】　老孙的弟弟死于肺癌，他从外地赶回来，只见弟妹和侄儿、侄女号啕大哭，痛不欲生。老孙并不多问弟弟得病的详情，只是专注地听弟妹的哭诉，等到弟妹发泄得差不多后，老孙关切地说："弟妹节哀顺变。说说往后的生活吧，都有哪些困难呢？"侄女、侄女婿说："妈退休了,一个人在家没人照应,我们接她过去住……"侄子说:"我读硕士研究生班,还有两年毕业。妈甭操心,我去勤工助学,帮导师做课题研究,有一些收入,家里不用给我寄钱了。"老孙说:"弟妹呀,你女儿、女婿这么孝顺,儿子这么懂事能干,你今后真有福气!往后弟妹有啥困难,只管说,大哥一定帮忙!"一番安慰话,使死者家属的心平静下来,踏实起来,看到了生活的希望。

老孙的安慰是恰当的。他引导亲人面对无可挽回的事实节哀顺变,用"往后的生活"这个新话题去分散大家的心理焦点,让弟妹从儿女的孝顺中感到了欣慰,丧夫之痛就逐渐减弱了。

我们在看望病人时,如果谈来谈去都是一个"病"字,只会给病人平添苦恼。应常用分散注意力安慰法。谈一些对方最感兴趣的话题。比如对方是教授,你和他谈他的学生;对方是农民,你和他谈收成;对方是足球迷,你便同他侃世界杯的赛事。总之,尝试着适时分散患者注意力,让患者不再时刻纠缠于疾病的苦恼,这对恢复健康是非常有利的。

（三）安慰技巧

1. 聆听对方倾诉　在他人需要安慰时,我们应选择合适的时间、地点,制造机会让他倾诉。在他人倾诉过程中,聆听者要做到忘我,抛开自己的思想,用真诚的态度全身心聆听,这样倾诉者才会对你产生信任,感受亲近。（参看倾听）

2. 接纳对方的情感　我们在安慰他人时最大的障碍,就是无法理解、体会或认同当事人的情感,对他人所讲的"苦"不以为然。安慰本身不是去帮助他人解决实际问题,只是接纳对方情感,尽可能帮他人解决心理问题,通过解决心理问题从而解决实际问题。

【例】 明代著名医学家李时珍,世代业医,祖父是"铃医",父亲李名闻也是当地名医。

到李时珍时,医术更是精湛,上门求医的人很多,不管大病小病人们都喜欢上李家看病。一次,一个得了腹泻的病人摇摇晃晃来到李家门前,请李时珍一定要给他看病。李时珍给他把了脉,发现无恙,只需静养两日,恢复体力便可与往常一样了,于是让他回去。谁知病人不信自己没病,说找大夫看过,至今无效,怎么也不肯回去,一定要李时珍给他开些药才行。李时珍想了想,就在路边拔了几根草,交给病人并告诉他回家洗干净用水煎服即可。几日后,那人体力渐渐恢复,人变得有生气起来,高兴地来答谢李时珍时,才知道自己不过是吃了几根没有药性的野草而已,哪是什么药。患者对李时珍的无药胜有药佩服至极。

还有一次,李时珍在一个小镇,也用同样的方法把一个财主的病给"安慰"好了。说的是当时镇上一位财主闻得李时珍大名,便拿出前几天当地一位中医开的药方给李时珍看,说吃了没一点效果,请李时珍另开一处方。李时珍一看,药方上开的是"四君子汤",共有四味中药:人参、白术、茯苓、甘草。李时珍再给财主切脉,看舌苔,发现病人症状属气虚,当地中医让他服"四君子汤"是对的。但看财主的表情,似难说服,告诉他药开对了也不一定信,李时珍思虑片刻,给财主另开了一张处方:鬼益、杨抢、松腴、国老,这只不过是"四君子汤"的别名。财主一见处方上的四味药很是眼生,以为是什么药到病除的好药,兴高采烈地吩咐仆人买来煎煮服用。十五天后,果然病愈,更加佩服李时珍的医术高明,遂登门道谢。

以上的事例说明我们要接纳患者对名医信服的情感,并且帮助他们解决心理问题,以达到健康的疗效。

3. 探索对方经历　由于生活体验、家庭背景、所受教育不同,形成每个人对苦恼的不同理解。因此,当试图去安慰一个人时,首先要理解他的苦恼,探索对方走过的路,了解其失败的经历,让他被听、被懂、被认可。

【例】 某中学在分配教师住房时,竟把住房十分困难的女教师徐蓉选落在外,徐老师得知后,觉得委屈万分,同校领导争论起来,准备辞去学校工作。

那天晚上,徐老师的父亲,听说女儿要辞职,赶忙过来安慰她。他看到女儿一家三代四口人蜗居在一间十几平方米的房子里,徐大伯感到一阵阵揪心的疼痛。女儿泣不成声地诉说:"我到学校这么多年,工作任劳任怨,勤勤恳恳,别人不带的班我带,别人不愿干的事我干。我教的两个高三班,高考成绩全校第一……我就是不会拍马溜须,评优没有我,提工资没有我,反正什么好事都没有我,我都忍了,这次分房还没有我……"徐大伯静静地听女儿诉说,不时递去纸巾给她擦眼泪,让她尽情宣泄之后,意味深长地说:"蓉蓉,不就暂时分不到房子吗,没啥了不得的!'天将降大任于斯人也,必先苦其心志,劳其筋骨,空乏其身……'你还年轻,让你多吃点苦,锻炼得更坚强些,是好事嘛!你取得的成绩受益的是你的学生。不过,你想想你到学校这么多年,为什么所有的好事都和你无缘?这次分房是民主投票,为什么大家不投你的票?是你过于高傲的个性,你总是看不起你的同事,难道是你一个人把学生培养成才的吗?难道别的老师都是无才之人……"

徐老师的父亲十分同情女儿遭遇,但他没有就不公正待遇本身进行评说,他首先让徐老师尽情宣泄心中的郁闷,然后帮助她回顾自己在学校的所作所为,再开导她以辩证的观点去看待"不公正待遇",鼓励她发愤图强,争当名师。一番热切的激励,驱散了女儿心头的阴云,使她重新振作起来。

4. 运用积极的语言 在我们生活中,会发生一些不尽如人意的事。因此,我们时常需要得到别人的安慰,反过来,我们也时常安慰别人。但是,生活中很多人不会说安慰话,那么就会适得其反,弄巧成拙。

【例】 一位四十多岁的中年人突然病逝,家人悲痛欲绝,不愿面对现实。不少亲朋好友前来吊唁时,一进门便追问:"这是怎么回事?前一个礼拜他还是好好的呀,我们还在一起吃饭,怎么说没就没了呢?"说者无意,听者有心,每来一批人,全家人就痛哭一场。

这是安慰别人最容易犯的一个毛病——火上浇油,把人家刚平息的情绪又煽动起来。面对这样的不幸,我们应该采用一些积极的语言转移对方的心理焦点,以淡化其伤痛的思绪,达到安慰的目的。安慰时,尽量少提及、不提及死者,让他们暂时忘记那些无法挽回的不幸,引导他们向前看,走出痛苦的阴影,这是安慰死者家属常用的一种方法。

怎样去除别人心里的悲伤和不快,使其恢复心态平衡,达到有效安慰的目的?有效的方法是利用适当的语言,帮助对方做理性的分析,弄清事情的是非曲直、利害得失,使其面对现实,走出阴影。

【例】 小丁和小王是大学同学,两人相恋 3 年。去年小丁到美国留学,小王倾其所有竭力相助,小丁异常感动,信誓旦旦、海誓山盟。可小丁到美国一年不到就另有所爱,抛弃了小王。失恋后的小王羞愤交加,不能自己。来安慰的人都义愤填膺骂小丁是"陈世美,不是东西",有的责备小王"不该出钱",还有的不无惋惜地说:"一朵鲜花插到牛粪上了。"这些语言使失恋者伤心之余,又多了一份寒心。

当小王痛不欲生时,她最好的同学小梅来了,推心置腹地说:"小王,不值得那么伤心嘛。我看小丁比你失去的更多,他失去了你这位纯洁、漂亮的姑娘,失去了诚信和人格,他终生都会受到正义和良心的谴责。你付出了'情'和'钱',但帮你认清了一个根本不值得你留恋的人,我觉得值!钱,身外之物而已,丝毫无损于你的品格和形象,对这样的人更无从谈'情'。你要更加精彩地活着,要让小丁后悔,后悔当初抛弃你是个多么愚蠢的举动。"小梅巧妙的安慰话使小王逐步走出了失恋的阴影。

面对现实,小梅的话没有谴责和煽动,而是心平气和地分析双方的是非得失,帮助小王认清小丁见异思迁的丑陋面目,觉悟到不值得为此而悲痛,帮助她认识自己是人格和道义的胜利者。这些积极安慰的语言使小王对未来充满了信心,昂首阔步走向新的生活。

五、鼓励

(一) 鼓励的含义

"鼓励"一词来源于古人"鼓动"词义的演变。古人打仗时击鼓鸣金被称为"鼓动"。古人擂鼓的目的有三:一是用来指挥作战;二是用来振奋士气;三是用来震慑对方。后来,"鼓励"被引申为:激发、勉励,振作精神。

在临床工作中,护士可以利用自己的语言,鼓励患者积极配合治疗,树立战胜疾病的信心。

(二) 鼓励类型

1. 适时鼓励 真诚、坦率、适时的鼓励能创造奇迹。《圣经》中所罗门谚语说:"在合适的环境说的话,就像银幕布景下映衬着一个金苹果一样。"选择合适的时机,给他人以适时的鼓励,能起到事半功倍的效果。

【例】 肿瘤患者,术前他们大多数表现为焦虑、恐惧、孤独、抑郁。护士在术前沟通中,鼓励患者说出自己恐惧的原因,表达自己的感受,然后针对性地给以解释、安慰,再加以适时的鼓励,这样可以有效缓解患者焦虑的心情,增加生存的勇气。

当看到一位精神长期处于压抑状态的患者独居一处、沉默不语时,护士应主动走过去陪伴患者,并轻声告诉患者:"我看到您一个人坐在这里很久了,好像心情很沉重的样子,您愿意告诉我您在想什么吗?"引导鼓励患者说出自己的内心感受,护士对这些感受加以接纳和确认,适时给予鼓励。这些鼓励会给患者巨大的精神支援,使之精神振奋。

当脑血栓的患者做肢体功能锻炼,在他艰难地行走中,一定要适时地给予鼓励:"好,真的很好,不要怕,再往前一步!"当一个孩子在打点滴时没像昨天那样大喊大叫,更要及时给予鼓励:"小朋友,今天真勇敢!"这些恰到好处的鼓励,能起到药物不可比拟的作用。

作为护士在治疗性沟通中不仅要适时给患者鼓励,也要及时给患者家属以鼓励。因为,患者家属是患者家庭原有角色功能的替代者,是患者生活的照顾者和心理的支持者,是患者护理计划及其实施的参与者。护士与患者家属建立关系并进行适时有效的沟通机制,目的在于指导患者家属很好地承担起自己的角色功能,有效地支持患者早日康复。

2. 目标鼓励 为患者树立一个目标,使他们在期望中得到某种满足,振奋精神。

【例】 有这样一个故事:

一场突如其来的沙漠风暴,使一位旅行者迷失了方向。更可怕的是,旅行者随身带的旅行包也被大风刮走了,他翻遍身上所有的口袋,找到了一个青苹果。"啊,我还有一个苹果!"旅行者惊喜地叫着。他紧握着那个苹果,独自在沙漠中寻找出路。每当饥饿、口渴时,他都要看一看手中的苹果,舔舔开裂的嘴唇,陡然又会增添不少力量。一天过去了,两天过去了,第三天,旅行者终于走出了沙漠。那个他始终未曾咬过一口的青苹果,已干得不成样子,他却当做宝贝似的一直紧攥在手里。

这就是信念的力量！不管我们身处何种境地，只要我们心存信念就可以扬起前进的风帆，鼓起生活的勇气。

无论是多么豁达开朗的人，对于疾病的突然来临都有一种恐惧的心理，有的显现于外表，有的却埋藏在心里。对此，护士都应为他们找到那个使他赖以生存的"苹果"，将这个苹果移植到他们的心里，鼓励他走过人生的沙漠。例如，在车祸中失去肢体的人、患有绝症的人、慢性病患者、正在分娩的产妇等，我们可以用："为了您的父母，您要坚强起来"，"您的家人还在盼您回家，您一定要坚强地活下去……"，"您一定要有信心，您的学生还在等着您……"，"很好，用力，配合得很好，我已经看见了您宝宝的头发，只要再配合下，我们就胜利了"等语言来鼓励他们，不失时机地馈赠给他们一个满怀信念的苹果，帮助他们战胜自我，激发他们坚强的信念。

（三）鼓励技巧

鼓励也需要有一定的技巧，运用好这些技巧的前提是要有诚心、要有爱心。

1. 及时肯定他人　心理学家威廉·詹姆士说过："人类本质中最殷切的要求是渴望被肯定。"每个人都需要从别人的肯定与鼓励中发现自我存在的价值。对攀登者的鼓励，能平添他的勇气；对失败者的鼓励，能激起他的刚强；对病痛者的鼓励，能使他重温人间温馨；对学生的鼓励，能充分地发挥其潜能。在现实生活中，一个常受到肯定的人，就会感到愉快和喜悦，自尊心和自信心也会随之增强。

俄国著名教育家乌申斯基说："儿童最憎恨那些在任何时候也不能从他那里得到肯定和鼓励的教师。"老师对学生的一句不经意的肯定，也许说了就忘了，但学生可能永记在心，甚至能改变他的一生。诺贝尔奖获得者瓦拉赫，在被许多教师列为"不可造就之材"之后，一位老师从他的一个"笨拙"的举动中，及时肯定了他办事认真、谨慎的性格特征并加以赞赏，这位老师建议瓦拉赫去学化学，这一建议使瓦拉赫成了"前程远大的高材生"，获得了诺贝尔奖，这就是著名的"瓦拉赫效应"。教师善于发现可以肯定的事情，再加以表扬、鼓励，可以满足学生的自尊和正常的心理需要，增强学习的动力。

在临床护理中，护士面对的患者是形形色色的，他们存在着文化差异、性格差异、年龄差异、性别差异，因此，护士要善于肯定他们，哪怕是一件微小的事情，都要及时给予肯定和鼓励，"您很勇敢"，"您真细心"，"您做得很好"，"您就像这样坚持下去，效果会更好"这些肯定的语言，让患者在愉悦精神的同时，逐渐学会控制自己，约束自己，增加自身的增值感。

【情景8】

张大爷，68岁，今日行胆囊切除术，手术室护士小王到病房接张大爷。

护士小王：张大爷，您好！我是手术室护士小王，我来接您老人家去手术室。

张大爷：哦。

护士小王：张大爷，您昨晚睡得好吗？

张大爷：吃了一颗安定，还好。

护士小王：这就好。张大爷，这说明您心态非常好……

上例中护士对患者的这种很好的配合及时给予肯定和鼓励，从中激发了患者的勇气。总之，在治疗性沟通中，护士对患者应多一点肯定，少一点埋怨，多一张笑脸，少一份冷漠，多一些关怀，少一些疏远，将健康开朗带给每一位患者。

2. 运用多变语言　人人都需要鼓励,这是渴求上进,寻求理解的表现。但是鼓励应该有个度,无度的鼓励,让人感到虚假和迷茫。有时我们也需要对他人的语言、观点、行为进行否定,当我们要否定他人时,应学会运用多变的语言,先肯定,再否定,使人在变化的否定语言中得到鼓励。

【例】　一位母亲对多动儿子鼓励的故事。

儿子在上幼儿园时,第一次开家长会,当着其他家长的面,老师用不屑的语气批评这位母亲:"你儿子在班级表现最差,在板凳上连三分钟都坐不住,就是一个多动症患者,你最好带他去医院看看。"母亲又羞又气,回家路上,儿子问母亲"老师说了什么?"母亲强压着心里的愤怒,对儿子说:"老师表扬你了,全班只有宝宝你进步最快,本来在凳子上坐不了一分钟,现在能坐三分钟了。"那天晚上,儿子破天荒一动不动地自己吃了两碗饭。上小学了,家长会上,老师对母亲说:"全班 50 名学生,你儿子排名四十多名,我怀疑他有智障,你最好带他去医院看看。"母亲走出教室,流下了眼泪。回到家中,母亲对儿子说:"老师对你充满信心,他说了,你不是个笨孩子,只要你认真,你会超过你的同位,你的同位这次排名 20 多名。"说这话时,母亲感到儿子黯淡的眼神一下子充满光亮,沮丧的脸一下子舒展开来。孩子上中学了,家长会上,老师告诉母亲:"按你儿子现在的成绩,想考上重点中学,危险。"母亲惊喜地走出校门,回来告诉儿子:"班主任对你充满希望,他说只要你这样继续努力,就一定能考上重点高中。"儿子果然考上了重点高中,后来儿子考上了清华大学。儿子拿着大学录取通知书,哭着对母亲说:"妈妈,我知道我不是个聪明的孩子,这个世界上只有您欣赏我,肯定我,鼓励我……"

当老师否定这个孩子时,是这位母亲及时运用变化的语言,因势利导,鼓励肯定,让孩子受到莫大的鼓舞,爆发出无穷的潜能。这个故事向我们表明:不是聪明的孩子常受表扬,而是表扬让孩子更聪明。

在医院这个浓缩的小社会中,护士面对的是一个特殊的群体,如果每天使用一成不变的鼓励语言,一味肯定、不加分析、赞不绝口,会让患者感到乏味,丧失兴趣,降低辨别正误的能力。

【情景 9】

一位即将分娩的孕妇,有了规律性的宫缩,宫口开大,进入待产室观察。

护士:您好! 我叫小陈,是今天产房值班护士。您有什么要求或身体不适,请及时告诉我,我会协助您解决的。(微笑、俯身)

孕妇:哎哟,哎哟,疼死了,我要死了。(捶胸顿足、大喊大叫)

护士:您不要怕,有我在您身边,我们会共渡难关的。宫缩时,疼痛是比较明显的。(边说边抚摸患者腹部)

孕妇不停地大声喊叫……

护士:您千万不要大声喊叫,这样会消耗您的体力的,对您的宝宝也不利,来,我帮您按摩按摩。(穴位按摩)

孕妇仍旧大声喊叫。

护士:不要叫了,你怎么这么自私,你大声喊叫,不仅影响你自己,更影响你未出生的小宝宝,你说,到底要不要生了!(灵机一动,呵斥、分散注意力)

孕妇停止叫喊,安静下来。

护士:对不起,刚才实属无奈。您这样大声喊叫不仅消耗体力,同时也容易引起胀气,影响产程,影响您小宝宝的安危。如果您实在忍不住疼痛,我非常理解,您可以喊叫两声,我相信您一定顺利生下小宝宝的。(护士道歉,帮助患者擦汗)。

孕妇在护士鼓励下顺利生产。在这段治疗性沟通中,护士用真诚善良之心、适时多变的语言去鼓励患者,帮助患者克服心理障碍,顺利生产,确保母子安全。

3. 避免相互比较 在鼓励时,我们不能简单地以差衬优,什么事都进行相互比较。比如老师表扬某个同学有吃苦耐劳精神:"某同学,在班级里,任何的苦事、难事、脏事都抢着干,这说明他具有吃苦耐劳的精神,而这种精神是我们班其他同学所没有的。"这种表扬一位同学,批评大多数同学,鼓励少数,伤害多数,是教育中的一大忌。每个人都有自身的长处,如果我们采用褒贬互衬、褒贬共存、相互对比,这样使得受批评者沮丧,受鼓励者孤立,被批评者对被鼓励者产生逆反抵触心理,加深了两者之间的矛盾。

在治疗性沟通中,我们更不能运用相互比较鼓励法,这样会使患者原本脆弱的心理雪上加霜。

【情景 10】

患者张某,男,61 岁,退休干部,因心脏病入院两天,下午护士到病房发药。患者面向窗子唉声叹气地坐着……

护士:张老,您好! 这是您的药,饭前吃。

患者:(没说话)

护士:张老,您看起来心情不大好?

患者:唉! 我退休前工作很忙,每天都要处理大量的事务,那时真充实。现在,每天没事可做,无聊至极,现在又生病住院,人真没意思,唉……

护士:哦,您就为这事啊,那您可要跟您隔壁床的王局长学学了。王局长还是局长呢,比您忙多了,您看他退休后,又到老年大学上课,又去小学当校外辅导员,又是写字,又是画画,可充实了。您可要好好向他取取经。王局长,您要好好帮助帮助张老。

患者:(默不作声)

第二天,患者要求换病房。

护士本意是好的,她原想鼓励张老走出过去的生活,勇敢面对现实。但护士在提出这些观点时,用了相互比较,使得张老原本空虚、孤独的心里又增加了一种自卑。这种鼓励就起到事与愿违的效果。

六、说服

(一)说服的含义

很多专家和学者对说服都有深入的研究,并从不同的角度对说服进行了定义,可谓仁者见仁,智者见智。20 世纪后半叶以来,此项研究更是硕果累累,有人认为,说服是一种人们在沟通中通过传递信息使对方改变信仰、态度或行为的活动过程;也有人认为说服是一种通过沟通使听话人自愿改变其信仰、态度或行为的活动。无论何种定义,其核心都是一样的,说服就是依靠理性的力量和情感的力量,通过自己的语言策略,令对方朝着对自己有利的方向改变。

说服可以使他人改变初衷,心悦诚服地接受你的意见,它是人际沟通的重要组成部分,能否有效地说服对方接受自己的观点,对于和谐沟通关系以及最终达到良好的沟通目的都有着重要的作用。

（二）说服的有效性

说服是否有效要受到说服者的专业、身份、特征、态度等影响。说服者的专业具有使人信服的权威性，专业水平越高，说服力就越强。例如，医学博士推荐的药品，患者很容易产生信服。说服者拥有令人信任的身份，被说服者认同这种身份，这种说服就非常有效，许多企业请明星代言产品就是这个原因。如果说服者与被说服者的身份、年龄、性别、爱好、价值观等具有相似或近似的特征，彼此都了解对方的压力、工作环境，就易产生共鸣。所以说服者的专业、身份、特征、态度等与被说服者相近可使说服者达到很好的说服效果。

知 识 链 接

有效说服

有一次，英国著名诗人拜伦在街上散步，看见一位盲人身前挂着一块牌子，上面写着："自幼失明，沿街乞讨。"可是路人都好像没看见一样匆匆而过，很长时间，盲人手中乞讨用的破盆子里还是没有一毛钱。拜伦走上前去，在盲人的牌子上加了一句话："春天来了，我却看不见她"。一句话激起了人们的同情心，过路人纷纷伸出援助的手。

（三）说服的作用

1. 改变观点　说服是治疗性沟通中的重要组成部分。在治疗性沟通中，护士会发现患者由于对疾病的认识不足，对一些治疗的不理解，对药物的服用知识的缺乏，对饮食的困惑等原因，造成心理的恐惧、焦虑。所有这些问题的解决，都需要护士通过耐心地说服去完成。那么在说服之初，要创设一个理解对方、肯定对方的说话氛围，而不是把对方置于不同意、不愿做的地位，然后再去反驳他、劝说他。比如说："我晓得您会反对……可是事情已经到这一步了，还能怎样呢？"这样说来，对方仍然难以接受你的看法。在说服他人时，要把对方看做是能够做或同意做的。比如，"我知道您肯定能把这件事情做得很好，却不愿意去做而已"；又比如，"您一定会改变这种不合理的饮食习惯"等等。通过说服，护士用掌握的相关的医学知识，从积极的、主动的角度去启发患者、鼓励患者，让患者接受护士的建议，从而改变自己对疾病的认知方法、观念、行为习惯等，以达到提高战胜疾病的自信心及早日康复的目的。

2. 建立信任　在说服他人的时候，最重要的是取得对方的信任。社会心理学家们认为，信任是人际沟通的"过滤"器。只有对方信任你，才会理解你友好的动机；如果对方不信任你，即使你说服他的动机是友好的，也会经过"不信任"的"过滤器"作用而变成其他的东西。因此说服他人时，能否取得他人的信任，是非常重要的。

在说服患者时，如何取得患者的信任？首先要考虑到患者的观点或行为存在的客观理由，还要设身处地站在患者的角度，使患者对护士产生一种"自己人"的感觉。只有赢得患者信任，说服才会有效。

（四）说服的技巧

在说服他人时,如果不讲究方法,不掌握要领,急于求成,往往会事与愿违。我们在说服他人时常犯的弊病:一是先想好几个理由,然后才去和对方辩论;二是站在领导者的角度上,以教训人的口气,指点他人应该怎样做;三是不分场合和时间,先批评对方一通,然后强迫对方接受其观点等等。这样做,其实质是先把对方推到错误的一边,也就等于告诉对方,我已经对你失去信心了,说服效果往往十分不理想。要想说服有效,就要掌握一定的说服技巧。

1. 了解对方 孙子曰:"知己知彼,百战不殆。"在说服对方前,应对对方的情况有个全方位的了解,以便有针对性地开展说服工作。在护患沟通中,护士在说服患者前,应对患者进行以下的了解:了解患者的健康资料,包括患者姓名、年龄、性别、民族、职业、文化程度等;了解患者此次入院的方式和临床诊断;了解患者的日常生活习惯;了解患者的家庭情况以及经济状况;了解患者的性格特征;了解患者的兴趣爱好;了解患者的心理状态;了解患者的宗教信仰和生活习俗;了解患者的情绪;了解患者对治疗护理的要求;了解患者希望达到的预后。

在了解患者之后,我们就能采用相应的、有的放矢的说服方法,一切从患者利益出发,为患者着想,以达到说服目的。

2. 诚恳耐心 如果你想要劝说别人,不要因为一次拒绝就轻言放弃,一定要坚持再坚持。当然,坚持是需要耐心的,因为对方的想法、做法、习惯都不是一天形成的,要想改变对方对某个问题的某种看法,也绝非一日之功。同时,人的思想是动态的,是不断变化的,今天你把问题解决了,明天还会有新的问题出现,因此说服是一个长期的过程,它贯穿于患者从入院到出院的整个过程中。从某种意义上说,它贯穿于人的整个生命过程。

【情景11】

肿瘤患者放疗时,每周测一次血常规,有的患者拒绝检查,主要是因为他们没意识到这种监测的目的是保护自己。护士小王走进8床房间:

护士:陈老,请抽血!

患者:不抽,我太瘦了,没有血,不抽了!(拒绝)

护士:怎么会呢?(微笑)陈老,抽血是因为要检查骨髓的造血功能,例如,白细胞、红细胞、血小板等等,血象太低了,就不能继续做放疗,人会很难受,治疗也会中断!

患者:那要抽出血象低了,怎么办?

护士:降低了医生就会用药物使它上升。你看,别的病友都抽了! 一点点血,对你不会有什么影响的。

患者:我的血管和他们不一样,很细,很难抽,我又很怕痛,还是不抽了吧?

护士:(点头)是的,能理解。您看这样行吗? 您把胳膊伸出来给我看看,我觉得能一针见血的话我就帮您抽,要是不行的话,我请护士长帮您抽。

患者:好吧!(伸出胳膊)

患者在护士耐心诚恳地说服之下,终于同意抽血。

3. 变化方式 有时候,一种方式说服不了对方,可以变化方式,用另一种方式去说服对方。

4. 阐释准确 阐释是医护人员以患者的陈述为依据,提出自己一些新的看法和解释,以说服患者更好地面对自己或处理自己所遇问题。阐释的前提是要领悟患者的真情实感,阐释包括了护士自己对问题的一些理解和提议,这些提议对患者来说,可以接受,也可以拒绝,但阐释应让患者感觉有益。阐释时的语言要通俗,要避免医学术语,同时,要避免不成熟的建议,以免增加患者的心理负担或导致医疗纠纷。

【情景 12】

许先生一个人在外地山里游玩时,不慎摔伤了脚。后被村民发现送往医院救治。许先生右腿严重骨折,多处皮外伤,眼镜摔得粉碎,手机丢失。经紧急处理后需住院治疗。

护士:许先生,您好! 您需要在这里住院治疗,您现在感觉怎样?

许先生:我要在这该死的地方待多久? 我要打电话和家人联系,我没有眼镜什么也看不清,我真是倒霉透了。我不会死在这个地方吧? 我真想马上离开这个倒霉的地方。(许先生大声说话,并用力捶打着床,看上去焦虑不安)

护士:唔,许先生,您被困在这个地方,举目无亲,腿又摔伤了,真是太不幸了,我非常理解您的心情。您不要太担心,您只是摔伤了右腿,等您的伤势稍微稳定后,您就可以转院回家治疗。您把家里的电话告诉我,我帮您联系家人,您的眼镜的度数是多少,我待会下班后帮您配一副。您暂时不能下床,我们会经常来看您的,您有什么事,也可按铃找我们……

患者:(平静下来)……

以上护士的阐释都是顺着患者的思绪而来,并没有任何的主观猜想,但又加入了护士自己的了解和新的观点,从患者语言中理解到患者的孤独感和恐惧感,从而提出了患者"可在病情稳定后回家治疗"的新观点,这些观点都很自然地被患者所接受,增加了信任感,和谐了护患关系。

七、其他沟通技巧

(一)语气

1. 语气的含义与类型

(1) 语气的含义:语气是指说话的口气,是思想情感在运动状态支配下语句的声音形式。它由两方面构成:一方面是一定的具体的思想感情,另一方面是一定的具体声音形式。

(2) 语气的种类:语气,从语言学的角度,它属于语法范畴,通过一定的语法形式表达说话人的行为、动作和态度。

①陈述语气:表示动作或状态是现实的、确定的、符合事实的。主要用于陈述句、疑问句和感叹句。如:"我来给您做口腔护理","昨晚您睡得好吗?""您真勇敢"。

②祈使语气:表示说话人对对方的请求或命令。如:"再也不要这样做了","别忘了关灯"。

③虚拟语气:表示动作或状态不是客观存在的事实,而是说话人的主观愿望、假设或推测等。如,"祝您早日康复!""我真希望这个诊断是错的"。

2. 语气的作用 语气不仅可以"达意",而且还可以"传情"。同样的一句话,语气不同,就有不同的含义。如,"讨厌"由于在说话时使用不同的语气,即可表示"厌恶",又可表示"亲昵"。

在治疗性沟通中,护士的语气就是红绿灯,语气温和是绿灯,相反语气则是红灯。

【情景 13】

内科走廊上,一位护士和患者的一段对话:

护士:哎! 小刘,你过来!(护士用不友好的语气招呼一名患者)

患者:干吗?(不高兴地走过来)

护士:你昨晚为什么不请假就回家了?(质问的语气)

患者:家中有事。(不耐烦)

护士:你这是什么态度?(生气的语气)

患者:我什么态度?你不看看你什么态度?(非常不满)

这位护士引起患者不满的原因,就是因为语气运用不当,使患者感觉护士像审犯人一样,自己的自尊心受到伤害,产生了抵触的情绪。

3. 正确使用语气　在护患沟通中,应根据不同环境、不同对象,正确使用不同的语气,以求准确地表情达意。

(1)礼貌诚恳:礼貌诚恳的语气既是个人修养的一种外化表现,又是支持性护患关系建立的必经途径。如在上例中,护士问:"刘先生(尊称),麻烦您过来下。我昨晚查房,您不在,我可担心了,您的血压还没有平稳,如果出问题怎么办?您是家里有急事吗?……"经过这样礼貌诚恳的询问,患者受到尊重和理解,很容易接纳护士的关心、诚恳的语气便可化解了护患之间的矛盾。

(2)委婉得体:委婉语,即运用迂回曲折的含蓄语言,表达说话者的一种观点和态度,多用于拒绝和批评。中国人特别在乎面子,所以我们要用委婉的语气来表达自己的立场,既不伤害他人也不委屈自己。比如,将"不同意"说成"目前,恐怕很难办到"或者"我尽量努力去办,如果办不到,请您见谅"。又比如,营业员对一位正在剥菜叶的顾客很不满意,于是说:"请您别把菜叶碰下来。"一个"碰"字,软化了批评,巧妙地保留了顾客的面子。

(3)轻松愉悦:患者来到一个完全陌生的环境,心理难免焦虑、紧张。所以,护士的语气要轻松愉悦,适当地掌握一些赞美语。赞美是一门需要修炼的艺术,要赞美得恰到好处,使人愿意接受你的赞美。对一位母亲,你称赞他的孩子;对一位摄影师你赞美他的作品,还可赞美对方的爱好。在护患交流中,采用轻松愉悦的语气,可以使严肃的主题在轻松愉悦的口气中表达出来,创设有利的治疗环境。

总之,在护患治疗性沟通中,语气的使用非常重要。在使用语气时,要合时宜,要灵活机动,发挥其应有的效应。

知　识　链　接

妙用停顿

林肯和道格拉斯著名的辩论接近尾声之际,所有的迹象都显示出林肯已失败。于是,林肯在最后的一次演说中突然停顿下来,默默站了一分钟,望着他面前那些半是朋友半是旁观者的群众面孔。然后,以他那独特的单调声音说道:"朋友们,不管是道格拉斯法官或我自己被选入美国参议院,那是无关紧要的,一点关系也没有;但是,我们今天向你们提出的这个重大的问题才是最重要的,远胜于任何个人的利益和任何人的政治前途。朋友们——"说到这儿,林肯又停了下来,听众们屏息以待,唯恐漏掉了一个字,"即使道格拉斯法官和我自己的那根可怜、脆弱、无用的舌头已经安息在坟墓中时,这个问题仍将继续存在……"林肯在辩论中就是巧妙地运用了停顿一举扭转了败势,是成功运用停顿的经典。

（二）节奏

1. 节奏的含义和作用

（1）节奏的含义：节奏是指语速的快慢和语调的长短、高低、强弱、缓急等。它是借助艺术品中的概念引申而来，是指构成语言的各种要素有序的、有节奏的变化，而这一切的变化又一步步地激起倾听者或交谈方的注意与欣赏。

（2）节奏的作用：要增强声音的感染力，一个很重要的影响因素就是说话的节奏。节奏的快慢，是指说话速度的快慢。说话速度快慢与交谈目的、表达内容、环境氛围、心境情绪、个人性格、健康状况紧密相关。

快的语速，一般表达急切、愤怒、兴奋、激昂等情感；慢的语速，一般用于沉郁、沮丧、悲哀等情感。快急的语速使人激动、紧张；低沉的语速让人深思和忧伤。在沟通时，应做到快与慢交替使用，快中有慢，慢中有快。

2. 节奏的类型

（1）轻快型：语速中等稍快，语音轻快。在患者心情平静时，向患者表述一般事情时，可用轻快型节奏，如，自我介绍、规章制度告知、辅助检查告知等。也可在对健康人群进行讲座时使用，例如："如何合理饮食"、"音乐疗法在临床上的运用"等主题讲座，采用轻快型。

（2）凝重型：语速中等，语音凝重，适合于表述重大问题时，比如说肿瘤患者检查结果告知，也适合于正式场合致辞、做工作报告、总结发言等。

（3）舒缓型：语速中等或略慢，语音平和自然，从容不迫。在做晨间护理、口腔护理、老年护理、卫生宣教时可用舒缓型节奏。在学术演说时，为便于听众记笔记也可用舒缓型。

（4）兴奋型：语速中等或略快，语音高扬振奋。在对康复患者、正在分娩的患者等进行鼓励时，高亢铿锵兴奋型节奏，可催人奋发。它也适合在激励演讲时使用。

以上的节奏都不是单独的，可根据内容交叉使用。在特殊情况下，还可以使用急促型节奏（紧张、危险）和低抑型节奏。

3. 正确把握节奏　节奏一方面是指讲话的语速，另一方面也是指交谈双方反应速度。在人际沟通中，大多数人从来不考虑说话的节奏，事实上，说话节奏可以调节交谈双方的氛围。只有懂得说话的节奏、思路清晰的人，才会有活跃的思维。掌握好节奏的最高境界是说话自然流利。

（1）内容熟悉：如何才能掌握好说话的节奏，提高说话的流利水平？充分的准备可以增加说话流利程度。当我们的思考不发生任何迟疑的情况时，要说的话也就自然地到了嘴边。另外，熟悉主题会增加说话者的自信心，使说话者坚信自己要表达的内容，激起更大激情，这种激情会使说话者的整个身心都投入到说话的境界之中。说话流利了，把握节奏也就不成其问题了。

（2）发音准确：不良的发声习惯和方言乡音，很容易使听者听不明白或听不清楚，甚至造成误解。有人说话速度太快，往往忽略某些音节，使两个字听起来像是一个字，例如"关爱"说急了，听起来像是说"怪"（guan ai→guai），"只要"说快了像是说"照"（zhi yao→zhao），如果说话者连续发音不清，听者听不清楚，自然就会失去耐心，听不下去，甚至会烦躁不安，导致交谈失败。

（3）行止得当：行与止，关键是"止"。"止"指的是停顿的意思。停顿包括语法停顿、心理停顿。语法停顿是指说话时以标点符号为依据的停顿。

在口语中标点符号是看不见的，但说话者大脑里不能没有标点符号，停顿就是标点符号的反映。停顿时间长短要与标点符号相对应,大致是:句号＞分号＞冒号＞逗号＞顿号。

心理停顿是指交谈时,为适应说者和听者双方心理需要做出的停顿。当说话者要发表一个特别重要的观点和意见之前,先停顿,引起听者的注意之后再继续说下去,这样能起到加深印象的作用。有时发表一个重要意见后略作停顿,可给听者一个整理思绪的时间。有时说话者说了一些内容后要观察一下听者的反应,也可利用停顿。说话者有时用停顿还可以激发听者的兴趣。

(4)声调和谐:在语言交谈中要注意声调和谐,讲究扬抑的变化。声调是指一个音节语音高低升降的变化。人的各种情感都是通过声调和节奏体现出来的。例如,"爱"的感情一般是"气徐声柔";"喜"的感情应是"气满声高";"憎"的情感一般是"气促声硬";"悲"的情感应是"气沉声缓";"惧"的情感一般是"气提声凝";"急"的情感应是"气短声促";"怒"的情感一般是"气粗声重";"疑"的情感应是"气细声粘"。

在我们工作中,音调过高,会有失礼、张扬的感觉,音调过低,会有冷漠、消沉的感觉。得体运用语调,既可以彰显自身的修养,又能影响着护患关系。

(三)幽默

1. 幽默的含义　美国一位心理学家说过:"幽默是一种最有趣、最有感染力、最具有普遍意义的传递艺术。"幽默是运用诙谐的、意味深长的语言传递方式。它借助特殊的语法修辞使交往双方摆脱窘境,进入愉快的境地。幽默语往往是借助双关语、歇后语表达说话人的情绪,多用在化解困境、回答问题、消除误会的时候,它是一种智慧和自信的表现。

2. 幽默语的作用

(1)缓解气氛:幽默的语言,利于交流,能使沟通气氛轻松、融洽。

【情景 14】

内科病房30床的张大爷是位离休干部,患有高血压、冠心病,又因最近几天不能吃饭,需静脉补充营养,一躺就是七八个小时,张大爷可着急了,经常抱怨。下午护士给张大爷换输液瓶:

张大爷:"已经三点了,护士,还有几瓶?"

护士:"大爷,还有两瓶。"

张大爷:"还有两瓶? 不打了,不打了……"(着急地说)

护士:"张大爷,我们把它喝了吧!"(微笑,看着大爷)

顿时,病房人都笑了,张大爷也笑了。

护士:"张大爷,您别着急,您的营养都来自这些瓶子,等您能吃些东西了,输液自然就会少的,是不是睡久了? 来,我扶您起来坐坐,好吗?"

护士运用幽默的魅力,缓解紧张的空气,制造轻松和谐的医疗氛围。

(2)促进友谊:朋友间的幽默,更能促进友谊。小雨拜访朋友,不小心把朋友家桌上的花瓶打碎了,心里很是不安,处于相当尴尬之中。而朋友迅速地把玻璃碴扫掉,并打趣地说:"这花瓶早就过时了,式样太陈旧,一直都想把它处理掉,今天你帮我果断解决了,真是英明的举动。"朋友幽默的话顿时让小雨摆脱了窘境。

(3)协调关系:在一些场合,我们有时会遇到一些尴尬的处境,这时巧用几句幽默的语言,就能在轻松愉快的笑声中缓解紧张尴尬的气氛,从而使自己走出困境,协调双方的关系。例如,一位著名的钢琴家,去一个大城市演奏。钢琴家走上舞台才发现全场观众坐了不到五成,见此情景他很失望。但他很快调整了情绪,恢复了自信,走向舞台对听众说:"这个城市的人一定很有钱。我看到你们每个人都买了两三个人的座位票。"音乐厅里响起一片笑声。为数不多的观众立刻对这位钢琴家产生了好感,聚精会神地开始欣赏他美妙的钢琴演奏。正是幽默改变了他的处境,协调了他和观众的关系。

(4)彰显修养:幽默是一种优美健康的品质,也是现代人应该具备的素质。在人际交往中,寓教育、批评于幽默之中,能起到易让人接受的感化作用。如,在饭馆里,一位顾客把米饭里的沙子吐出来。一粒一粒地堆在桌上,服务员看到了很难为情,便抱歉地问:"净是沙子吧?"顾客摆摆头说:"不,也有米饭。""也有米饭"形象地表达了顾客的意见,以及对米饭质量的描述。运用幽默语言进行善意批评,既达到了批评的目的,避免出现使对方难堪的场面,又体现了在人际交往中诚恳、谦逊、与人为善的美德。

3. 幽默语运用

(1)幽默有度,不失分寸:做任何事情都有一个"度"的问题,幽默也是如此。在运用幽默时,应考虑场合、对象等客观因素。我们都有过这样的体会:同一个玩笑,你可以同甲开,却不能对乙说;在某场合可以说,而在其他场合却不行。对于初识的人或长辈,幽默一定要慎用,否则很容易让人感到似乎是一种突然到来的亲切或唐突,甚至被认为是在卖弄聪明或笑料。幽默过了头,就会变成一种取笑和讥讽。

幽默虽然能够促进人际关系的和谐,但倘若不把握分寸,也会适得其反,破坏人际关系的平衡,激化潜在矛盾,造成冲突。例如,在一家饭店,一位顾客生气地对服务员嚷道:"这是怎么回事? 这只鸡怎么一条腿比另一条腿短一截?"服务员故作幽默地说:"那有什么! 你到底是要吃它,还是要和它跳舞?"顾客听了十分生气,一场本来可以化为乌有的争吵便发生了。所以,幽默应高雅得体,态度应谨慎和善,不伤害对方。幽默不失分寸,才能促使人际关系和谐融洽。

(2)积累知识,提高能力:要想拥有适时得体的幽默感,首先要扩大知识面。知识面是幽默的基础,也是幽默的来源。知识在于积累,要培养幽默感就需不断地读书,从浩瀚的书的世界里,汲取精华,去其糟粕。其次是陶冶情操。要拥有一颗善良仁爱之心,要学会克制宽容。同时还要有乐观的人生态度。乐观与幽默是亲密的朋友,生活中如果多一点幽默和轻松,就会多一点笑容和快乐。最后是培养观察事物的能力。培养机智应变的能力,是提高幽默素养的一个重要方面。只有迅速地洞察事物的本质,以恰当的比喻笑谈诙谐语言,才能使人们产生轻松的感觉。当然在幽默的同时,还应注意在处理不同问题时要把握好灵活性,做到幽默而不庸俗,真正体现幽默的魅力。

(四)沉默

1. 沉默的作用　语言沟通在人际交往中固然重要,但它不是人际沟通的唯一方法。沉默在交谈中可以起到很有价值的作用,能使沟通产生良好的效果。

(1)表示同情:当别人伤心欲绝时,语言是苍白无力的。我们用沉默加触摸,来表示我们的同情,给患者提供思考和回忆的时间、诉说和宣泄的机会。此时的沉默会起到此时无声胜有声的作用。

(2)表示宽容:当患者和家属无理取闹、破口大骂时,医务工作人员选择沉默,既缓解患者过激的情绪和行为,又给自己提供思考、冷静和观察的时间,同时也彰显自身的宽容和大度。

(3)表示默许:当给那些拒绝合作的病人提出新的治疗方案时,对方选择沉默,这就意味着默许。

（4）表示拒绝：对一些患者无聊的承诺和无理要求，在难以用语言答复的情况下，我们可以用沉默态度来表示拒绝。

（5）表示否认：在人际交往中如我们不同意别人的意见，又不想和别人发生正面冲突，我们可以用沉默来表示否定。

2. 运用沉默技巧　在交谈中适当运用沉默，也是一种很有效的沟通技巧。要想运用好沉默，关键是选择时机和场合。

（1）把握时机：一般来说，沉默较少运用于交谈的启动期和结束期，而较多地用于展开期。在启动期，医护人员和患者努力营造和谐愉悦的交谈氛围，以此推动交谈进程，而沉默将影响这一进程。在交谈的最后阶段，沉默可能暗示交谈停止过早，这种作用恰与有计划的终止背道而驰。在双方交谈展开期，沉默是有效交谈的一个重要组成部分，医护人员运用短暂的沉默来控制患者不良情绪，并为其提供支持性交谈的意愿。在沟通效果上，医护人员的沉默是在告诉患者："您继续说下去，我很理解您，也很愿意听您说。"

（2）整理思绪：心理学专家指出，沉默可以让人有机会反省自己、检讨自己，沉默更可以支配他人的谈话态度和谈话方向。在护患双方的交谈中，特别是对某一问题有分歧进行探讨时，沉默是让医护人员和患者汇集、整理思绪，这对护理问题的判断，提出解决问题的方法，会有很大帮助。

（3）善用体语：在运用沉默时，说话者通常还需要用点头、眼神注视、表情变化、人体触摸以及诸如"嗯"、"哦"等语气词来表现对他人内心体验的感同。

（4）摆脱窘境：在人际交往中，经常会遇到一些使人难堪或尴尬的窘境，沉默是摆脱这种窘境的最好方法。这种沉默比直接语言否定显得有底蕴，更能促人反思，有时，也昭示一种人格的胜利。

尽管沉默的作用是有效的，但它在沟通中只起到辅助语言的效果。在交谈者双方没有相互充分理解的情况下，沉默将增加紧张度。当双方不清楚对方在沉默中究竟想做些什么，沉默可能增加他们的不舒适和焦虑。交谈中过多运用沉默也可引起无所适从的感觉，太多的停顿和沉默可使参与者感到谈话目的不明确，或无重点。所以我们在使用沉默技巧时，一定要把握分寸。

（五）核实

核实是指医护人员在聆听过程中，为了确认自己理解是否准确时采用的一种沟通技巧。在核实时应保持客观公正，不应加入任何的主观意见和情感。核实是一种反馈机制，它体现了医护人员认真负责的精神。核实包括重述和澄清。

1. 重述　重述包括患者重述和护士重述两种情况，即：一方面，护士将患者的话重复一遍，待患者确认后再交谈；另一方面，护士可以请求患者将说过的话重述一遍，待护士确认自己没有听错后再继续交谈。重述表明护士在认真倾听对方说话，从而增强对方表述的信心。但重述时，不能加上任何的主观猜测，否则会使对方感到不舒服。

重述可以直接用患者的原话。

【情景 15】

患者：护士，我能不吃药吗？我胃不舒服，恶心，想吐。

护士：您是说您胃不舒服，恶心，想吐？

患者：是的，我太难受了……（继续诉说）

重述也可以重述患者说的意思，意思不变，用词稍加改变。

【情景 16】

患者:我身体不好,老是生病住院,家也顾不上,孩子也没时间照料,到底能不能好,我真的很担心……(患者很难过)

护士:您很为您的病担心,您怕老是生病顾不上家和孩子,是吗?

患者:是的,我担心我的病,我也觉得对不起我的爱人和孩子……(继续倾诉)

以上例子中,护士就是在理解患者的基础上,没有加上任何的主观猜测,只是改变一些语句,对患者表述的意思加以重述。这不仅使患者的思想得到认可,同时也有效缓解患者的情绪,使得交谈顺利展开。

2. 澄清 澄清就是在听的过程中,对于对方陈述时模糊的、不完整的、不明确或不太清楚的语言加以提问,以求得更准确、更具体的信息。澄清常用的语言是:"不好意思,刚才我没有听太清楚,您能再说一遍吗?""您说的我不太明白,您能说清楚点吗?""您的意思是不是?"等等,澄清有助于进一步了解事情的原委,有助于护士更好地了解患者,也有助于患者更好地了解自己。

【情景 17】

患者:护士,我今天这儿、这儿、还有这儿不舒服。

护士:您能具体说说您是哪儿不舒服? 怎样的不舒服吗?

患者:(略作思考)我胸部很不舒服,气闷,胸骨处像受到重压一样,胸骨下有一种特别的疼痛感……

在治疗性沟通中,重述和澄清往往是交替使用的,先用重述引起对方的关注,等对方确认信息后,再提出要澄清的问题,从而起到核实信息准确度的作用。

核实技巧不仅使护士能够获得准确的信息,同时向患者表明了护士对他的关注的程度,患者的回答对护理很有帮助,增强了患者诉说的信心,促进了护患关系的良性发展。

八、案例分析

张先生,38岁,已婚。近日因痰中带血,同时伴有耳鸣、听力下降、耳闭塞感,头痛。在家人陪同下到医院检查,初步诊断为鼻咽癌。现住院准备进一步详细检查以确定诊断。张先生非常担心,吃不下,睡不好,在病房里大量抽烟,坐立不安。

小李是张先生的责任护士,通过向医生询问,已对张先生的病情有所了解。小李决定和张先生沟通一下,以缓解张先生的恐惧、焦虑的心情。

表8-1 案例分析

交谈过程	评析
患者:正在病房里来回走动(手里拿着香烟)	
护士:(轻轻敲门)	敲门,尊重患者的隐私权和自主权
患者:进来(无精打采)	
护士:(走进病房,面带微笑)张先生,您好! 您有空吗? 我想和您谈谈	用提问启动和患者交谈,既体现对他人的尊重,又体现自身的教养
患者:(患者仍然来来走去,并抽着香烟)"早上不是谈过了吗? 还有什么好谈的?"	患者情绪焦虑不安

交谈过程	评析
护士:(面对患者的拒绝,护士仍面带微笑)"我是您的责任护士,我真的希望能和您谈谈。"	护士用移情,理解患者此时的心情。诚恳说出自己的目的
患者:(没有反应)	
护士:"如果您现在真的不想谈,那您休息会,我待会儿再来,好吗?"	护士一切以尊重患者为前提,用提问技巧让患者同意沟通
患者:"好吧!你过会儿再来。"	患者终于接受护士的建议
20分钟后,护士再次来到病房	护士用诚实守信的工作态度,让患者信任自己,从而建立良好的护患关系
护士:(敲敲门)"张先生。"	
患者:(垂着头,无精打采地坐在椅子上)"进来吧!"	患者同意与护士沟通
护士:(走近患者并端张椅子,和病人面对面坐着,亲切地说)"怎么了,您看起来似乎很沮丧?"	护士用体态语(与病人保持平起平坐)减少压迫感,又用了一个提问和共情技巧,直接说出患者的真情实感
患者:"唉!过几天检查结果就要下来了。"	患者终于说出自己的担心所在
护士:"听起来,您似乎在担心些什么?"	
患者:"如果是癌症,不是等于宣布死亡?"(有点绝望)	护士用了澄清和提问的技巧,让患者继续把自己的担心的问题说出来
护士:"为什么把癌症与死亡联想在一起?"	患者透露了他对癌症、死亡的恐惧心理
患者:"去年我的朋友得了肺癌,才三个月就死掉了,留下妻小三人真是凄凉呀!"	护士又用了一个追问型的提问,鼓励患者把想法都说出来
护士:(倾听)"哦,是这样,这件事确实让人很伤心。但(稍作沉默)张先生,您知道吗?目前癌症的治疗方式有很多,不同的癌症有不同的治疗及预后。等进一步检查结果出来,我再来和您谈谈好吗?"	患者进一步说出自己担心所在 护士用倾听鼓励患者说出自己的担心所在。又稍作沉默,让患者调整一下自身的情绪。紧接着,用安慰的语言帮助患者消除恐惧心理。让患者能愿意和自己谈下去。表达了对病人情绪的反应
患者:"太好了!都没有人愿意和我谈这个问题。"	
两天后,检查结果出来,护士再次来到张先生病房	患者接受了护士的建议,并开始建立信任,认为护士能满足他的需要
患者:猛抽烟,一言不发地坐在病床上	
护士:"张先生,您又抽烟了,是因为心情不好吗?"	此刻患者的情绪不好
患者:"抽烟与不抽烟还不是一样,反正我活不过一年了!"苦笑	
护士:"您说您活不过一年了?"	护士用共情和开放型提问,直接说出患者此时的心情
	患者此刻的心情是绝望透顶。以苦笑代替忧伤
患者:"唉!早上查房医生告诉我,检查结果已确定我得了癌症,我还不大相信;刚刚主治医生也来证明,我真的得了鼻咽癌,我怎么这样倒霉。"(头低着,猛抽烟)	
护士:"噢,是这样,我真的替您感到难过。(沉默)但医生告诉您治疗方案了吗?"	护士用核实重复患者的最后一句话,又用了问句,帮助患者继续说出自己此时的情感
患者:"医生让我赶快开刀。他说癌细胞还未转移。"	患者此时的心情是沮丧到了极点

续表

交谈过程	评析
护士:"是这样,您的治愈希望很大,上个月出院的王老师和您情况差不多,已痊愈出院了,您要尽快做决定。"	护士用了移情、沉默和提问的交谈技巧,缓解患者情绪,了解更多信息
患者:"噢,真的! 那手术会不会有危险?"	护士寻找参照,安慰患者,劝说服患者尽早做决定
护士:"张先生,关于手术的事,我让医生抽个空和您、您太太说一下,好吗?"	患者转变了态度,有了生的希望,但又提出新的疑虑
两天后,医生已和张先生和他太太谈过有关手术的事	护士提供更多的信息
护士:"张先生,早上好!"	护士问候的语言启动交谈
患者:(微笑)"小李护士,你早啊! 我已经决定要接受开刀了。"	患者说出自己的决定,还是想从护士这儿再次得到心理支持
护士:"哦,那是对的,您好像非常满意自己的决定。"	患者鼓励患者及时作出决定,对病人能积极地治疗态度表示赞成
患者:"是呀! 虽然还是有点担心,但只要有治愈的希望,我不会放弃的。"	护士鼓励患者及时作出决定,对病人能积极地治疗态度表示赞成
护士:"您这么说,我听起来,真的很高兴。您这么快就从疾病的阴影中站了起来,真让人佩服。"	患者对疾病的治愈充满信心
患者:"小李护士,谢谢你! 在我最沮丧、意志最消沉的时候,你给我支持和鼓励,让我重新有了战胜疾病的信心。真庆幸你是我的责任护士。"	护士及时给患者鼓励,帮助患者早日战胜疾病
	患者由衷地感谢护士给予的帮助
护士:"张先生,我也很高兴能帮助您。祝您手术顺利,早日康复。"	护士用自身良好的素养、适时的语言,赢得患者的信任和感谢

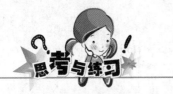

1. 护理治疗性交谈的完整过程可分为几个阶段?

2. 案例分析

陈女士,30多岁,教师,因突发车祸失去一条腿,现伤口已痊愈,准备出院回家休养。陈女士的爱人是位军人,长年在外地部队工作,婆婆因脑血栓后遗症,行动不便,公公也是常年生病,女儿上小学三年级。平时主要由陈女士照顾公婆和孩子。陈女士性格坚强、豁达,住院期间,情绪较稳定。现同室病友匆匆忙忙来到护士站,告诉护士,说陈女士在那里痛哭流涕,怎么也劝不好,让护士过去看看……

对以上案例进行评估,运用沟通技巧,设计与陈女士的沟通策略。然后在四人小组内进行角色模拟。

3. 陈先生,69岁,患慢性支气管炎、冠心病二十余年,一直服药控制病情。三个月前因阵发性房颤转为持续性房颤,发病后住院治疗十天又转为左心衰竭进行抢救,现病情稳定。医生向患者及其家属介绍了置换人工二尖瓣的情况,患者家属主张患者及早接受手术,医生也同意择期手术。患者犹豫不决,这几天,饭也吃不下,心神不宁,入睡困难,易惊醒,并一直重复问医护人员手术的危险情况。患者看上去很痛苦,神情疲倦、紧张,皱眉叹气,说话频率加快、急促。

请对陈先生的情况进行评估,写出陈先生的"表面想法"、"情感流露"以及"潜在愿望"是什么。然后设计一段交谈,在四人小组内交流及评议。

（陈　文）

第九章 护理工作中的非语言沟通

学习目标

1. 掌握非语言沟通的主要形式,并能熟练应用到护士实践中去。
2. 熟悉护士非语言沟通的基本要求。
3. 了解非语言沟通的基本知识。

有效的沟通是人际交往的润滑剂,和谐的护患关系离不开良好的沟通。人际沟通的形式分为语言沟通和非语言沟通两种,前一章我们介绍了语言沟通,这一章我们重点为大家介绍非语言沟通的相关知识。

第一节　非语言沟通的基本知识

一、非语言沟通的含义和起源

（一）非语言沟通的含义

非语言沟通是相对于语言沟通来说的,它是指不以自然语言为载体,而是通过身体动作、体态、语调、仪表、服饰、神情等非语言信息作为沟通媒介进行的沟通过程。非语言沟通是语言沟通的自然流露和重要补充,它能够使沟通信息的含义更加明确、丰富、完整。

（二）非语言沟通的起源

非语言沟通起源于自然因素和社会因素两个方面。

1. 自然因素　在原始社会,生存是人的最基本的需要,作为个体生命的人,除了要吃穿住之外还需要抵御自然和猛兽的侵袭,而在这些侵害面前,个人显得十分势单力薄,需要和别人协作时,人们就会自觉、不自觉地通过表情、语言、手势或者全身的动作进行交流。在语言产生之前人们就学会了非语言沟通能力,这种沟通能力是人类有史以来就具有的一种本能反应,出于人的一种本能的外部表现。这些不自觉的身体动作往往是真情实感的自然流露,代表着一定的非语言信号,成为维系人们之间基本的交流手段,很多得到广泛认可的非语言延续至今。

2. 社会因素　非语言沟通往往还与社会因素有关。外部环境、文化特色对个人的非语言沟通也有影响,它与文化的内涵是紧密联系在一起的。人的非语言行为是一种符号,能传递一定的信息,能为处于特定文化的人们所理解和接受。就像我们点头一般表示同意,摇头表示不同意,而在非洲的一个国家恰恰相反,点头表示不是,摇头表示是。我们弯起食指手指表示数字"9"的含义,而在日本这样的手势表示偷盗。这样的非语言信号表达的不同含义往往与社会文化有关。

二、非语言沟通的特点

(一) 真实性

非语言沟通往往是一种对外界刺激的直接反映,非语言行为往往是非意识所能控制的,是一种本能与自然的体现,我们称为非语言沟通的无意识性。

由于语言信息受理性意识的控制,容易作假,非语言沟通则不同,非语言沟通大都发自内心深处,极难压抑和掩盖。尽管非语言沟通没有语言沟通表达清楚明确,但它往往比语言沟通的信息更真实,因为它更趋向于自发和难以掩饰。所以要了解说话人的深层心理,即无意识领域,单凭语言是不够的,人的动作会比语言更能表现出人的真实情感。非语言沟通往往更为真实,避免"口是心非"的现象。

正如弗洛伊德所说,没有人可以隐藏秘密,假如他的嘴唇不说话,则他会用指尖说话。一个人的非语言行为更多的是一种对外界刺激的直接反应,基本都是无意识的反应。例如,与自己不喜欢的人站在一起时,保持的距离比与自己喜欢的人要远些;有心事,不自觉地就给人忧心忡忡的感觉;人在撒谎的时候,控制不了自己的脸红心跳;某人说他毫不畏惧的时候,他的手却在发抖,那么我们更相信他是在害怕。

(二) 情境性

与语言沟通展开于特定的语境中一样,非语言沟通也展开于特定的情境中,情境左右着非语言符号的含义。我们要联系非语言沟通产生的情境去进行确切真实的理解。相同的非语言符号,在不同的情境中,会有不同的意义。同样是流泪,可能是因为"喜极而泣",也可能是因为"悲痛欲绝",两种完全对立的情感。同样是沉默,有可能是表示同意默许,也有可能是不予争辩。非语言沟通一般不单独使用,不能脱离当时当地的条件、环境背景、包括与相应语言情境的配合,只有那些善于非语言符号与真实环境背景联系起来的人,才能使非语言符号运用的准确、适当。

(三) 差异性

非语言沟通往往还会打上个人特色的烙印,具有个性化特点。一个人的肢体语言,同说话人的性格、气质是紧密相关的,爽朗敏捷的人同内向稳重的人的手势和表情肯定是有明显差异的。每个人都有自己独特的肢体语言,它体现了个性特征,人们时常从一个人的形体表现来解读他的个性。比如,在握手时,性格刚毅的人就会握得有力,性格爽朗的人就会握的热情。但是也应该注意到非语言沟通具有一定的文化差异性,就如在欧洲一些国家,人们用拥抱和亲吻来表达对他人的友好和热情,但是亚洲国家往往不太习惯,而更习惯用握手来表达相同的情感。因此我们在跨文化的语言沟通中,要注意一定的差异性,避免不必要的误会。

(四) 广泛性

1970 年,英国的心理学家阿盖依尔等人的研究表明,非语言沟通传递的信息量是语言沟通传递量的 43 倍。非语言沟通的应用是极为广泛的。人的非语言行为是一种符号,能传递一定的信息,能为处于特定文化的人们所理解和接受。非语言沟通可跨越语言不同的障碍,即使是不同国家的人们语言不通,也能用非语言的信号进行交流沟通。所以非语言信息往往比语言信息更富有感染力。人类先天遗传的非语言因素基本相似,比如喜、怒、哀、乐、惊、恐等基本表情,攻击和防卫的姿态,爱恋或厌恶的神情等等,是全人类都能发出并理解的。人们用微笑握手表示友好的情感,用鼓掌来表示赞美,这些在全世界的范围内都是一样的,也都说明了人类的非语言沟通的共同性。

（五）持续性

非语言沟通是一个持续不间断的过程。在一个沟通的过程之中,非语言沟通的信息传递自觉不自觉地贯穿始终。可以说,从沟通开始,沟通的双方就开始了持续的非语言沟通。双方的非语言仪容仪表等就传递着信号,双方的距离动作就显示着关系。

在人类沟通的过程中,几乎每个人从小就自觉不自觉地学会了非语言沟通的能力,这种沟通能力的获得是人类有史以来就有的一种本能,它随着年龄的增长也在持续不断地发展。人类产生后,就开始了人与自然界及人与人之间的沟通活动,这种非语言沟通是人们在语言符号产生之前最重要的沟通形式。随着人们的实践活动的发展,社会的进步和人际交往范围的扩大,人们的非语言沟通能力也不断得到丰富和发展。非语言沟通的应用也越来越广泛。即使在语境差异很大的环境里,人们也可以通过非语言信息了解对方的想法和感觉,实现有效沟通。

三、非语言沟通的作用

知 识 链 接

非语言的寓意

王护士是张小姐的责任护士,今天张小姐来找王护士谈谈,王护士陪着张小姐谈话的时候一边说:"您说您说,真高兴您能告诉我",一边不停地看手表,王小姐便起身告辞了,之后再也没有找过王护士聊天。

（一）验证信息

由于疾病的突然降临,会使患者及其家属产生相当大的心理恐慌和不安,常会出现"言行不一"的现象,他们也会特别留心周围的环境和护士的非语言行为。为减轻患者这种心理压力,作为一名护士,要注意自身的语言和非语言表达。比如说,当一个肿瘤患者在焦急地等待检查结果时,可能会通过护士说话时的面部表情来捕捉一些信息,以验证检查结果的好坏;在手术室外等待的患者家属,他们往往通过医护人员的步伐、面部表情以及说话的语气来判断亲人在手术室里的安全度。有时,护士的一个很小的助人动作,就能验证爱心。对患者轻轻抚摸是一种无声的安慰,可以稳定情绪;倾听患者谈话时给予关注的眼神,传递出爱护和同情;在操作时精神集中,动作敏捷,给人以精干和娴熟之感。

同样,患者在观察护士的同时,护士也应留意患者的语言和非语言所传递的信号是否一致,以掌握患者的真实心理反应。如果一个患者说:"没关系,不疼"。但是额头上全是汗,并且用手捂住肚子,其动作表情很明显是非常疼痛。人们使用自己的语言沟通时,附带有相应的表情和其他非语言符号。护士应特别注意仔细观察,鼓励患者说出实情,以免发生意外。

非语言行为所包含的信息常常是在不知不觉中反映出来的,是人们内心情感的自然流露,它所传递的信息更具有真实性。因而,正确判断一个人的真实思想和心理活动,要通过观察他的非语言行为,而不只是听他的有声语言,因为有声语言有时会掩饰真实的情况。当非语言信息验证了语言信息时,才会出现有效沟通。

(二)表达情感

人们在进行沟通和交流的时候,会不自觉地产生非语言的表情、行为信号,这些信号经常是人们真情实感的直接表露。患者及其家属会通过非语言信号来传递他们内心的真实状况,当看到护士给亲人打点滴时未能一针见血,患者家属紧锁双眉,表达自己的不满;当一位母亲坐在患儿床边,紧紧握住孩子的手,两眼含着泪,传递母亲内心的焦虑和悲伤。

护士也会常常通过面部表情、目光、手势、形体动作来表达愉快、悲哀、惊讶、恐惧等情感,表达他们内心的状况。当护士看到患者被伤病折磨而痛苦不已的时候,眼眶不自觉地红了;当护士送康复的患者出院,不由自主地露出会心的微笑。护理人员抚摸小儿表示关爱,紧握分娩产妇的手表示安慰。虽然不说一句话,没有一个字,通过这种非语言的沟通,起到了交流感情的作用。

(三)调节互动

非语言沟通有时可以替代语言沟通,起到沟通双方调节互动行为的作用。在医护之间、护士和患者及其家属之间的沟通中,存在着大量的非语言暗示,如点头、皱眉、降低声音、靠近或远离对方等,都传递着一些不必开口或不便明说的信息,调节着双方的互动行为。比如,在手术台上,医生的一个眼神,护士即刻心领神会;对艾滋病人一个安慰的触摸,就可以传递你的热情与友好。再如,当护士向患者做健康宣教时,患者目光与你接触并频频点头,说明他在专注地听讲,你可把握时机继续宣讲;假如该患者长时间不看你或不断地摆弄自己的衣服,则表示有干扰或不愿听下去,这时,就必须改变话题,重新提起患者的兴趣。护患交谈中,患者突然降低声音并凑近护士的耳朵,便表示谈话的内容比较隐蔽,不愿被第三者听到,则护士也应降低声音加以响应。沟通双方诸如此类互动行为的调节,经常不由语言表明,而靠非语言暗示来传递。

(四)显示关系

由于每个沟通都隐含着内容沟通和关系沟通,因此每条信息总是由内容含义(说什么)和关系含义(怎样说)相结合而成的。内容含义的显示多用语言,关系含义的显示则较多地依靠非语言信号。例如,护士进病房时应叩门,表示对患者隐私的尊重;护士在和患者交谈时,如果患者是躺在床上,为了表达诚意,护士应坐在床边的椅子上,遇到听力不好的患者,护士应弯下腰,附在患者耳旁说话;如患者是坐着的,护士也应坐着,坐时,面朝向对方,上身微微前倾;如是站着和患者交谈,应根据情形保持合适的距离。无论哪种交谈,护士都应倾听患者说话,视线落在对方脸上,面部表情随患者表情的变化而变化。这些非语言表情和动作向患者传递了友好、平等的相互关系。护士在日常工作和生活里,无论是开会、行走、宴请,都存在位次排列,位次是否规范,即反映了护士的自身修养、阅历和见识,又反映了对他人的尊重、友善程度。这种身份关系的显示,靠的也是非语言信号。

四、非语言沟通的类别形式

非语言沟通的形式划分涉及非语言信号的分类。非语言信号来自于沟通者的面部表情和身体姿势,有些则来自于人体的相互触摸、空间环境等等。根据非语言信号的不同来源,可将非语言沟通类别形式分为五大类:仪表服饰、动作姿态、面部表情、人体触摸、人际距离等。我们在下一节中进行详细讲解。

第二节 护士非语言沟通的主要形式和基本要求

护士在共同参与型护理模式工作中,能够正确地识别和理解患者的非语言行为,不仅可以加强语言交流的效果,还可以增进相互间的理解,更好地服务患者。

一、护士非语言沟通的主要形式

护理工作实践中,非语言沟通的主要形式包括:仪容仪表、体态语言、面部表情、人际距离、空间环境、人体触摸等方面。其中仪容仪表、体态语言我们在第二章和第三章中已详细地进行阐述,在本部分重点为大家介绍面部表情、人际距离、空间环境、人体触摸等非语言沟通的形式。

(一)面部表情

面部表情是人体语言最为丰富的部分,是人的内心情绪的流露,人的喜怒哀乐都可以通过表情来体现和反映。心理学家艾伯特通过一系列实验后提出了一个著名的公式:交流的总效果＝7％的语言＋38％的音调＋55％的面部表情。面部表情最主要由目光和微笑来体现。

1. 目光　目光,就是眼睛神采、眼光,通常也称之为"眼神"。孟子曰:"存乎人者,莫良于眸子,眸子不能掩其恶,胸中正,则眸子瞭焉,胸中不正,则眸子眊焉,听其言也观其眸子,人焉廋哉。"眼睛是人心灵的窗户,是人体发射信息最主要的器官,因此目光是一种更含蓄、更微妙、更有力的语言。目光持续的时间、目光的注视角度等许多细小的变化和动作都能发出信息,能明显、自然、准确地展示自身的心理活动。

(1)目光的作用:眼神是传递信息十分有效的途径和方式,不同的眼神可起到不同的作用。在人际沟通中,目光语可以表现多种感情,根据情境不同,既可表示情意绵绵,暗送秋波,也可以表示横眉冷对、寒气逼人等。目光语通常有以下几种作用:

①表达情感:目光具有忠实地反映出表达者的情感的作用。目光能够最直接、最完整、最深刻、最丰富地表现人的精神状态和内心活动,它能够冲破习俗的约束,自由地沟通彼此的心灵,能够创造无形的、适宜的情绪气氛,代替词汇贫乏的表达,促成无声的对话,使两颗心相互进行神秘的、直接的窥探。目光可以委婉、含蓄、丰富地表达爱抚,或推却、允诺,或拒绝、央求,或强制、讯问,或回答、谴责,或赞许、讥讽,或同情、企盼,或焦虑、厌恶,或亲昵等复杂的思想和愿望。目光能够恰当地表达人的许多情感,如悲痛、欢乐、委屈、思念、温柔、依赖等。一般而言,沟通双方正眼视人,显得坦诚;躲避视线,显得心虚;若斜着眼,显得轻佻。瞳孔也可以反映人的心理变化:当人看到有趣的心中喜爱的东西时,或人在恐惧时,瞳孔就会扩大;而看到不喜欢的或者厌恶的东西,瞳孔就会缩小。

②调控互动:目光具有调控互动的作用,是一种双向的交流。沟通双方可以通过目光判断其对谈话主题和内容是否感兴趣、对自己的观点和看法是否赞同。

护患沟通是护士与患者之间的一种面对面的互动。这种面对面的互动,双方可以进行"视觉交往"。患者往往可以通过护士的眼神加强对其语言和情感的理解。护士在为服务对象实施护理的过程中,对手术后病人投以询问的目光,对年老体弱者投以关爱的目光,对进行肢体功能锻炼的病人投以鼓励的目光,而对神志清醒的不合作的病人投以责备、批评的目光。此时的目光就起到了调控和互动的作用,能使病人感到愉快,得到鼓励,或产生内疚。同样,患者一个赞许的目光,可使护理人员消除身体疲劳,感受到自身工作的价值。

③显示关系:目光不仅能显示人际关系的亲疏程度,还可以显示人际间支配与被支配的地位。一般说坦然、亲切、和蔼、有神的目光,自然就表达出和谐的人际关系;纠结、愤怒、哀怨、无助的目光,不自觉就表达出疏远的人际关系。

在护患沟通中,与患者交谈时,目光注视对方,会给人一种尊重、重视的感觉。护士温和的眼神可使新入院的患者消除紧张的心理,关爱的眼神可使孤独的患者感到温暖,镇静的眼神可使危重患者有安全感,凝视的眼神可使患者感到时刻受关怀,安详的眼神可使濒死的患者放松对死亡的戒备。

(2) 护士目光交流技巧:恰到好处地运用目光是一种艺术。护士温和亲切的目光就如春风化雨让患者感受到宾至如归般的温暖,从而增添战胜疾病的信心。当然,目光的交流也需要技巧和教养,对于护士,在运用目光时特别要注意以下几点:

①注视部位

第一,公务凝视:这个区域是以两眼为底线、额中间为顶角形成的一个三角区。这种注视范围较窄,显得比较严肃郑重,用于公务活动中的谈判、向上级请示汇报工作等场合。在公务交谈时,如果你看对方的这个地方就会显得严肃认真,对方也会觉得你有诚意(图9-1)。

第二,社交凝视:这个区域是以双眼为上线、唇心为下顶点所形成的倒三角形区域。这种目光带有一定的感情色彩,亲切友好,适用于各种社交场合。通常在社交场合使用这种凝视,能给人一种平等而轻松的感觉,营造出一种良好的社交气氛,利于双方交流(图9-2)。

第三,随意凝视:这种注视的范围比较大,从眼睛到上半身都可注视。这种目光比较随意,有时甚至是热烈的,所以只能用于亲朋好友与恋人之间。随意凝视的时候,尽量不要凝视对方头部、胸部、臀部、大腿、脚部和手部。注视那些"禁区",容易引起对方强烈的反感(图9-3)。

第四,亲密凝视:这种注视视线停留在两眼与胸部的三角区域,被称为近亲密凝视,多用于朋友间或者关系比较亲密的人之间的交谈。非亲密关系的人不应使用这种凝视,以免引起误解(图9-4)。

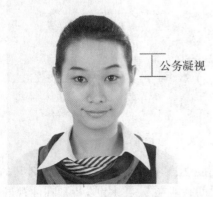

图9-1 公务凝视

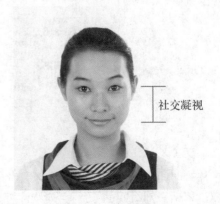

图9-2 社交凝视

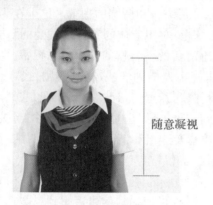

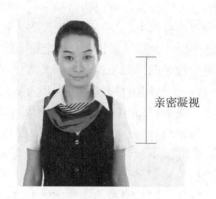

图 9-3 随意凝视　　　　　　　图 9-4 亲密凝视

②注视角度:护士注视他人时,目光的角度,即其发出的方向,是事关与交往对象亲疏远近的一大问题。注视患者的常规角度有:

第一,平视:即视线呈水平状态,它也叫正视。一般适用于在普通场合与身份、地位平等之人进行交往。在一般的护理工作中可以经常使用(图 9-5)。

第二,斜视:就是斜着眼看。一般较少使用,使用斜视是表示对人的一种不尊敬和轻视,往往不利于友好交流(图 9-6)。

第三,仰视:即主动居于低处,抬眼向上注视他人。它表示尊重、敬畏之意,适用于面对尊长之时(图 9-7)。

第四,俯视:即抬眼向下注视他人,一般用于身居高处之时。它可对晚辈表示宽容、怜爱,也可对他人表示轻慢、歧视。在使用时要注意,护士与患者交流时候目光俯视,容易让患者产生护士傲慢和居高临下之感,更让人缺乏信赖感和良好的沟通感(图 9-8)。

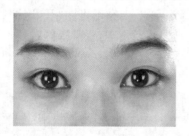

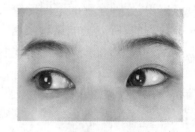

图 9-5 平视　　　　　　　　　图 9-6 斜视

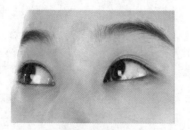

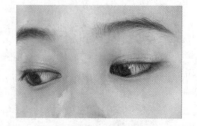

图 9-7 仰视　　　　　　　　　图 9-8 俯视

③注视时间:护患沟通中,护士与患者的目光接触的时间不少于全部谈话时间的 30%,也不超过谈话全部时间的 60%。连续注视对方时间一般在 5~7 秒钟,特别在注视异性时不

可超过 10 秒钟,否则将引起对方无端的猜测。必须根据所交际对象和场合把握好注视的时间。自始至终地注视对方是不礼貌的。依据注视时间的不同,具体划分有以下四种:a. 表示友好——注视对方时间,占全部相处时间的 1/3 左右。b. 表示重视——把目光投向对方,占相处时间的 2/3 左右。c. 表示轻视——目光游离,注视时间很短,不到相处时间的 1/3。d. 表示敌意或兴趣——目光始终注视着对方,注视对方的时间超过相处的 2/3。

2. 微笑　泰戈尔说:"当他微笑时,世界爱了他"。微笑是人际交往的润滑剂,它可以迅速缩短交际双方的心理距离,体现人与人之间融洽的关系。微笑可以跨越民族国家,表达尊重与爱,沟通人们的心灵,缓解紧张的空气,给人美好的享受。护士的微笑对患者的安抚作用胜过十剂良药。饱受病痛折磨的患者看到护士的微笑,会感到一派生机,增添与疾病斗争的勇气。

知 识 链 接

小周护士的微笑有什么作用?

献血屋前,市民老张在看挂在门口的宣传板。护士小周迎上去(微笑):"您好,愿意了解献血吗?"老张(疑惑):"是的,可我担心会对身体有影响。"小周(始终是微笑着):"健康人适量献血,对身体不会有影响的。"接着小周请老张坐下喝水,并发给老张一些宣传本,然后和医生一起介绍。老张做了相关检查后,躺到献血椅上开始接受献血了。

(1) 微笑的种类

1) 按表达感情来划分

①真诚的微笑:具有人性化的、发自内心的、真实感情的自然流露。

②信服的微笑:带有信任感、敬服感的内心情怀的面部表示,或是双方会心的淡淡一笑。

③友善的微笑:亲近和善的、友好的、原谅的、宽恕的、诙谐的轻轻一笑。

④喜悦的微笑:成功或胜利后的高兴、愉悦心情的自然流露。

⑤娇羞的微笑:羞答答、文静静,面含羞、浅浅笑。

⑥职业微笑:服务行业或其他一些临时性宣传、表演职业,保持微笑是起码的要求,无论心情好坏,无论自己有没有微笑的动因,都需要自觉地面带笑容,职业的需要,长期就形成了习惯;有时竟技场上负于对手也需要高雅的职业姿态的微笑。

2) 按照微笑的度数来划分

①0°微笑:自然面容,适用于会议等场合(图 9-9)。

②1°微笑:含笑,目光柔和,肌肉放松,适用于迎候、等候(图 9-10)。

③2°微笑:嘴角往上,脸部肌肉上提,眼角露出笑意,适用于注目礼,目光交接,倾听(图 9-11)。

④3°微笑:露 6～8 颗牙齿(上牙),眼部笑意明显,适用于表达沟通(图 9-12)。

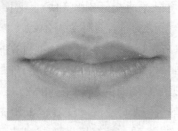
图 9 - 9　0°微笑

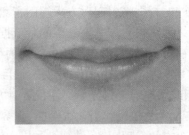
图 9 - 10　1°微笑

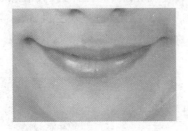
图 9 - 11　2°微笑

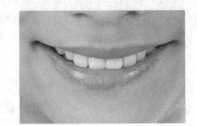
图 9 - 12　3°微笑

（2）微笑的作用

①传情达意：微笑具有传情达意的作用。微笑有一种感染人的积极力量，富有自信的微笑更能打动人。微笑会给人和善、乐观向上、自信的印象，容易让人产生信任感。护士给予手术前紧张的患者一个微笑，表达安慰让其舒缓情绪；护士给予新入院患者一个微笑，传递友好让其放松心情。

②改善关系：微笑还具有改善关系的作用。微笑能够拉近人与人之间的心理距离，面带微笑是进行人际交往的有效的通行证。一个经常对患者微笑服务的护士往往会收到患者的喜爱与好评，而技术高超但始终板着脸的护士会给患者很难接近的感觉。尝试着经常对患者微笑，能够改善护患关系。

③优化形象：微笑还有一个作用就是优化形象。一个训练有素的职业人往往具备自己的职业形象，职业的微笑会帮助我们给服务对象留下一个良好的印象。我们一直提倡的微笑服务就是指服务员以真诚的笑容向客人提供服务；同时也反映出一个服务人员的美好心灵和高尚情操。

④促进沟通：微笑服务贯穿护理工作始终。它可以使服务对象的需求得到最大的精神上和心理上的满足。一个微笑可冰释误会，使怒气消除；两个冲突的个体，如果出现了微笑，也就减缓了将爆发的紧张气氛。微笑，并不仅仅是一种表情的表示，更重要的是与患者感情上的沟通。当你向患者微笑时，要表达的意思是："见到您我很高兴，愿意为您服务。"患者对于你的语言也更容易接受，微笑就能够促进护患之间的沟通。

（3）护士的微笑艺术

①真诚：护士的微笑一定要真诚，发自内心。真诚的爱患者，只有心与心的交融，心与心的碰撞，才会起到事半功倍的效果。人对笑容的辨别力非常强，一个笑容代表什么意思，是否真诚，人的直觉都能敏锐判断出来。所以，当你微笑时，一定要真诚。真诚的微笑会让对方内心产生温暖，引起对方的共鸣，使之陶醉在欢乐之中，加深双方的友情。只有真诚的微笑才会自然，才能赢得患者的满意，才能够打动患者。

②自然：在人际交往与沟通中，要笑得自然。微笑是美好心灵的外观，微笑需要发自内

心、渗透情感,才能笑得自然、笑得亲切、笑得得体。切记不可故作笑颜。发自内心的微笑,才是最自然的。微笑时面部肌肉放松,嘴角微翘,要做到口到、眼到、神到、笑眼传神,这样的微笑才能扣人心弦。

③适度:微笑艺术一定要掌握适度原则。包括微笑的时机、场合、环境都要适度。微笑向患者致歉,会消除患者的不满;微笑接受患者的批评,表现了护士的大度;微笑婉拒患者,代表护士的修养。但当患者悲伤、沮丧、激动时,您的微笑不仅起不到服务功效,反而会伤及服务对象,引起他们更加的不满。

（二）人际距离

在社会生活中,每个人都有一个活动范围圈,这个范围圈就是使人感到必须与他人保持的间隔距离。在日常生活中我们时时可以感受到这一点,当陌生人距离自己过近的时候,人们常常感到不舒服。在护患交往的时候要注意保持适当的距离,距离过远会使得护患关系疏远,不利于沟通;距离过近有时会使得患者感觉隐私受侵犯,也使沟通产生不畅。美国心理学家爱德华·霍尔在人类领域学的研究中,对人际交往双方的距离,以简单"运动范围"分析法将距离分为四个区域,即:亲密距离、个人距离、社交距离、公共距离。

1. 亲密距离(15~50 cm)　通常用于父母与子女之间、恋人、亲密朋友之间,在此距离上双方均可感受到对方的气味、呼吸、体温等私密性刺激。

（1）密切距离——接近型(15 cm):这是为了爱抚、安慰、保护而保持的距离,是双方关系最接近时所具有的距离。这时语言的作用很小。

（2）密切距离——较近型(15~50 cm):这是伸手能够触及对方的距离。是关系比较密切的同伴之间的距离;也是在拥挤的公共汽车中人与人之间不即不离的距离。

在医疗护理工作中,为患者检查身体、手术、做各项医疗和护理处置时,需要这种距离,才能明确诊断,达到治疗和护理的目的。这是一种专业技术上的需要。

2. 个人距离(50~120 cm)　此时,人们说话温柔,可以感知大量的体语信息。这是人际间稍有分寸感的距离,较少直接的身体接触,但能够友好交谈,让彼此感到亲密的气息。一般说来只有熟人和朋友才能进入这个距离。

在临床护理中,护士用此距离向患者介绍护理方案、术前术后指导、健康教育、心理咨询或征集对护理工作的意见等。

3. 社交距离(1.2~4 m)　这是一种社交性或礼节上的人际距离,用于具有公开关系而不是私人关系的个体之间,如上下级关系、顾客与售货员之间、医生与病人之间等。这种距离给人一种安全感,处在这种距离中的两人,既不会怕受到伤害,也不会觉得太生疏,可以友好交谈。

在医疗护理工作中,护士参加科主任查房、护理教学查房或到每个病区做集体卫生宣教都选用这个距离。

4. 公众距离(4 m以外)　用于进行正式交往的个体之间或陌生人之间,这些都有社会的标准或习俗。这时的沟通往往是单向的。

（1）公众距离——接近型(4~7.5 m):如果保持4 m左右的距离,说明说话人与听话人之间有许多问题或思想待解决与交流。

（2）公众距离——远离型(7.5 m以上):这是讲演时采用的一种距离,彼此互不相扰。这种距离既不会遥不可及,又能够保持神秘感。

在护理活动中,学术报告、讲课、各种大中型会议等应用此距离。

护士了解了交往中人们所需的自我空间及适当的交往距离,就能有意识地选择与患者交往的最佳距离,更好地进行人际交往。

（三）空间环境

空间环境是指人们自身因素之外的环境因素传递沟通信息的过程。空间环境一般指物理环境,如沟通场所的设计、布局、布置、光线等,它能向人们传递许多非语言信息。在这里我们以医院的环境布置为例,介绍空间环境。

1. 儿科病房　儿科病房的设立一般在四层以下。儿科的设立,一切都必须以小患者的需要为前提,以医院所提供的服务为依据,并结合儿童的特点。合理的功能,益于儿童身心康复的环境是所有儿科病房设立的出发点。所以目前各大医院儿科病房设立的重点是功能流线的安排和环境氛围的营造。在墙面、配饰、人物等配景处理上,用鲜艳的色调与色块,专门搜集一些手绘形式的卡通画、配景树木和人物。护士的服装也与儿科病房布置相匹配:粉红色、碎花等护士服图案使得儿童不再惧怕白大褂。这些环境装饰让患病儿童喜欢儿科,让他们觉得医院不再可怕,而是像游乐场一样亲切,从而拥有一个良好放松的情绪来配合治疗（图 9 - 13）。

2. 手术室　手术室是为患者提供手术及抢救的场所,是医院的重要技术部门。手术室应设在安静、清洁、便于和相关科室联络的位置。手术室一般分为无菌区、相对无菌区、非无菌区。准备手术的患者往往都精神紧张、焦虑、担心,为了为患者营造一个安静的手术环境,手术室墙面和天花板都采用隔音、坚实、光滑材料;颜色采用淡蓝、淡绿,因为这样的颜色可以起到镇定的作用;手术室内的设备全都整理整齐放在消毒柜中,给患者一种准备充分、井井有条的安全感。医院利用空间语言来为准备手术的患者缓解紧张心理（图 9 - 14）。

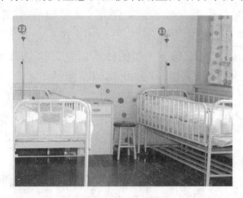

图 9 - 13　儿科病房

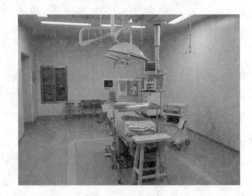

图 9 - 14　手术室

3. 输液大厅　输液大厅的设立一般在宽敞明亮、楼层也不会太高的地方。输液大厅要求宽敞、明亮、舒适、极富人性化。输液的患者往往身体不适,并且输液的过程持续很久,所以输液大厅一定要保持清洁、卫生、安静整洁、舒适、方便,用非语言的环境使得患者保持一种平和的心情接受输液治疗（图 9 - 15）。

4. 门诊大厅　门诊是医院面向社会的窗口,是医院工作的第一个环节,是人流汇集最多的地方,是患者办理各种手续的地方,也是患者进出的交通枢纽。门诊部每天都要接纳大量的病人,门诊大厅安排应分工明确,指示到位,交通方便。门诊大厅空间环境的品质会影响病人的健康、情绪等一系列的问题（图 9 - 16）。

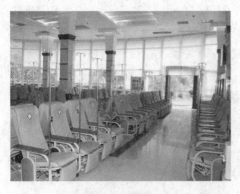

图 9-15　输液大厅

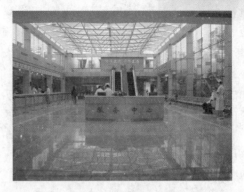

图 9-16　门诊大厅

5. ICU 病房　因为 ICU 病房的患者与普通病房的患者情况不同,因此,从病房格局设计、环境要求、病床功能、周边设备都与普通病房不同。在这里的患者很多都是长时间入住,甚至还有重症昏迷患者,所以 ICU 病房一般设计成环形或扇形,医护人员的工作室处于监护室的中心,并仅用玻璃门窗相隔,内外一目了然,室温一般都在 24±1.5 ℃。这等于向重症患者传递了这样的信息,你们都在医护人员的有效监护下,一旦出现问题,可以得到立即救护和处理(图 9-17)。

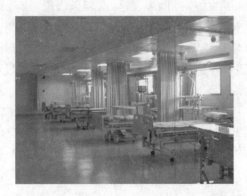

图 9-17　ICU 病房

（四）人体触摸

人体触摸是非语言沟通的特殊形式,其传递的各种不同的信息,是其他沟通形式所不能替代的。在医疗护理中,触摸与护理关系密切。

1. 触摸种类

(1)职业性:第一类触摸我们称之为职业性触摸,该种触摸是来源于工作的需要。就如护士对某些患者采用的触摸方式。对新入院患者,可站在患者一旁,握住患者双手,摸摸脉搏,披披被子,使患者感到护士对他的重视、关心、体贴,消除顾虑和不安,增强治疗的信心和勇气。对神志不清的老年患者,触摸能使他们对外界的刺激变得灵敏,使失灵的感觉器官得到补偿,长期坚持触摸,患者的反应会大大提高。对患脑功能疾病而不能正常使用语言的患者,护理人员采用握手、拍肩、抚额等方式,可将患者引导到能够正常使用语言交流,敢于面对交谈的程度。

(2)礼貌性:第二类触摸我们称之为礼貌性触摸,该种触摸主要是出于礼貌的触摸。如第一次见面的握手,就是礼貌性的触摸。一般说来,礼貌性的触摸往往表示友好,是一种交流,可以沟通原本隔膜的情感,可以加深双方的理解、信任,可以表示一方的尊敬、景仰、祝贺、鼓励,也能传达出一些人的淡漠、敷衍、逢迎、虚假、傲慢。

（3）友爱性:第三类触摸我们称之为友爱性触摸,该种触摸往往是用在同事、朋友、伙伴之间。友爱性触摸没有国度、民族、性别和年龄等差别的限制,相互理解信任,相互支持帮助和志趣相近的人际关系双方或多方,在相互触摸过程中均可自然流露出亲切的情感。如重逢的友人紧紧的拥抱,或对行动不便的人的搀扶。

（4）情爱性:第四类触摸我们称之为情爱性触摸,往往用于亲人之间、情人之间。情爱性触摸是包含尊敬、友谊、同情、喜悦、恭敬、依恋、体贴等多种高级情感的体验。如孩子喜欢依偎着亲人。

2. 触摸作用

（1）有利于儿童的生长发育:在人类感觉器官中,最早的发育是触觉,儿童通过触摸获得情绪上的满足,感觉到安稳、舒适、温馨和喜悦,更可以感受到父母亲的疼爱和关怀。所以,适当地给予孩子温柔的抚摸,不但可以刺激儿童感觉器官的发育,也可以增进儿童的生理成长和神经系统反应,更可以增加孩子对外在环境的认知,在触摸的过程中,也加深亲子之间的浓厚感情。可以帮助提高儿童的睡眠品质、促进肠胃蠕动、有助他们情绪的稳定,还可以刺激他们的听觉视觉。

（2）有利于改善人际关系:触摸有助于表达,有利于沟通,从而能够很好地改善我们的人际关系。科学家帕斯曼等人通过严格的实验研究发现,人不仅对舒适的体触感到愉快,而且会对体触对象产生情感依恋。我们仔细观察一下自己或周围的孩子就会发现,孩子与谁的身体接触最多,对谁的情感依恋就最强烈、最深刻。在人际沟通过程中,沟通双方的触摸程度可以反映双方在情感上的接纳的水平。

（3）有利于传递各种信息:触摸还有助于传递各种信息,可以加强语言表达的信息,可以表达语言所不能表达的信息。当护士为患者测血压、进行皮肤护理时的触摸,握住患者手臂、搀扶他前行时的触摸,给患者发出了这样的信息"我在关心你,我在帮助你"。触摸可以减少孤独感,可以使不安的人平静下来。在重症监护病房,触摸可使与家属失去联系的患者感到医护人员就在身边,关心照料他们。

3. 触摸在护理工作中的运用

（1）健康评估:在护理工作中触摸的健康评估作用渗透方方面面,比如护士为新入院的患者,通过测量生命体征、皮肤检查、淋巴结检查、胸腹部听诊、触诊、叩诊等职业性体触获得第一手健康资料,为护理诊断提供依据。

（2）心理支持:触摸往往还能够起到心理支持的作用,可以传递支持、关心、理解、体贴、安慰等。例如,患者焦虑、恐惧时,护士轻轻触摸其肩部,表示对患者的心理支持;患者在做手术时,轻轻抚摸患者的上肢,可以分散患者注意力,减轻患者的痛苦;当患者疼痛时,护士紧握其手,并不时为她擦汗,抚摸她的头发,使患者产生安慰,甚至感觉疼痛的减轻。

（3）辅助治疗:触摸在护理工作中的辅助治疗作用主要是包括患者翻身、擦身、康复按摩、口腔护理、肌内注射、静脉输液等。当护士为瘫痪的患者擦洗身体,按摩瘫痪部位,所用到的触摸作用就是辅助治疗。研究发现,触摸可以激发人体的免疫系统,使人精神兴奋,减轻焦虑、紧张引起的疼痛,有时还能缓解心动过快和心律不齐等症状,有一定的辅助治疗作用。

4. 触摸时注意事项　虽然触摸这种非语言沟通的技巧能够很好地帮助我们与患者进行

沟通,但是使用的时候一定要恰如其分,不可滥用,否则会引起不必要的麻烦。护士在运用时,一定要保持敏捷和谨慎,特别要注意以下几点:

(1)根据情境、场合:触摸一定要根据情境和场合,在任何时候任何场合我们使用触摸进行非语言沟通的时候都要"端诚以处之"。如一位母亲坐在手术室外为手术室内车祸的儿子生命担忧而哭泣时,护士紧握着这位母亲的手,可以起到此时无声胜有声的作用。

(2)根据性别、年龄、病情:从中国传统的习惯来看,同性间触摸彼此容易取得好感。对于异性之间,触摸必须谨慎。护士在使用触摸时,要根据患者性别、年龄以及病情,如患者是位年轻异性,入住烧伤外科,这个时候护士使用人体触摸就不太合适。对方为年轻异性,使用触摸往往容易引起误会。抚摸小儿患者的头面部,可以起到消除患者紧张的作用,但是,如抚摸年龄较大的男孩的头面部,便会引起他的反感。

(3)根据双方关系的程度:触摸还必须根据双方的关系程度,选择适当的方式。如,礼节性的握手,适合社交场合关系很浅的初次见面;握手时轻拍一下对方的手背或肩部,双方关系较为亲密;如双手紧握,甚至拥抱,说明双方关系特别亲密。总之,一定选择适当的触摸方式。

二、护士非语言沟通的基本要求

(一)尊重患者

尊重患者,即将患者置于平等的位置上,使处于疾病状态的患者心理平衡,不因彼此社会、政治、宗教、职业和地位等的差异,也不因患者的疾病受到歧视。护士尊重患者的人格,尊重患者的个性心理,尊重患者作为社会人的一切权益。

(二)适度得体

护士端庄的仪容、优雅的举止、和睦的态度、亲切的眼神常常直接影响到患者对护士的信任度,影响护患之间良好人际关系的建立。比如,对对方的凝视,由于凝视部位和时间长短的不同,所反映出的心理状态也不同。交往时,笑容是必不可少的。常见的笑容有微笑、大笑、冷笑等,不同笑容反映不同的心理活动。在与患者交谈时,眼睛要注视对方,并辅助以点头、应诺、微笑等反应,绝不流露出厌烦的情绪;碰到不宜接受的事时,边微笑边摇头,委婉谢绝,不会使人感到难堪等;在操作失误时或没能满足患者的无理要求时,带着不安和谦和的表情道歉,常常能消除对方的不满。

(三)因人而异

和语言沟通一样,非语言沟通的双方也应有统一的或近似的编码系统和译码系统。这就要求双方对对方有相同或相近的理解,依赖于沟通情境和社会背景。在与患者交往中,护士应根据患者的特点,采用不同的非语言沟通方式,确保沟通顺畅进行。

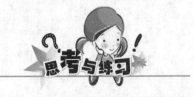

1. 什么是非语言沟通? 它的作用是什么?

2. 非语言沟通有哪些主要形式? 每种形式的要求是什么?

3. 非语言沟通的基本要求有哪些?

4. 案例：

明天王小姐就要进行胆结石手术，因为是第一次手术且为上腹部手术，王小姐十分紧张，眉头紧皱。

责任护士小代：(用柔和的目光注视王小姐)"王小姐，您好，您皱着眉头，您感觉还好么？"

王小姐："护士，明天手术我现在就开始紧张了。"

责任护士小代：(轻轻地将手放在王小姐的肩膀上)"您不要紧张，明天的手术我们全部都为您准备好了。"

王小姐：(没有力气地点点头)"嗯。"

责任护士小代：(微笑着看着王小姐拿出体温表，替王小姐擦净腋下，测量体温)"王小姐，您不要紧张，明天为您主刀的可是我们开胆结石最好的李医生，而且您这是择期手术，准备都是很充分的。"

王小姐：(用舌头舔了一下干裂的嘴唇)"所以手术应该会顺利的对吧？"

责任护士小代：(立刻倒了一杯水，将水递到王小姐手中)"当然，您放心，您今晚好好休息，不要太紧张。"

王小姐：(低头喝完水，放下杯子)"那好，我休息了。"

责任护士小代：(帮忙放好杯子，帮王小姐掖好被子)"王小姐安心休息吧，有事情请随时按铃叫我。"

王小姐：(频频点头，面上有了微笑)

（1）将学生分成 4～5 人一组，其中分为实践组和讨论组，实践组角色扮演，讨论组观看之后讨论护士小代在此案例中用了哪些非语言的沟通技巧。

（2）实践组和讨论组互换练习。

（夏和先　黄　梅）

第十章　护理工作中与特殊患者的沟通

在护理工作中,常常会遇到各种不同的患者,每个患者所患疾病不同,教育背景、文化修养、社会阅历、职业、性格都存在一定的差异,因此,其表现也是千差万别。特别是一些特殊患者,病患的年龄、疾病的种类以及病程都不相同,这就需要护士了解其特点、需求,应用沟通技巧,灵活地与患者沟通。

第一节　与特殊年龄阶段患者的沟通

一、与老年患者的沟通

【情景1】

上午10:00左右,6床的呼叫器响起,护士立即奔至患者刘大娘的床旁进行询问。

护士:大娘,您好,您刚按响床头呼叫器,您哪里不舒服吗?

患者:我感觉身上痛。

护士:(专注地说)大娘,您能告诉我痛的地方吗?指给我看看就可以了。

患者:我感觉全身都痛。

护士:有多长时间了,是怎么样的痛呢?

患者:刚刚开始痛,突然就痛了,您快帮我喊医生过来看看吧。

护士:好的,大娘,您坚持一下,我现在就去找您的主管医生。(并安排其他护士,在床旁观察,医生片刻即到,看过病情后,开医嘱给予止痛剂注射……)

护士:大娘,您现在感觉怎么样了?

患者:好点了,但感觉胸口闷。

护士:大娘,我再请医生过来看看,您别紧张。

（医生片刻即到，查体后，发现患者病情较重，给予相应的检查及治疗后效果一般，护士把相关的急救物品放置在床旁做备用状态。）

患者：为什么要把这些东西放在这里？

护士：大娘，这里放置的都是药品，放在这里可以方便使用。

患者：难道我病得很严重吗？

护士：大娘，您多虑了，我们只是想，您不舒服的时候我们可以及时给您治疗，以减轻您的不适。

患者：我现在好好的，哪里会不舒服，难道你们希望我不舒服吗？

护士：大娘，您误会了，我当然希望您能早日康复，所以才会把这些物品放置在这里，希望您能得到最好的治疗。

家属（大娘的女儿）：护士，您不要说了，看看您都把我母亲惹生气了，我看我母亲也非常的不错，都不像生病的人，您怎么能把这些不吉利的东西放在这里呢？赶快拿走。

护士：阿姨，您好，我们在这谈话会影响到您母亲及其他患者的休息，我们到外面谈谈好吗？

患者：有什么好谈的，为什么不能在这谈，你是怕我知道什么吗？

护士：大娘，您真的是误会了，我是怕在这时间太久会影响到您的休息，您刚做完治疗，应该很累，休息一会儿您会感觉很好，我让其他护士在这陪着您，您就放心地休息吧。

家属：那就尽快谈。（随后走出至办公室）有什么说的，你就尽快说吧，我还要照看我母亲呢。

护士：我们有护士在旁边看守，您就放心吧。我主要是想和您谈谈您母亲现在的病情状况。

家属：你说吧。

护士：（取出当日的检查结果，给患者家属解释）阿姨，大娘因为是今天刚做的检查，所以现在才和您沟通，患者的病情现在不是最佳状态，我们想尽最大的努力让患者得到最佳的治疗，但是患者本身并不了解目前病情的进展情况，所以对我们的治疗上有些抗拒，还希望您能理解，能配合我们的工作。

家属：原来是这样，但我看我母亲的精神还不错啊。

护士：有很多病情进展有时候是不能看表面现象的，它的潜在的一些隐患往往让人措手不及，而且我们也是经过详细的检查，及多名医生经过分析后得出的结果。这点请您放心。

家属：既然是这样，我就理解了，那我应该怎么做呢？

护士：您母亲情绪容易激动，建议还是暂时隐瞒一下病情比较好，等经过治疗病情稳定之后，再和她进行一些沟通和解释，我觉得比较好，您觉得呢？

家属：我觉得这样不错，就这样吧。护士，谢谢您啊，刚才我说话有些急躁，还请您能谅解。

护士：没关系，阿姨，请您别放在心上。那我们现在进去一起和您母亲进行一下沟通，好吗？

家属：好的。

护士：大娘，休息一会，您感觉好点了吗？

患者：我一直都好好的，所以快把您的东西拿走。

家属：护士也是为了我们好，怕我们不能及时治疗。

护士：对呀，如果您觉得放置在这里影响您行动，那我把它推得稍微远点行吗？

患者：嗯，这还差不多，这样我心情就会好点。

护士：谢谢您的支持，我想，大娘在不久就会康复出院。

家属：谢谢您。

患者也面露微笑。

在以上案例中，护士在与患者和家属沟通中了解他们怎样的心理需求，又是运用了哪些沟通技巧，让大娘和她的家属最终接受治疗的呢？

（一）老年患者的特点

1. 失落和孤独　一方面，现代老年患者常因自己资历老、贡献大、经济好，在位时与退休后角色形成反差，因此，他们心里难免会产生失落感，进而性格比较暴躁，顺从性较差，喜欢周围的人能尊重并恭顺他们，常表现为自以为是、固执己见、独断专行、易激怒、好挑剔、责备他人。而另一方面，老年患者特别害怕孤独寂寞，在住院期间，由于生活单调，与家人及外界缺乏情感交流和心理沟通，患者常常易产生被抛弃感，因而导致性格、行为的改变。心理孤独的老年患者，多表现为固执、自尊心强、沉默寡言。

2. 恐惧和焦虑　由于老年人的各种生理功能下降，某些疾病的急性期可给患者造成巨大的心理压力。如心肌梗死，患者可因持续性剧痛而产生濒死的恐惧心理，加上住院后在饮食、休息、睡眠等各方面难以适应，日常生活规律被打乱，从而会在精神上产生恐惧和焦虑。此类患者多表现为烦躁不安、痛苦呻吟、睡眠不佳、不思饮食，只关心治愈时间及预后等。

3. 敏感和猜疑　老年患者常敏感多疑，推测猜想自己的病情是不是很严重，又怀疑医生、护士甚至家人都在对他有意隐瞒病情，周围一个细小的动作，一句无意的话语，都可能引起他们的猜疑，加重其心理负担。当患者可能出现与不治之症患者某一相似症状，就可能会产生疑心，多表现为情绪低沉、悲伤哀痛、沉默少语，甚者常常无端地大发脾气。

4. 疑老和悲观　老年人的心、脑以及其他器官趋于衰退和功能下降，会常常感到力不从心，进而产生老而无用的消极心理。若是病情反复、治疗效果不明显，他们会变得悲观甚至自责。此类患者多表现为意志消沉、精神忧郁、束手无策，常暗自伤心落泪，不愿与人交往或交谈，对治疗及疾病的转归表现漠然，不愿接受治疗和护理，消极等待着"最后的归宿"。

5. 沮丧和抗药心理　老年人往往同时患有多种疾病，如冠心病、糖尿病、脑梗死等，长期服药，饱尝疾病之苦和药物不良反应的刺激等，会让他们产生沮丧和抗药心理。

6. 忧郁的心理　忧郁症是老年患者常见的一种负性情绪，研究表明，老年住院患者抑郁症状发生率为42%，且肾内及神经内科病房患者较其他病房患者忧郁症状表现更为突出。

（二）老年患者的心理需求

1. 依存需求　老年人在退休之前，生活在大大小小的群体中，他们的交往、归属等需要多多少少都能得到一定程度的满足。而在退休之后，离开了原来的群体，与周围的人交往也少了。在这种情况下，家庭就成为他们的主要活动场所和精神寄托所在。然而由于年老体弱，大部分的时间无所事事，加上子女们也都成家立业，工作繁忙，常不在身边，因而他们很容易产生失落感和孤独感。在与他人的关系中，他们渴望在生活上给予照顾与帮助，在心理上尤其情感上能够得到温暖与关怀。

2. 自尊需求　离退休或丧失劳动力的老年人，社会角色发生了很大的改变，变化之一就是他们由供养者变成了被供养者。这个时候，他们虽然觉得自己进入老年，工作劳动能力和经济收入都不及以前，但还是希望子女像以前一样尊重自己，至少不能把自己当成未成年的孩子甚至是一个废人来看待。因此在和老年人交往过程中，言行举止都应该注意到老年人的这种心态，以免损伤他们的自尊心。

3. 求助需求 老年人随着年龄的增大，健康状况的退步，活动和生活自理能力都逐步下降，这时会越来越需要别人的帮助与照顾。这种需求如果得不到满足，他们就会产生忧郁、怨恨等消极情绪，甚至会产生被遗弃的感觉。在医务工作中，越是子女不在身边的老人，越是渴望医护人员对他们提供精心的健康服务，从而也最容易产生对医护人员的接受和依赖。

（三）与老年患者的沟通技巧

1. 尊重老年患者 被人尊重包括被人认可、受重视、有好的印象和受人爱戴、得到良好的待遇等。老年患者因为社交能力降低，心理障碍增加，对尊重的需要更为迫切。因此，与老年患者交谈时，首先要满足他们对尊重的需求，主动打招呼，倾听他们的诉求，交谈时不可中途打断讲话，这样患者就愿意与你交谈。与老年患者沟通，要采取宽容的态度，护士要善于运用语言艺术，主动与患者交谈，及时了解他们心中的需求。

（1）适宜的称呼：以适宜的称谓称呼老人，要有尊敬之意，以满足老年患者对尊重的需求。比如可称呼"某老"、"您"，如果知道对方职业是医生、教师等，还可称其"某大夫"、"某老师"等。护士在执行"三查七对"而不得不称呼他的姓名时，也要注意对患者解释清楚。

（2）注意语速、语调：和老年患者说话时，语速要和缓，以便给老年患者足够的时间理解信息和做出反应，可用鼓励的眼神，表示了解地点头，或握住老人的手等方法增加老年患者谈话的兴趣。对于听力不好的患者，护士进入病房后，和其说话时，要紧靠听力稍好的耳边，说话声音稍大些，要面对老年人，让其看到你的面部表情和口型等，对文化层次较高的患者也可以用书写的方式进行交流。

（3）语言沟通技巧：回答老年患者病情有关的问题时，在不违反保护性医疗原则的情况下，护士的语言应通俗易懂，使患者能正确认识自身的疾病。在进行各项护理操作时，在操作前，给予解释；操作中，给予指导、安慰；操作后，给予感谢，使每次护理操作成为护患沟通的一种特殊形式。对记忆力较差的老年患者，护士在告知住院规章制度及用药饮食相关知识时，要有耐心，要不厌其烦地重复，最后还应对患者进行问询，及时了解其掌握情况，针对反馈情况，再进行宣教。对于视力不好的患者，护士进病房就应该轻轻呼叫患者的名字，并告知自己的姓名，让其熟悉你的声音，应避免使用非语言信息进行交流。

2. 注重非语言沟通 护士要营造一个充满微笑的温暖空间，让老年患者能感到特别温馨的气息，给老年患者感觉医院不仅仅是看病场所，也是一个撒播欢乐和关爱的地方。老年患者特别需要温暖，而关爱的触摸，可使患者获得被关心、理解、安慰和支持等情感。与老年患者沟通时还要注意保持使用前倾体态，以温和友善的目光注视患者，耐心倾听他们的心声。对动作不便者，护士应适当地给老人拉拉被子，理好蓬松的头发，轻轻翻身变换体位，搀扶患者下床活动等非语言沟通，以满足老人的心理需求，使他们更有安全感、亲切感。

3. 创造良好的沟通环境 老年患者有浓重的恋旧情绪，住院后陌生的环境及疾病等应激源的影响，通常会产生孤独、失落的心理。因此，可以将同一层次的患者安排在同一病室，同时尽量把病房布置成家庭模样，使老年患者有住在家里的感觉，消除紧张不安的情绪。

护理工作既是一门学问，又是一门艺术。在与老年患者的沟通中，更有许多独特之处，要求护士把自己所学的各类知识融会贯通，并应用在平时的沟通中，才能更好地为老年患者服务。同时护士应加强职业道德修养，树立良好的公众形象，对老年患者要充满爱心、耐心、诚心，给予精神上的安慰、生活上的帮助，使老年患者在一种亲切、关爱的气氛中树立战胜疾病的信心,早日康复。

二、与儿童患者的沟通

【情景2】

贝贝是个8岁的小姑娘,因急性肺炎住院。一天,护士看到贝贝在病房里哭闹,不愿吃饭,母亲也在旁哭泣。护士来到贝贝的床边,拉住贝贝的手。

护士:(微笑友好、和蔼可亲、语音柔和)贝贝同学,我是××护士阿姨,就在这儿工作,我知道你的名字叫贝贝,咱俩互相认识一下吧,好不好?

贝贝:(怯生生的,稍停了哭闹,不说话)……

护士:贝贝,我早就听说了你向来都是听话和懂事的孩子,今天怎么了?能和阿姨说说吗?

贝贝:我不想在这儿了,我要出院,我妈妈和医生都不同意。

护士:哦,是这事。贝贝,你的病情才有好转,还没有彻底好,你怎么就想出院了?

贝贝:阿姨,你不知道,我们马上就要期中考试了,落下这么多天课程,考试肯定考不好。

护士:我说贝贝今天怎么不听话了,原来是担心考试呀。贝贝,你看这样行不行,你让妈妈把书带到病房里,遇到不懂的,你可以问妈妈,也可以问护士阿姨,凭着贝贝的聪明和好学,你一定会把功课赶上的。你说是吗?

贝贝:那好吧。

护士:我们漂亮的贝贝真听话,那现在我们还是先开始吃饭吧,只有一边治疗,还要好好吃饭,贝贝才会好得快,就可以早上学了。那现在我再去看看其他的小朋友,我一定告诉其他小朋友向你学习。

贝贝:(懂事地点点头,停止了哭闹,开始在母亲的照顾下吃饭)

护士:(指向床头呼叫器)贝贝,这是对讲机,只要轻轻一按就可以和阿姨对话了,你有事可以通过它和阿姨讲话,但不用使劲乱按,使劲乱按它就容易坏,就不能和阿姨对话了。

在上面的案例中,护士在和患儿贝贝沟通中了解患儿的哪些心理需求,又是运用了哪些沟通技巧让哭闹不吃饭的贝贝最终愉快地接受呢?

儿童患者突出的特点是年龄小,对疾病缺乏深刻的认识,心理活动多伴随着活动情境而迅速变化。他们注意力转移快,情感表露直率、外露、单纯。儿科的服务对象不但是患儿,还有患儿的家长。所以这就对儿科护士提出了特殊素质要求,要求儿科的护士不仅要掌握儿科护理知识技能,还要掌握儿童心理学、儿童教育学等知识。

(一)儿童患者的特点

1. 语言表述力差 在14周岁以下不同年龄阶段的患儿,表述自己的病情能力相差很多,婴幼儿更是不能表述,他们主要是通过身体语言与外界交往,这都对病情的诊断带来了不利影响。因此,家长对患儿病情的陈述往往是患儿病史的关键部分,由于家长自身个性特点不同,对患儿病情陈述的准确性也有很大差异,所以儿科护士往往要通过小儿的表情、手势、哭闹及体征等非口头语言,及时发现病情的变化。

2. 情感控制力低 儿童患者一旦入院后,离开家庭、父母和熟悉的环境,进入一个完全陌生的环境,很容易产生孤独感。再加上儿童因本身对疾病的认识能力有限,他们可能将疾病与惩罚联系在一起,从而导致焦虑、恐惧的心理,甚至因不当的幻想而失眠做噩梦,无法得到休息。有些患儿不适应离开母亲,离开母亲后,大多恐惧、焦虑和不安,经常哭闹、拒食、不服药;还有的患儿只要一见到穿白衣、戴白帽的人就恐惧万分,年幼儿童会躲在母亲身后,婴儿双眼会充满惊恐。

3. 不易合作　儿童患者由于年龄较小,活泼、好动、好玩,注意力转移快,又缺乏自控能力,所以儿童患者的理解性和合作性差,医护人员询问病史时经常很难控制与他们的谈话。在体格检查和治疗时,部分患儿表现为哭闹、拒绝,为此,作为医护人员,检查时哪怕是需要反复多次,也必须要有足够的耐心,直至获得正确的检查结果。

4. 缺乏自信　家长对患儿疾病所持的态度会影响住院患儿的心理稳定;因病使患儿身体形象的改变,如药物副作用所造成的脱发、满圆脸、水牛背等,易导致自卑情绪的产生,使适应能力下降。患儿因住院而中断学习,被迫失去该年龄阶段应有的学习知识与技能的机会,如果适应不好将产生退化行为、态度退缩、有挫折感,对自己缺乏自信等结果。

(二)儿童患者和家长的需求

1. 技术需求　儿科患者多为独生子女,一旦患病,全家出动,患儿本身又不善表达自己的病情,所以家人情绪低落,性情急躁。他们对医生和护士期望值很高,希望医生在诊疗时准确无误,药到病除,盼望护士的注射技术能"一针见血",大部分家长因心疼孩子而对各种注射、侵入性的检查和药物治疗的副作用产生担忧和恐惧,在护理操作时不断提醒护士"轻点"、"找准了"、"让有经验的护士做"等等,同时希望医护人员严密观察,担心遗漏病情变化而影响治疗效果。当现实与期望值偏离时,则会产生不满情绪,如操作稍有失误,家长的不满情绪会立刻表现出来,护患关系一时难以融洽。

2. 心理需求　儿童患病后,对家长比较依赖。患儿家长对孩子所患疾病缺乏了解、容易产生紧张、焦虑的心理,表现为向医护人员反复询问病情和预后,对类似疾病患儿的预后敏感和关注,希望得到经验丰富的医护人员的诊治。尤其是急、危重症患儿的家长,会特别渴望得到来自医护人员的鼓励和安慰。例如,在现实中,家长会对儿科医护人员年龄、性别、着装等外在条件进行主观评判,期望选择一些看起来年长、有经验、可信任的医护人员对孩子进行诊治。

但在传统的护理程序中,护士以执行医嘱和完成常规性工作为主,忽视了患儿及家属的心理需求,不习惯主动与患儿及家长进行思想交流和感情的沟通。缺乏沟通技能及心理学知识,这是影响护患关系的直接因素。

(三)与儿童患者沟通技巧

1. 创造温馨的治疗环境　病房环境洁白,在某种程度上增加了患儿对医院的恐惧。如果把病房的白色墙壁换成浅颜色,比如浅黄色、浅绿色、浅蓝色、浅粉色,或者在墙壁上画上一些卡通画;病室的小床、医护人员办公室的桌椅都根据儿童心理来设计,把病房、检查室、候诊室变成一个儿童乐园,经常播放一些优雅轻松的儿童乐曲;儿科的护士服也要避免白色,应改为粉红色、淡蓝色或小碎花,给孩子一种温馨的感觉。

这样的环境会给患儿一种亲切感,可以消除恐惧,同时也可分散孩子们在治疗时对疼痛等刺激的注意力,有利于患儿治疗护理。

2. 细心观察、认真分析　不同年龄的儿童个性差异很大,其心理特点和语言表达能力也不相同。因此护士对他们的心理状态和感受要进行仔细观察和体会,掌握每个不同时期孩子的成长规律。

在护理新生儿时,应注意分析他们的哭声,以便发现和及时解决问题。新生儿的哭声代表了他们的各种主诉,婉转平和的哭声,用手触及口角周围有觅食反应,这是饥饿的哭声;因疼痛和不适的哭闹,哭声急,声音大,且表情痛苦,应通知医生及时检查,以免耽误治疗。如检查无饥饿及其他异常,抱起患儿轻轻触摸,以满足其皮肤的"饥饿",这是新生儿的心理需求。对于那些哭声微弱、身体反应减弱,甚至无哭声的新生儿,往往是病情严重的表现,需赶快诊治。

一般来说,婴幼儿的护理基本有三种类型:易护理型,他们饮食及睡眠很有规律,适应性强;反应缓慢型,他们遇到问题总要退缩,心境消极,活动水平低;难以应付型,饮食及睡眠无规律,适应环境慢,容易出现不同寻常的紧张。对于易护理型的患儿,因患儿耐受力强,护士更应注意观察病情,以免延误治疗;护理反应缓慢型的儿童,要有耐心,说话要温柔。护理难以应付型的患儿,要灵活机动,多采用鼓励的方法,帮助孩子适应新的环境。

3. 儿童也需理解和尊重　患病儿童,也是医护服务的对象,同样需要医护人员的理解和尊重。尊重患儿,在入院接诊时,护士要使用文明礼貌用语,如"小朋友,你好! 我是护士阿姨某某,来和阿姨交个朋友握握手吧!""宝贝真漂亮"等。在发药时,要注意赞美,如"来,阿姨帮你把药吃下去,真勇敢。""真听话,真乖,每天都这样吃药,宝宝的病很快就会好起来"。这些用语,可以使患儿得到一种安慰和鼓励。

对于一些病情严重,如白血病、恶性淋巴瘤等病症的患儿,医护人员与家长之间的谈话有些情况下应避免让患儿听到,不能在患儿面前流露出消极情绪,对家长担心的问题要给予耐心解答,消除顾虑,尽量满足其合理要求;对于残疾患儿,要倍加爱护;对于尿床患儿,要注意保守秘密,不要加以训斥,让患儿心理放松;对小患者的每一次配合都要及时给予表扬和鼓励;遇事要用商量的口气,避免使用命令式语句。

4. 注重非语言的表达　在与患儿交谈时,要有亲和力,面带微笑,目光柔和,也可以通过搂抱婴幼儿,抚摸其头部,轻拍其上肢和背部,来满足患儿爱抚的需求,使患儿感到亲切,增强患儿的信任感和安全感。儿科护士应做到:"走进病房笑一笑,患者床前站一站,礼貌用语问一问,赞美的话夸一夸,凑近患儿看一看,患儿额头摸一摸,患儿小手握一握,怕生患儿逗一逗,时间允许抱一抱,生活不便帮一帮"。

第二节　与特殊病情患者的沟通

一、与传染病患者的沟通

【情景3】

一位年轻的女性患者因艾滋病住院。由于社会的压力和亲朋好友的疏远,她的性格越来越怪异。每天护士给她发药或做治疗时,她总是用一种孤独和忧伤的眼神看着护士。护士和她说话,她也总是简单地回答。护士决定帮助她,主动与她接近,在和她交谈时,总是拉住她的手,把关爱和呵护传递给她。然后告诉她,不是亲人有意歧视她,而是因为你的亲人对艾滋病不了解,他们对艾滋病的认识需要一个过程,你也要理解他们。同时,护士告诉患者把自己当成亲人,有什么事尽管说,护士一定会尽最大的努力去帮助她。也要她好好配合治疗和护理。护患之间的距离渐渐缩短了,患者逐渐消除了心中的自卑,增加了对护士的信任。

后来,护士发现这位患者因长期住院,特别思念她的亲人,护士主动和她的亲人取得联系,并且说服他们到医院来看望她。开始家人以各种理由推脱,护士不厌其烦地进行了多次劝说，并向他们宣传了艾滋病的传播途径，打消了他们的犹豫。在护士的真诚说服下，患者的亲人终于陆续来到医院看望她，患者的脸上露出了笑容。

案例中，护士通过对艾滋病人细致入微的服务，使身患传染重病的患者产生积极治疗的态度，树立了健康的生活观念。

（一）传染病患者特点

1. 诊断疾病所致的恐惧心理　患者被确诊患有传染病后，恐惧心理特别明显，由于患者对疾病缺乏正确的认识，认为传染病一定是一种可怕的疾病，病情重、治疗难度大，不仅自己要忍受疾病之苦，更可怕的是自己成了对周围人造成威胁的传染源。患者常表现为恐惧、自卑、心神不宁、怨天尤人，有时还迁怒于人和事，易激动，爱发脾气，严重者可影响正常的饮食与睡眠，出现病情加重的现象。

2. 治疗护理期间的焦虑、抑郁心理　传染病患者治疗期间往往因病情不能迅速好转而焦虑、烦躁，也常因病情反复而苦恼、抑郁。因为治病心切，有些患者急切地收集与自己有关的信息，格外关注自己身体的生理变化，对周围的事物特别敏感。还有一部分患者缺乏传染病的保健知识，或因其他原因，擅自停药，造成病情反复发作。这期间的患者多表现为抑郁、伤感、情绪低落、言语少，对医护人员的言行非常敏感，情绪非常不稳定等特点。

3. 被隔离时自卑、惧怕的心理　传染病患者进入隔离区时大部分都有自卑、惧怕与孤独感，自己在心理和行为上与周围的人划清界限，出现消沉、不语、厌食现象，同时又会担心自己被家属和社会遗弃，产生惧怕情绪。这种情绪会加重躯体病症，而躯体病症又会加重情绪反应，如此便形成恶性循环。传染病患者是非常希望得到关心、爱护和被社会接纳尊重的。

（二）传染病患者心理需求

1. 安全需求　传染病患者由于被隔离所致，患病时的安全感会降低，对医护人员的治疗技术不信任。担心自己的健康没有保障，产生寂寞和无助感；怕被人遗忘和得不到良好的治疗与护理产生恐惧和疑虑；医护人员应与患者建立良好的互相信任的医患关系，避免身体伤害和心理威胁，加强沟通与交流，使患者对医护人员产生信任感和可信赖感，促进治疗和康复。

2. 明确诊断需求　患病后，患者一般表现得焦虑、忧心忡忡，急切需要了解所患疾病的相关知识，迫切知道自己病情的明确诊断、病程及预后如何。

3. 被尊重、接纳的需求　无论是何种传染病，大多数患者都存在自卑心理，他们迫切需要被社会尊重和接纳。护士要耐心做好健康教育及心理疏导工作，缓解其心理压力。同时做好医疗保密工作，减轻患者心理负担，通过语言或非语言的方式，给予患者心理上的支持，使其心理上得到安慰，情绪上得到稳定，治疗上取得配合。

（三）与传染病患者的沟通技巧

1. 做好健康宣教和指导　由于传染病威胁着患者周边的每一个人和家庭，预防传染病是全社会的责任，护理工作者更要首先成为倡导健康文明的宣传员。这种宣传不仅局限于患者，还应该包括患者的家属及密切接触者，宣传和告知疾病的传播途径及防护知识，以及如何与他人正常交往。比如艾滋病患者，艾滋病是人类历史上最使人恐惧的一种传染病。艾滋病毒主要是通过输血或血液制品、注射、性接触和母婴传播等方式侵入人体，握手、拥抱、共同进餐、公共用具、电话、马桶、餐饮、卧具、游泳池等公共设施都是不会传播的。掌握这些知识以后，人们就会减少对艾滋病患者的排斥和歧视。同时，在宣教时，也要教育传染病患者要尊重和保护他人利益，要意识到自己在特定的途径下是会把疾病传染给他人的。

　　2. 分年龄段对患者进行差异化护理　　由于不同年龄的传染病患者心理负担有不同的表现形式,护理人员需要针对患者的年龄、性格以及生活条件等有针对性地采取护理措施。例如,儿童传染病患者病情急、变化快,加上又不善于表达,所以在护理工作中要有高度的责任心,细心观察细微的病情变化,及时发现、及时处理。在护理时,对传染病患儿护士要以母爱之心,对他们的态度要热情和蔼,多赞扬鼓励,使其配合治疗和护理。中青年是社会及单位的中坚力量,又是家庭的顶梁柱,面对传染疾病的巨大挫折,他们会出现严重的精神紧张和焦虑,甚至导致理智失控,产生自杀念头,发生难以想象的严重后果,护理人员要多观察患者的情绪变化,及时发现患者的心理变化,给予患者鼓励、支持,使他们树立战胜疾病的信心,积极面对人生和现实。老年患者常易出现焦虑、内疚、自责的心理,甚至消极悲观、自暴自弃,还有的出现绝望厌世心理,表现为抑郁少言、暴躁、易怒,护理人员要给予深切的理解,以深切的理解与真诚的善心去感化患者,加强沟通交流,增强患者的心理承受能力,利于治疗。

　　3. 恢复患者的社会适应力　　应随时注意患者的心理动态,多关心、多问候,并给予必要的心理疏导和帮助。一方面要加强隔离管理和有效治疗,另一方面要本着医学人道主义精神给予患者更多的关怀和心理治疗。这是传染病患者社会关怀的最重要的力量。传染病患者由于自卑、悲观情绪的影响,对社会都有一定程度的逃避倾向。以往的治疗一般只是强调服药、打针、营养和休息等身体治疗,对社会功能等心理治疗等重视不足,现代医学和护理学则十分注重让患者重返社会。一般地,只要病情许可,应当鼓励患者下床活动,进行锻炼,积极参加力所能及的活动,为患者痊愈后回归社会做好充分准备。

二、与孕产妇的沟通

【情景 4】

　　一位孕妇由家人陪伴来到病房,护士热情接诊,主动将其搀扶到病房休息。

　　护士:小王,您好! 我姓张,是您的责任护士,您叫我小张好了。欢迎您入住我们科分娩,感谢您对我们的信任,您有什么事请按床头呼叫器叫我,我们也会经常巡房的。

　　孕妇:好的,说实在话,我又高兴又担心,高兴的是终于要和我的孩子见面了,害怕的是分娩时的疼痛不适,孩子也不知能不能顺产……

　　护士:您的心情我非常理解,这是人之常情。分娩是一个自然的生理过程,分娩疼痛与许多因素有关,您可能听她人一些不准确的传言,加上对分娩缺乏科学的认识,所以把分娩想得非常可怕。其实,在分娩时,医生、护士都会选择安全、迅速、有效的镇痛方式,还会教您一些技巧来有效减轻分娩的不适感,您不必太担心,要保持一个良好的心态,积极和医生配合。

　　孕妇:前两天我的一个朋友生产是难产,哎,太痛苦了! 我真怕我也像她那样。

　　护士:小王,您产前检查,血压、胎位都非常正常,也没有水肿现象,一切表明您身体非常健康,您一定要对自己有信心啊! 并且在产房里,医生、助产士都会守在您的身边,会正确指导您如何配合产程进展,她们都是经验丰富、技术水平一流,对突发事件都能应对自如的专业人士,您真的不必太担心。

　　孕妇:(微笑点头)我相信你们,我会好好配合你们的。

　　在上例中,护士利用正确的妊娠、分娩知识,向孕妇传递了正确的信息,消除了待产时紧张、焦虑的心理,增强了其对顺产的自信心和自控力。

（一）孕产妇的特点

妊娠期由于胎儿生长发育的需要，母体将发生一系列适应性的生理和心理变化。

1. **妊娠期的特点**　孕妇对周围事物感知敏感，反应强烈，情绪不稳定，既有将做母亲的喜悦，又有担心胎儿难产、畸形等的顾虑。此外，在特殊情况下，如未婚、离异、分娩时丈夫无法陪伴身边或患性病等，孕妇可能会表现出较强自卑心理，对周围人和事物非常敏感，疑心较重，不轻易相信任何人。

2. **分娩期的特点**　初产妇对分娩过程无体验，常有紧张、焦虑等情绪反应。因此，分娩虽是一种自然过程，但产妇在待产前一般都有不同程度的焦虑与紧张心理，盼望能早些完成分娩过程。这也是现如今绝大多数孕妇盲目要求剖宫产的重要原因。

3. **产褥期的特点**　分娩后，部分产妇因为心情愉悦，精神过度兴奋而言谈过多，不思睡眠；另有部分产妇会因母亲角色不明显，未能及时进入母亲角色，担心不会照顾婴儿，同时因妊娠和产后内分泌代谢变化，易出现精神方面症状。特别是某些特殊原因，如分娩死胎或畸形儿等，更会导致产妇伤心、恐惧、情绪低落或食欲不振等。

（二）孕产妇的心理需求

怀孕阶段所引起的身体外形以及家庭中角色的变化、内分泌激素水平的改变，均可引起孕妇心理变化，造成压力。孕妇对压力的承受能力取决于自身的情绪状况、社会文化背景以及对妊娠的态度。护士需熟知妊娠期的心理变化，以便采取有效的沟通，促进孕妇调适过程。孕妇的心理需求如下：

1. **关怀需求**　初次妊娠者，孕妇心理反应强烈，感情丰富，出现情绪不稳定，好激动，易发怒或落泪，特别需要关怀。大多数妇女都能接受妊娠的事实，产生履行职责的感觉并确信自己有能力承担这一职责，这种愉快的感觉将促使其做好进入母亲角色的心理准备。另一些妇女对妊娠有自觉或不自觉的抵触情绪，或对妊娠状态深度焦虑，表现为抑郁、沉默寡言、心事重重等复杂的心理状况，产生被保护和照顾的要求。

2. **理解需求**　胎动出现，孕妇常凭借已接受妊娠的思想去指导自己的活动。孕妇常显示出一种以自我为中心的倾向，表现为只需要别人的理解和关爱而不付出自己的爱。这种变化可来自老人的关爱、本人的需要以及体内胎儿的需要，这种"自私"的行为还可来自体内激素的变化，以及本人对妊娠过程的理解。有些孕妇情感可能变得更为敏感、易怒、哭泣和喜怒无常。所以，家属要给予理解和支持，孕妇自身也应进行心理调节，保持健康的心理状态。

3. **母子安全需求**　妊娠6个月以后，孕妇在体力、情感和心理状态方面开始经历一个异常脆弱的时期。胎儿越发变得珍贵，孕妇担心各方面的危险会给胎儿带来伤害，害怕身体变化使自己保护胎儿的能力减弱，处处显得小心翼翼，大部分时间待在家里，并要求丈夫更多地留在身旁，期待他的保护。晚期妊娠阶段，孕妇迫切期待分娩以终止妊娠，同时伴随矛盾心理，因为分娩可以排除来自妊娠的"困扰"，本人及胎儿的安全又将面临一个实际的威胁。尤其关于分娩的种种传说，包括分娩的危险均可能加重孕产妇恐惧心理。复杂的心理活动常常会扰乱孕产妇正常睡眠或多梦。

（三）与孕产妇的沟通技巧

1. **门诊接待**　医院门诊是孕妇咨询、孕检场所，门诊医护人员应给孕产妇和家属建立起良好的初步印象。门诊应建立"孕妇学校"，要为孕妇提供发问的机会，鼓励孕妇说出自己的焦虑和恐惧。还可以用交流、讨论的机会，允许她们去了解别人，分享感觉，这些有助于消除烦恼,促进孕妇理解妊娠是个正常的生理过程,接受妊娠。门诊接待还可以为医护人员与孕妇、孕妇与孕妇间进行有效沟通提供一个很好的平台,良好的医患关系可以从这个时候开始初步建立起来。

2. 入院接待　增强孕产妇和家属对医护人员的信任感,重视入院孕产妇的接待是搞好医患关系的第二环节。当孕产妇来到医院后,往往会表现出忧虑、恐惧、担心等复杂心情,这就要求医护人员热情地接待每一位孕产妇,使她们感悟亲切,从而消除恐惧心理,增加安全感。

(1) 营造良好的氛围:针对孕产妇对新生事物敏感、情绪不定的特点,要创造美好舒适的环境,稳定孕产妇不良情绪,使她们保持精神愉悦。比如,设立母婴同室家庭式病房、灯光柔和、墙壁上装有艺术画、放置一些鲜花,有条件的可以播放一些轻音乐,病房保持通风和适宜的温湿度等,这些环境的营造,对于保持孕产妇心情舒畅,减轻孕产妇焦虑举止和心理都是十分有益的。

(2) 关爱孕产妇:孕产妇入院后,无论年龄、社会地位、文化程度、婚否,护士都要一视同仁,真诚地对待每一位待产妇,分担她们的忧愁,分享她们的喜悦,用亲和力和爱心感化待产妇及其家属。医护人员向其了解孕程孕情时,要思想集中,目光注视她们,对她们的述说要认真倾听,让她们占"主导"地位,不要打断她们的讲话,当她们有顾虑的时候要表示理解和同情,给她们一种信任感,保证医护沟通的顺利进行。

当待产妇出现阵发性腹痛时,医护人员可面带微笑用手抚摸着产妇的腹部,轻轻拍着肩膀鼓励她;当产妇和新生儿一起回休养室时,医护人员可以抚摸产妇的头,欣慰地夸奖道:"恭喜您成为妈妈了,您很勇敢!""您的宝宝真漂亮",这样既活跃了气氛,又跟她们拉近了距离,用自然流露的真情和爱心温暖产妇和家属,使她们真切地感受到关爱,护患关系进入一个良性阶段。

(3) 做好宣教:要孕产妇配合治疗,就必须做好卫生宣教工作。特别是对一些大龄产妇、妊娠高血压综合征患者,要耐心仔细地做好健康教育;针对产妇忌口的心理,宣传产后营养的重要性;针对传统的"坐月子"习惯,宣传产后适当的锻炼不仅是一种积极的休息方法,同时也利于产后子宫的恢复;还要教育产妇要注意个人卫生,破除传统习俗,每天可用温水刷牙、洗脸、洗脚;大力宣传母乳喂养,尤其早哺乳的优点,宣传母乳喂养和产后早吸吮的益处及具体方法;开展新生儿抚触,促进新生儿生长,在操作过程中与家属互动,让家属掌握方法,提高产妇及家属的满意度。

三、与精神障碍患者的沟通

【情景5】

患者男性,31岁,一年前无明显原因出现多疑、敏感,总是认为邻居们在背后议论他,说他的坏话,感到马路上行人说话就是在议论他,诋毁他的名誉。近1个月病情加重,认为邻居收买了公安局的人派人跟踪监视他,想害他,并用高科技仪器控制他的大脑,让他头痛,使他生不如死。为此,患者多次拿刀找邻居,被家人及时制止。近3天,患者拒食,听到有声音告诉他:"饭里有毒,不能吃"。后由家属陪同来到医院精神科,医护人员热情接诊。

医护人员与其交谈沟通中,患者表情变化不明显,语声偏低,反应慢,很少抬头看医护人员,并否认自己有病。

一般说来,与精神障碍患者的沟通随人、随病情以及时间、地点、条件的不同而有所区别。非精神病态的患者可以与本人进行沟通,精神病期的患者需要与家属或监护人进行沟通。

（一）精神障碍患者特点

1. 思维联想障碍　思维联想过程缺乏连贯性和逻辑性,是精神分裂症最具有特征性的障碍。其特点是患者在意识清楚的情况下,思维联想散漫或分裂,缺乏具体性和现实性。患者的语言或书写中,语句在文法结构上虽然无异常,但语句之间、概念之间,或上下文之间缺乏内在意义上的联系,因而失去中心思想和现实意义,称思维松弛。有时逻辑推理荒谬离奇(逻辑倒错性思维)或表现为中心思想无法捉摸,缺乏实效的空洞议论(诡辩症)。严重时语言支离破碎,甚至个别词语句之间也缺乏联系,即破裂性思维。

2. 情感障碍　情感淡漠、情感反应与思维内容以及外界刺激不配合,是精神分裂症的重要特征。最早涉及的是较细腻的情感,如对同志的关怀、同情,对亲人的体贴。患者对周围事物的情感反应变得迟钝或平淡,对生活、学习的要求减退,兴趣爱好减少。随着疾病的发展,病人的情感体验日益贫乏,甚至对那些使一般人产生莫大痛苦的事件,患者表现淡漠,丧失了对周围环境的情感联系(情感淡漠)。如亲人不远千里来探视,也不能唤起患者任何情感上的共鸣。在情感淡漠的同时,患者可对细小事件产生爆发性情感反应。此外,可见到情感反应在本质上的倒错,患者流着眼泪唱愉快的歌曲,笑着叙述自己的痛苦和不幸。

3. 意志行为障碍　患者的活动减少,缺乏主动性,行为被动、退缩,即意志活动减退。患者不主动与人来往,对学习、生活和劳动缺乏积极性和主动性,行为懒散,严重时终日卧床或呆坐,无所事事。长年累月不理发、不梳头,口水含在口内也不吐出。有些患者吃一些不能吃的东西,如吃肥皂、昆虫、草木,喝痰盂水,或伤害自己的身体(意向倒错)。患者可对一事物产生对立的意向(矛盾意向)。患者顽固拒绝一切,如让其睁眼,病人却用劲闭眼(违拗)。或相反,有时病人机械地执行外界任何要求(被动服从),任人摆布自己的姿势,如让患者将一只腿高高抬起,他可在一段时间内保持所给予的姿势不动(蜡样屈曲),或机械地重复周围人的言语或行为(模仿语言、模仿动作)。有时可出现一些突然的、无目的的冲动行为,如一连几天卧床不动的患者,突然从床上跳起,打碎窗上的玻璃,以后又卧床不动。有的还出现幻觉、妄想、抑郁等。

（二）精神障碍患者的需求

1. 尊重和发挥患者积极参加治疗的主动权　由于药物的影响,可出现药物反应,护理人员应高度重视其"呼声"并及时采取相应的措施。

2. 爱护患者,礼貌地对待他们是护理上的精髓　精神障碍患者在恢复期对外界事物所产生的反应极为敏感,若这时患者主动向你打招呼,应以礼相待。决不可冷淡对方,更应避免不良言行刺激患者,否则会伤害患者的自尊心,甚至导致患者自卑心理,使病情恶化。

3. 要加强巡视,及时做好恢复期心理护理　精神病人自知力基本已恢复时,都盼望早日回家,但许多患者因回家心切而家人又长时间未接出院,这时病人情绪波动很大,有的患者还会感到紧张、焦虑,认为家人不要他了,自己可能一辈子要住在医院里,因而变得郁郁寡欢,情绪低落,对住院不安心,甚至还产生自杀及逃跑的念头。其中还有些患者因对自己犯病时的表现感到羞愧,怕以后被人鄙视,感到绝望,乱猜想,引起病情再一次复发。

（三）精神障碍患者家属的心理状态

研究表明,约 1/3 的患者家属由于照料患者而出现焦虑或抑郁水平升高,可能原因有:

1. 社会上对精神病患者的偏见和歧视由来已久,使患者家属承受着较大的心理压力,导致自卑、抑郁。

2. 患者的病态行为对家属及社会产生的不良影响,甚至因病肇事肇祸,所以对患者前途担心,导致心烦、绝望。

3. 患者家属缺乏有关精神卫生常识及相关技能,使他们面对突发事件感到恐惧、孤独、茫然、不知所措、失眠、紧张、害怕等。

4. 因担心患者疾病不能治愈及药物不良反应等影响今后工作、生活等。

5. 由于精神疾病病程迁延易复发,较高的治疗费用加重了家属的经济负担等。

(四)与精神障碍患者的沟通技巧

在临床上,与精神障碍患者沟通,医护人员要细心观察,区分疾病,及时判断患者本人的沟通能力和病情,我们可以首先把握好以下步骤:第一步,主动与患者打招呼,从了解一般情况入手,问问患者的姓名及年龄并介绍自己,对患者要表示关注与尊重;第二步,了解就诊的原因;第三步,用心倾听,不要随意打断或岔开患者的谈话,鼓励患者叙述问题;第四步,从开放性问题过渡到封闭性问题,根据线索进一步获得信息;第五步,在表达自己观点前,先表示对患者观点的理解;第六步,有计划地以患者能够理解的方式向患者传递信息;第七步,了解患者是否已经理解了所涉及的问题,澄清模糊的概念;第八步,捕捉那些能够体现患者思想、反应和情绪的言语性及非言语性线索;第九步,鼓励患者;第十步,与患者商讨进一步的诊疗计划。在这个过程中,我们要多运用以下技巧:

1. 加强心理沟通 护理人员要了解患者对治疗的态度,观察有无恐惧心理或拒绝服药、藏药行为,观察治疗药物的不良反应。在心理上对患者进行安慰、支持、劝解、帮助,以消除和减轻患者不必要的恐惧和紧张情绪,使患者安心接受治疗。

2. 尊重人格 发病期患者有可能出现语言粗鲁、不文明行为,对有不礼貌行为的患者,态度要严肃、言词要文明得体,对易激怒型有冲动攻击行为的患者,态度要和蔼,不使用带刺激性的语言,要以冷静的态度对待,不能做出有辱患者人格的行为,以免激惹患者而导致其冲动行为。观察了解患者冲动的有关因素,指导患者怎样控制情绪,让其以其他方式宣泄愤怒,来替代冲动攻击行为。不在患者面前窃窃私语或谈论病情,特别是妄想症的患者,以免引起患者的猜疑而使其妄想扩大化。

3. 耐心倾听 由于精神病患者活动异常,谈话时,经常偏离主题或思维迟缓,护士一定要有足够的耐心,更要有和患者继续沟通的信心。对多疑敏感,具有幻觉、妄想症状的患者,护士要耐心倾听患者的叙述,然后对其说:"我知道您能听到声音,但我却什么也听不到。当您听到这些声音时有什么感觉?"让患者从中感受到护士的尊重,患者会考虑那些声音或许真的不存在。对于那些狂躁兴奋或极度焦虑的患者,他们常情绪反应较激烈,说话喋喋不休,此时的护士更要做一个安静、耐心的倾听者,然后给予适当的劝慰,使患者感受到护士的关爱。

4. 善于引导 对情绪低落、缄默不语、抑郁型患者,要静静地陪伴,给予心理上的支持,适时了解病情特点与影响病情的家庭、社会因素,针对性地进行启发、诱导,解除患者顾虑,如对患者说:"您不妨说说看""最近您感到最难解决的问题是什么"等。在引导有自杀念头的患者说出他的想法时可问:"您曾经想过要伤害自己吗?我知道您这样做也是非常痛苦的,我怎样才能帮助您?"通过启发性语言引导其表达出内心的痛苦,从而改善他们拒食、自伤、自杀等消极行为。与护理不合作、难接触或被动接触较差的患者进行交谈时,要给患者诉说病情和心情的机会,运用开放式提问技巧,如"您能告诉我更多一些吗?""您能不能详细谈谈您的感受?"提出问题面要宽,让患者有更多机会去表达自身的感受。

5. 注意细节 护患沟通时,如产生不同意见时,不要与患者争论或者企图纠正他们,或者勉强他们接受护士的观点,这都会引起患者的情绪波动并失去对护士的信心。勿单独与异性患者接触,必要时请其他工作人员在场,以免发生意外纠葛;对有自伤、自杀现象患者要以同情理解的态度对待;对癔病患者,既要热情关怀又不过分迁就,掌握好分寸;不在患者面前谈论病情及其他事情,以免产生暗示作用而加重病情;要注意保护性医疗制度,讲话要谨慎,给患者以同情、理解、启发和鼓励,帮助患者消除自卑感,树立战胜疾病的信心。

6. 注意换位思考 这种方法可以促进护患沟通,特别是针对一些心理疾病患者的沟通。有些患者对自己现在的症状的表述难以启齿,如果护士发现了苗头或迹象,我们可以换位引导其讲述真情。例如,青春期患者对异性产生爱慕心理,不好意思说出来,护士就可以对他们这样讲:"像你这个年龄的时候,看到帅男孩和漂亮姑娘,都会控制不住想多看几眼。"这说明一定的年龄心理有共同性。这样沟通就可以减轻患者精神上的压力。精神障碍患者有时会出现一些荒唐可笑的想法,护士在沟通中也可以表示对这种荒唐离奇想法的理解,也可以表示自己也曾有过暂时的古怪思想。现身说法能够促进患者对自己的理解。

7. 注意与患者家属的沟通 有些精神障碍患者在疾病的急性期是没法与之进行沟通的,此时需要医护人员与其监护人或家属进行沟通,与其交代患者的有关情况。涉及是否让精神障碍患者知情的问题,有些家属担心告知患者实情会对患者造成刺激,因此要求医护人员不要说患者有病。但精神科很多患者本身就不承认自身有病,这就会使患者更加不配合治疗,效果不佳。此种情况,医护人员要将告之与否的利弊讲给家属或监护人,最终让他们来做决定。有些家属对疾病不理解或不接受患者患病的现实,这还需要医护人员对其进行特殊的有必要的相关健康教育,而改变其观念,争取其配合治疗。其间,医护人员要注意自己的语言修饰,避免因不良的、不恰当的语言、行为举止引起精神障碍患者家属的误解。

四、与急诊患者及家属的沟通

【情景6】

急诊室预检处,一家属扶一患者进门。患者满头大汗,手捂着腹部。

家属:护士,护士,快帮帮忙! 我爱人刚才好好的,突然肚子疼痛,满身大汗,快帮我看看!

护士:请不要着急。请患者先在这儿坐一下。(一边安排患者坐下,一边问)请问是哪里不舒服?

家属:我们是从安徽合肥来的。五一节刚结婚,本来把参观世博会作为我们结婚蜜月纪念。今天下午我们去城隍庙吃小吃。回宾馆后,我爱人一下子觉得肚子疼痛难忍,把我吓坏了。

护士:知道了,不要着急。请问是哪里比较痛?

患者:是这里(患者用手指了指右上腹)。

护士:是持续疼痛还是一阵阵绞痛?

患者:是持续疼痛。

护士:请问您以前有过类似症状吗?

患者:有过,半年前在当地医院检查过,医生说我生了胆石症。由于工作比较忙,我也没有怎么在意。

护士:请问有没有带病历卡?

家属:噢,我们是来旅游的,没有带病历卡。身份证倒是带了。

护士:(一边应答一边拿出一本新的病历卡)好的,那请您在病历卡上填写您的个人信息。(护士接过身份证,在电脑里进行挂号)

护士:据初步诊断,您可能是得了胆囊炎。我给您挂到4号外科诊室就诊。挂号费是5元。

家属付完钱。

护士:请拿好您的病历卡和发票。4号诊室请笔直走到底就到了。

家属:谢谢!

护士:(问患者)您走得动吗?

患者:(摇了摇头)恐怕不行,痛得很。

护士:您不要着急,我立即去推轮椅车送您到4号诊室。

家属:谢谢!

20分钟检查完毕后,家属将患者扶出外科诊室门口。

护士:你们看完病了吗? 医生怎么说?

家属:医生诊断说是急性胆囊炎,给我们配了点药,休息一下,应该没有什么大问题。谢谢您!

护士:胆囊炎患者需要多注意休息,少吃油腻食品,切忌暴饮暴食,多吃清淡食品。

家属:谢谢! 正好我还有个问题咨询一下,我们回去以后的医疗费用该如何报销?

护士:请您带上您的急诊病历记录和发票原件,到当地医保局办理报销手续就可以了。

家属:非常感谢您的关照!

护士:没关系。祝您早日康复,并在上海玩得愉快! 您慢走。

急诊医学伴随医学发展和社会需求应运而生,并在患者的急诊需求上发挥了重要的促进作用,它的重要性也受到社会上更为广泛和充分的认可。因此,急诊医学被喻为现代医学的标志,而急诊中的医护患沟通也是临床诊断的重要过程和组成部分。

(一) 急诊患者及家属的特点

在急诊医疗过程中,由于大部分都是没有明确诊断或意识处于非正常状态的患者,病情变化比较快,急危重症多见,多数人没有沟通的能力或痛苦万分,自我掌控能力明显下降,家属心急如焚,且没有做好充分的思想准备;同时,他们有极强的求生欲望和焦虑、孤独、无助的心理,渴望医护人员的关爱和对病情的决定性治疗,是就诊中最弱势的群体。

实践中,与医护人员进行沟通的往往是患者的家属。家属此时除了具有同患者一样的焦急、无助等心理特点外,还包括对患者患病事实的不接受、对患者危重疾病的回避与不认可、渴望医护人员快速诊断与对快速诊断的怀疑和不信任等,这些因素在潜意识中混杂在一起,给急诊的沟通带来很大干扰,甚至产生不必要的纠纷。在某些慢性病急性发作时,患者和家属在就诊的同时还附带着医疗费用的担忧,造成他们很难配合医护人员进入诊断和治疗的环节,在与医护人员沟通时存在犹豫和不安。这时无论患者还是家属最需要的除医疗技术的精湛外,就是医护人员的真诚和热情了。

医护人员在接受急诊的过程中,急需了解患者的病情,以便定向去思考和诊断。有时也存在焦躁的心理,这时需要接诊医护人员克制和调整好自身的情绪,尽量耐心地仔细听取病史,同时集中精力观察患者和家属的状态。

（二）急诊患者和家属沟通的基本要求

急诊科医护人员除具有必备的医疗技术外，还要有坚强的意志，沉稳的情绪，理性的思维判断，举重若轻的领军风范，稳定患者及家属情绪，以增加患者及家属的信任感。需要有敏锐的观察能力，观察患者的状态，满足家属的需求；要有良好的性格和沟通能力，给患者及家属以信任感；交代病情要简短、利落、严谨，既给予他们勇气，同时还要让患者家属对客观事实能认可。

急诊科医护人员除满足上述沟通的基本要求外，在语言使用上还要保持积极和简短，尽可能使用保护性的、善意的、安慰的、劝导的、严谨的、认真负责的语言，语言中要透出对家属及时送医的认同和理解。

此外，还应当加强学习急诊急救专业的相关法规和制度；加强急诊急救专业医疗技术培训；加强急诊思维的培训和对危重症患者的判断能力及敏锐的观察能力；加强人文思想的学习，和如何更好地在短时间内赢得患者及家属的信任；加强体育锻炼，宣泄自身心理的疲劳感，保持良好心态和工作状态；提高个人修养，树立仁者之心，忍者之境，同时保持敏锐的思辨能力和反应能力。

（三）与急诊患者和家属的沟通技巧

与急诊患者和家属沟通的基本要求就是在最短的时间内，用最简单的语言向家属说明患者所面临的情况和病情变化，以及相关可预知或不可预知的结果，让家属对患者的病情有一个最初的认识和短暂的心理接受过程。实践中，可能会遇到以下情形：

1. 慌乱、手足无措的患者或家属　这种情况多见于第一次就诊或病情突然、危重的患者或家属，此时，医护人员就要充当指挥官的角色，用肯定和充满自信的语调为患者或家属指引正确的途径和提供到位的服务，力求减轻患者和家属一定的恐惧和紧张情绪，使患者立即接受治疗。

2. 哭泣的患者或家属　急诊患者或家属就诊时哭泣，医护人员应给予关心安抚，找出和明确哭泣原因，适当使用陪伴、安慰、或触摸、沉默等沟通技巧，以稳定患者或家属的情绪，使患者得到尽快治疗。

3. 重症患者或家属　重症患者往往是接近死亡还有抢救生存希望的患者，此时患者已经失去了掌控自己命运的能力，家属变成了主要的沟通对象。沟通的难度在于没有任何辅助检查，不能立即明确诊断，只能凭医护人员的经验治疗和抢救，家属有烦躁、焦虑等不稳定情绪，任何过激的行为都有可能出现，医护人员既要承受医疗诊断受限的压力，还要承受患者家属期望值给予的巨大压力；既要明确让家属知道目前患者的状态随时会有危险，还要积极抢救。因此，此时医护人员的沟通要简短，但患者危重的主题必须明确，既要有坚定的意志和信心，又要有沉着、稳重的心态，同时还要急患者和家属之所急，保持定力，判断好病情，在头脑中快速形成治疗的思路，必要时调动家属参与相关事宜，如送标本化验等。医护人员在抢救过程中，沟通必须要保证抢救的迅速性，做到眼快、嘴快、手快、耳灵；不要过早地给予患者和家属预期后果的交代，此时的行动远远胜过任何语言。如果预测预后不好，要边抢救边沟通和交代预后；尤其在半封闭的抢救室中，应当让家属看到患者病情的变化，要直接而且态度要坚定和诚恳，向家属告知及沟通，以负责认真的态度争取语言和行为得到患者家属的认可与理解。

4. 垂危患者或家属　在中国文化背景下，对于垂危患者，医护人员在接诊时，即使是没有了抢救意义，也不能不作为，而是要果断接诊，立刻迎进抢救室抢救，此种情况与患者家属沟通一定要语气沉稳、坚定、真诚，同时用深沉、同情和理解的语气告诉家属恐怕不行了，接着继续问患者发生疾病的病史，此时，家属见到医护人员一直认真忙着尽力抢救，心绪会稍稳定并会下意识地开始考虑医护人员所说话语的含义。医护人员尽力抢救无效，患者死亡，在此期间留下的一段时间，会使家属从心理上更容易接受患者死亡的事实，此时让我们怀着敬畏生命的心情，尊重逝者，以便对后面的工作有铺垫。

5. 意外损伤患者　意外损伤的患者大多由于交通肇事、治安案件等原因所致，患者病情危急，而且损伤的部位很难立即判断，是急诊中比较棘手的情形。这类患者多数由同事、朋友或者由公安机关等送来，一般没有家属在旁。与这类患者进行沟通尤为困难，来人无法承担任何责任，也无法确定其提供信息的准确性。此时，医护人员应当一视同仁，立即抢救，同时，每步抢救及检查要有清楚和翔实的记录，检查过程要有医护人员陪伴。家属来时，能给予完整的介绍和沟通，以得到家属的认同与理解。

这类患者在检查中容易出危险，不作检查又不能准确判断损伤部位。此时，应立即先给予救治，同时与家属沟通，语言简单，切中要害，明确告知家属或来人，去作检查会面临的危险以及不进行检查的后果，其他相关利弊也要明确告知，并做好沟通记录。如果家属做出决定，要及时签字确认，以免以后发生不必要的纠纷。此外，遇到此类患者，医护人员也不要因害怕承担责任而推诿患者，该承担时必须拿出勇气去承担，否则途中有问题，首诊医护人员也负有难以推卸的责任。

6. 群体急诊患者　急诊中的群体患者大多出现在突发性的公共卫生事件中。这类事件大多发生在学校、食堂、饭店等公共场所，发病患者数较多，易受群体相互影响，社会影响大，舆论监督和压力大。此时，良好的沟通可以稳定患者的心态，为医疗救治的顺畅提供条件，也为诊治节约了时间。医护人员应仔细询问病史、发病环境及相关的饮食水源等，尽快查明原因，并对预后有一定的评估；要积极与这一群体的负责人进行沟通，再由他们的负责人来对患者解释和沟通，对事件的初步估计及初步的预后进行交代。此外，还应当及时将此事通报科室领导和当地疾病控制、食品质量监督等相关部门，请求援助，同时制定相关的治疗方案，按重者优先的原则进行检查和救治。总之，与突发性公共卫生事件中群体患者的沟通要有稳定的心态和良好而又温和的语言，给患者以安慰和安全的感觉，消除由群发事件带来的恐慌。

五、与肿瘤患者的沟通

【情景7】

护士：阿姨，您好！您看起来不大高兴，您能跟我说说吗？

患者：（苦笑）没有……

护士：（坐在患者身边，抚摸着患者的手）阿姨，您是从放疗科转过来的吧？

患者：是的，我担心我的身体承受不了这次化疗。

护士：您为什么有这样的想法了？

患者：我在做放疗的时候，病友就告诉我，化疗很难受，一般人都受不了。

护士：嗯，化疗是有副作用的，通常最常见的表现就是呕吐。但也不是所有的化疗患者都会呕吐的，每一种化疗药物都有不同的副作用，要看您所接受的是哪一种方案。再说，呕吐有的是药物所致，有的是心理所致。所以，在化疗时，保持一个良好的心态至关重要，它可以减轻呕吐的反应，而且在化疗前后，我们都会用常规的止吐药，如果吐得厉害，医生还有别的方案。

患者:听说化疗很厉害。很多人就死于化疗。

护士:化疗确实可以危及生命,因为化疗可以造成白细胞和血小板下降,若白细胞下降明显,机体抵抗力减弱,很容易造成感染,严重者导致感染性休克而危及生命;若血小板下降明显,机体很容易出血,也可危及生命。所以,化疗期间,我们要常做血常规检查,如分析白细胞或血小板低于正常值,医生就会采取措施使用升高白细胞、血小板的药物。同时,通过饮食来配合,多吃花生米、红枣等,注意少吃多餐。只要您能配合医生,那些危险情况一般都可避免的。

患者:你这么一说,我心情好多了,只要我配合,我相信疗效是会非常明显的。

护士:其实,疾病本身并不可怕,可怕的是人的心态,您就把化疗作为普通的输液,可以边看电视边输液。

在上例护患沟通中,护士通过提问,找出患者不愉快的原因,然后用解释、安慰等语言,解开其心结,帮助患者顺利接受化疗。

（一）肿瘤患者的特点

1. 肿瘤早期　疾病初期,没有最后确诊的时候,是患者"疑癌"阶段。主要表现为恐惧、焦虑、精神紧张、情绪不稳,希望能否定癌症的诊断,要求重新做病理切片及有关检查,要求反复会诊或转院再查。总之,存在一种企图逃避现实的侥幸心理。

2. 肿瘤治疗阶段　随着病情的发展或复发,患者和其家属经受着沉重的打击,主要表现为愤怒、绝望、情绪不稳定与悲观厌世交叉出现。由于不得不接受手术,必须忍受器官的缺失或生理功能的变化,或面容的损毁、治疗的痛苦,患者的焦虑反应又可逐渐增强,因而失眠、厌食、乏力和抑郁都是常见的症状。

3. 肿瘤晚期　随着病情的恶化,死亡的威胁逐渐逼近,使得患者丧失了信心、厌世、轻生,主要表现忧郁、恐惧、孤独、消极等待、倒退和依赖。也有患者有一定的认识能力和自我评价能力,了解自己的预后,表现得异常平静,有条理地安排自己的后事,准备默默告别人世。

（二）肿瘤患者的心理需求

1. 对亲属的需求　当肿瘤患者得知自己患有不治之症时,除了复杂的心理变化外,还表现在对亲友的留恋和依赖,希望亲属多陪陪自己,关心自己,在痛苦时给予抚慰,在烦躁时给予安慰,并希望亲属能多与医生沟通,以争取得到最先进医疗技术的治疗,也希望多了解最新的治疗信息,希望有秘方能使自己起死回生。

2. 对治疗和护理的需求　晚期肿瘤患者的性别、年龄、文化层次、社会地位、经济状况、宗教信仰以及所患疾病的不同,对护理工作的需求也有所不同。男性患者对护理的要求明显高于女性;老年患者希望有亲属陪伴,要求安静、舒适的病房;社会地位高、经济状况好的患者渴望治愈疾病,希望得到最先进和最大能力的救治;经济状况差、病程长的患者则希望能减轻肉体痛苦,不需要抢救,愿意平静地离去。

（三）与肿瘤患者的沟通技巧

1. 给予心理治疗,提高精神免疫　对于癌症患者的病情是否在第一时间告诉患者,以及如何告诉,医生们各执己见。美国97%的医生认为要将实情告诉患者。而我国传统的习俗认为不要过早通知患者为好。临床上,很多癌症患者在不知自己真实病情的情况下,一直保持乐观开朗的态度,注重活动,存活时间比那些知道自己病情的患者长得多。所以,心理学家认为,心理护理不仅可以减少患者的不良心理反应,还能直接产生治疗作用,改善机体免疫功能,提高疗效。

2. 针对不同情况,采取不同沟通　在和肿瘤患者沟通时,要根据患者对其疾病的认知态度,然后采取不同的沟通方法。

(1) 乐观者:对已知自己的病情仍然保持乐观积极向上的生活态度的患者,护士应以敬佩的态度,给予鼓励和赞扬,让患者更加感到生存价值。但还有一些患者表面上看起来很乐观,其实心理特别紧张。这些患者自尊心极强,心细、敏感,在沟通中,护士一定要维持患者的自尊,避免增加其心理负担,多传递一些鼓励信息,让其正视疾病,以积极的态度与癌症抗争。

(2) 沮丧者:患者情绪特别低落。在与之沟通时,首先要用移情去体验患者的处境和情感,充分理解患者的沮丧是合乎情理的。教会患者看清自己的病情,耐心细致地向患者介绍一些正面的、鼓励性的信息,激发患者的希望,使其意识到摆脱困境并非不可能,从而缓解患者沮丧心理。

(3) 拒绝合作者:患者了解自己病情后拒绝合作、不顺从、哭闹、谩骂。这类患者开始有点不满和抱怨,一旦矛盾激化,情绪失控,便表现为对抗,甚至带有过激行为。护士在与其沟通时,应首先弄清患者拒绝合作原因,努力帮助患者重新认识自我,认识疾病,认识到这种行为的不良影响和后果,从而恢复其自我控制能力。

六、与临终患者的沟通

【情景8】

王大爷因低血糖昏迷住进老年神经科,经抢救心跳恢复,但一直处于昏迷状态。护士除了给他温水擦澡、理发、剃须、检测生命体征外,从没放弃过唤醒他意识的努力。

每天早晨查房时,护士们都微笑着跟他打招呼:"王大爷,早上好!"除此之外,她们还让王大爷的儿女和孙子常来和他"说说话"。

一个月后,王大爷即将走完自己的人生旅途,弥留之际,当他的儿女来到病床面前,轻声唤着"爸爸、爸爸"时,他居然听懂了,睁开眼睛望着他们,脸上露出了瞬间微笑,然后慢慢闭上双眼……

让临终患者微笑着面对死亡,是对患者最好的心理支持。临终患者希望在自己最后的时刻能够见到自己的亲人,否则他们会带着遗憾而去。临终关怀并不是单指医护人员,而是包括患者的亲人在内,让患者在弥留之际,还能感受到亲人的关怀。

临终是指由疾病或意外事故而造成人体主要器官趋于衰竭,生命活动即将结束、濒临死亡的状态和过程。临终患者的临终过程大都以走向死亡为终结,但是时间有长有短。现代意义上所提出的临终关怀是以护士的心理护理为主,治疗为辅。主要是给予患者和家属精神上的慰藉,心理上的疏导,生活上的关怀、照顾和支持,最大限度地减轻他们的心理和躯体痛苦,使临终患者能够平静、安详、尊严地走完人生的最后旅程;使家属得到慰藉,身心健康得到维护和增强。

(一) 临终患者的特点

临终患者的心理状态极为复杂,美国死亡学研究的开拓者之一库布勒·罗斯在《死亡与临终》一书中,将大多数面临死亡的患者心理活动变化分为五个阶段:

1. 否认期　否认是防止精神受伤的一种自我防御机制。临终患者往往不愿承认自己病情的严重性,对可能发生的严重后果缺乏思想准备,总希望有奇迹出现以挽救死亡。有的患者不但否认自己病情恶化的事实,而且还谈论病愈后的设想和打算。也有的患者怕家人悲痛,故意保持欢快和不在乎的神态,以掩饰内心的极度痛苦。

2. 愤怒期 临终患者度过了否认期,知道生命岌岌可危了,但又心有不甘,往往埋怨自己怎么这样倒霉,为什么这种病就落在自己身上。表现出悲愤、烦躁、拒绝治疗,甚至敌视周围的人,或是拿家属和医护人员出气,借此发泄自己对疾病的反抗情绪,这是患者失助、自怜心的表现。

3. 协议期 临终患者不得不接受现实,由愤怒期转入协议期,心理状态显得平静、安详、友善、沉默。能顺从接受治疗,要求生理上有舒适、周到的护理,希望能延长生命。

4. 忧郁期 随着病情的进一步恶化,临终患者意识到自己将会很快失去热爱的生活、家人及宝贵的生命时,表现出极度悲伤,有的急于安排后事,留下自己的遗言。大多数患者在这个时候不愿意多说话,但又惧怕孤独,总希望亲人能相伴在旁。

5. 接受期 这是临终病人的最后阶段。患者深知一切将无可挽回,对死亡有了充分的心理准备,显得十分平静安详。有的患者在临终前因疼痛难忍而希望快些死亡,如有位胰头癌患者,由于极度疼痛,几次想自杀。有的患者病情虽很严重,意识却十分清醒,表现出留恋人生,不愿离去。如有位年轻的卵巢癌患者,死前含泪说:"我还年轻,我不想死,医生,求求你救救我……"

临终患者心理活动的五个发展阶段,并非前后相随,而是时而重合、时而提前或推后。因此,在护理工作中应掌握患者千变万化的心理活动,从而进行有效的沟通和护理。

知 识 链 接

当我们与临终病人一起努力却变得非常孤独的时候,我们真的需要道义支持。当我们非常疏离、如履薄冰时,我们就得战战兢兢,要确定在冰层破碎以前,自己还能走多远,这真的是生、也是死的问题。如果不确定的话,就安静地从事,那些倾听我们的人,还没有准备好要了解这一切。

——库布勒·罗斯

(二)临终患者的心理需求

由于临终的个体差异,他们对沟通的对象、沟通的内容以及沟通的形式都有着特殊的要求。选择不同的人与临终患者沟通,会产生不同的沟通效果。临终关怀工作人员应从患者的社会支持系统中寻求帮助,最大限度地满足患者的需要。

1. 需要一个舒适的沟通环境 临终关怀的目标已由治疗为主转为对症处理和护理照顾为主。护士最需要提供给患者的是身体舒适、控制疼痛、生活护理和心理支持。因此,护士应态度和蔼、细心观察、精心护理、尽职尽责,及时给予心理援助和疏导。同时,要尽力满足患者的生理需要,给予精心照护,帮助患者做好基础护理,减少身体的痛苦,促进舒适。

2. 需要坦诚而开放的态度 在与临终患者沟通前,临终关怀工作人员自身必须有一个正确的死亡观,能够自然而平静地谈论死亡,调节个人因考虑死亡而产生的焦虑心理,主动倾听患者所要表达的语言内容,鼓励患者坦诚地说出其内心的真实感受,协助解析其潜在的担心和焦虑的关键,进一步分析晚期患者的问题和需要,切忌给予患者绝望的回答,如"你这病现在的医疗水平恐怕是没救了"。当患者设法逃避谈论死亡时,临终关怀工作人员不要执意坚持,要谨慎权衡病人的接受程度,适时进行。

3. 需要亲人的支持　临终患者往往出现害怕被人冷漠和抛弃的孤独感,他们希望子女、配偶在身边,给他们力量、亲情。护士应重视患者的愿望,允许亲友多来探视,让患者同亲人一起度过不可多得的时刻。家属或亲友,不仅能够满足患者亲情的需要,减少患者内心的不安,消除孤独,减轻对死亡的恐惧感,还能够与患者进行有效的沟通,协助临终关怀工作人员和医生获得真实、可靠、全面的患者资料,便于医护人员对病人提供更有效的医疗护理措施。对晚期病人的护理实践也证明,选择患者最喜欢的人或对患者最有影响力的亲友,与患者交流的效果较好。

(三) 与临终患者的沟通技巧

临终关怀工作人员只有掌握了患者的身心特点及适当的沟通技巧,且能够根据患者的个体差异灵活地运用这些技巧,才能更好地发挥临终关怀工作人员在临终护理中的作用。

1. 不同时期的沟通技巧

(1) 否认期:在此阶段,临终关怀工作人员不必破坏患者的这种心理防卫,不必揭穿他,可以顺着患者的思路和语言,例如可以说"您的病是挺重的,但也不是一点希望都没有",耐心地倾听患者诉说,不要急于解决问题。适当的时候,给予患者及家属一些引导和鼓励。

(2) 愤怒期:愤怒是患者的一种健康的适应性反应,度过了否认期,临终关怀工作人员在沟通时要忍让、宽容患者的一切粗暴言辞,表达自己对患者的理解和同情,如"得了这种病,谁都会心里不痛快,您就痛痛快快地发泄出来,也许会好受一些"。倾听仍然是好的沟通策略,但要注意适时地回应,不要回避病人。

(3) 协议期:处在这一阶段的患者都能很好地与医护人员合作,配合治疗。临终关怀工作人员要抓住这个契机,进行必要的健康教育,如关于如何配合治疗,争取最好结果的健康教育,以及关于死亡观念的指导和教育,同时,倾听患者的诉说和宣泄,运用触摸等技巧表达对患者的关爱、理解和支持。

(4) 忧郁期:此时患者的忧郁和沉默会对沟通产生消极影响,临终关怀工作人员要注意不必打断患者的沉默,也不要机械地破坏这种沉默。忠实的倾听是这一阶段最好的沟通方法。

(5) 接受期:患者做好了一切准备去迎接死亡,此时,临终关怀工作人员要经常陪伴在患者身边,运用一切可能的沟通技巧表达对患者的慰藉,如适当的触摸会使患者体会到来自人间的温暖。临终患者会有其特殊的生理和心理表现,尤其是在心理方面的特征,更值得临终关怀工作人员注意。在没有更好的治疗手段能够延长患者生命的时候,良好的沟通就是一剂能够慰藉患者心灵的良药。

2. 选择合适的时机　临终患者常常既要受到病理性疾病引起的各种症状的困扰,还会受到因死亡而引起的各种心理变化的影响。在这种情况下,沟通的时机就显得相当重要。临终关怀工作人员不能仅仅从个人工作的便利和个人的情绪状态出发,主观想象或猜测,随意安排时间与患者进行沟通。而要根据患者的生理状况、心理感受、习惯、喜好及承受能力,找准时机,选择患者最乐于接受和最需要的时候,并要采取最适当的方法。一般来说,在患者忍受剧烈疼痛的时候,除了给予必要的止痛措施外,触摸带给患者的感觉最好,因此也是最好的沟通方法。临终关怀工作人员可以坐在患者的床边,握住患者的手或者给予轻轻的抚摸,有利于稳定患者的情绪。

3. 采用恰当的方法　在与临终患者的沟通过程中,方法是至关重要的。对各种不同情况的患者,在不同的时机选择采用不同的方法,才可能取得良好的沟通效果,并对患者的心理起到稳定和慰藉的作用。选择沟通方法可以根据患者的体质、情绪、接受能力等情况综合考虑,选择一种或几种沟通方法综合应用,还可以辅以音乐、体态语言等协助沟通,以增强沟通的效果。不管采用什么方法,沟通时都应注意以下几个方面:

(1) 病情告知的策略:传统伦理观念认为,患者患了不治之症,医护人员应该绝对保密,以减少患者的心理痛苦。但是,在临终关怀实践中发现,这种观念和行为,存在着一系列弊端,一是剥夺了患者的知情权,二是不尊重患者权利的表现,违背了现代医学伦理观。患者会从其他途径,从治疗方案和他人的态度表情上发现一些不确定的信息,反而增加了患者的猜疑和不安。给有机会和患者接触的人增加了心理负担,他们要在患者面前想方设法地隐瞒,唯恐泄露病情。还会减低患者对医护人员的信任度。

(2) 选择同龄人支持:临终患者年龄不同,其人生的阅历也不同。因此,不同年龄的人对人生有不同的理解,积累的人生经验也不同。如果有可能安排与临终患者特别是年龄相仿的人与之沟通,他们会有更多的谈论话题和共同语言,沟通的效果会更好。这些人可以是临终患者的朋友、同事,他们的主要作用是给临终患者提供情感支持,即倾听临终患者的诉说,与他们聊天,帮助他们学习和掌握有利于调适心理的方法。

(3) 选择社会志愿者:关心临终患者不仅是医务工作者的责任,也是全社会的义务。作为护理人员,可以积极倡导社会志愿者为临终患者服务,这不仅可以形成一种充满关爱的社会风气,还可以让更多的人接受死亡教育,树立正确的死亡观。志愿者包括社会各界人士,只要他们具有足够的同情心和良好的道德修养,都可以作为志愿者为晚期患者服务。

4. 与临终患者家属的沟通　在临终关怀护理中,家属是护理服务对象之一,朝夕相处的亲人突然患病直到临终,家属的心理是十分复杂的,常常会出现难以克制的行为,此时,护士应给予家属同情、关怀与帮助,说明家属对患者的影响,教会他们一些简单的护理知识,鼓励其在有限的时间里多陪伴患者,为患者送终。当患者处在极度危重濒临死亡阶段时,护士应协同医生向家属讲清楚患者的病情,使其共同为患者创造一个较好的理想环境,让患者在安详、舒适的环境中离开人世。

5. 死亡教育　死亡是每个人不可避免的,面对即将到来的严酷悲惨事实,可以把它看做是对精神和肉体上的痛苦解脱方式。现代医学不是万能的,为临终患者进行教育是使他们对死亡有一个正确的认识,澄清个人在死亡上的唯心观。医护人员要提高整体服务水平,为患者提供必要的帮助,以缓解患者对死亡的恐惧和不安,让患者勇敢、坦然地面对死亡、让濒死者无遗憾,使死亡获得“新生”即“优死”,所以对临终患者及家属的死亡教育,帮助他们在濒危者最后时光里保持相对稳定愉快的心情是非常必要的。

6. 注意避免沟通障碍　在临终关怀沟通实践中有下列情形可能阻碍沟通:

(1) 临终关怀工作人员总是否认病情的严重性,总以“没事”、“好好休息”、“别太伤心”来托辞。

(2) 改变或避开与死亡相关的话题。

(3) 对临终患者的沟通意愿充耳不闻,继续手中既有的工作。

(4) 强调正在进行的事务,以拖延或避开需要回答的问题。

(5) 故意制造幽默或轻松的气氛,以试图减轻病人的悲伤。

（6）回避患者,除非万不得已,否则不见患者。

临终关怀工作人员应经常提醒自己避免一些错误的行为,随时做好准备,做一个良好的沟通者,善于应用各种方法策略与患者沟通。

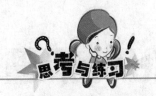

1. 与特殊年龄患者沟通应注意哪些技巧?

2. 与传染病患者沟通应掌握哪些技巧?

3. 与孕产妇沟通应掌握哪些技巧?

4. 与精神病患者沟通应掌握哪些技巧?

5. 与急诊患者沟通应注意掌握哪些技巧?

6. 与临终患者各个时期沟通应掌握哪些技巧?

7. 一位 50 岁男性患者,直肠癌手术 10 余天后,伤口恢复良好,患者应以起床康复锻炼为主,但这位患者整日躺在床上,让护士给他翻身,大小便都在床上。医生让他早日下床,减少肠粘连,以便尽快康复。患者家属也加以劝说,患者当面答应,背后总是置之不理。

护士觉得患者肯定是愿意接受治疗。是什么原因导致患者出现这种异常行为? 请你设计一段护患有效沟通,了解患者不合作的原因,使患者能更好地面对现实,积极配合治疗。

（吕绍玖　王　侠）

第十一章 多元文化与护理

学习目标

1. 了解世界三大宗教习俗文化与护理工作的关系。
2. 熟悉三大宗教的基本礼仪常识。
3. 掌握世界上主要地区和国家的基本礼仪及习俗禁忌。

第一节 文化概述

一、什么是文化

不同的人对"文化"有不同的定义,通常文化包括文字、语言、地域、音乐、文学、绘画、雕塑、戏剧、电影等。大致上可以用一个民族的生活形式来指称它的文化。文化在汉语中实际是"人文教化"的简称。

二、文化的一般特征

(一)文化的创造性

文化是由人类进化过程中衍生出来或创造出来的。自然存在物不是文化,只有经过人类有意无意加工制作出来的东西才是文化。例如,父与子、买者与卖者,只有他们交往时才能叫做文化。痰不是文化,吐痰入痰盂就是文化;水不是文化,水库才是文化;木头不是文化,木器才是文化等。

(二)文化的习得性

文化是学习得来的,不是先天遗传的本能,而是后天习得的经验和知识。例如,男男女女不是文化,"男女授受不亲"或男女恋爱才是文化;前者是遗传的,后者是习得的。文化的一切方面,从语言、习惯、风俗、道德一直到科学知识、技术等都是后天学习得到的。

(三)文化的共有性

文化是人类共同创造的社会性产物,它必须为一个社会或群体的全体成员共同接受和遵循,才能成为文化。纯属个人私有的东西,如个人的怪癖等,不为社会成员所理解和接受,则不是文化。

(四)文化的多样性

不同的自然、历史和社会条件,形成了不同的文化种类和文化模式,使得世界文化从整体上呈现出多样性的特征。各民族文化各具特色,相互之间不可替代,它们都是全人类的共同财富。任何一个民族,即使是人数最少的民族,其文化成果如果遭到破坏都会是整个人类文化的损失。

(五)文化的民族性

文化具有民族性。文化总是根植于民族之中,与民族的发展相伴相生。一个民族有一个民族的文化,不同民族有不同的民族文化。例如,美国十分强调个人的重要性,是一个高度个人主义的国家。同时美国也是一个高度实用主义的国家,强调利润、组织效率和生产效率。它重视民主领导方式,倾向于集体决策与参与。它对风险具有高度的承受性,具有低程度的不确定性的规避倾向。再如,英国文化的典型特征是经验的、现实主义的,法国文化则是崇尚理性的,由此导致英国人重视经验,保持传统,讲求实际,法国人喜欢能够象征人的个性、风格和反映人精神意念上的东西。

三、中西方交往文化差异

(一)称谓习俗的差异

人们在交际中总以某种言语形式称呼对方。称谓具有重要的社交功能,它是称呼者对被称呼者的身份、地位、角色和相互关系的认定,起着保持和加强各种人际关系的作用。

1. **亲属称谓** 指家庭成员之间的相互称谓。中国人特别重视亲属的称谓,辈分、性别指代清楚,本家族成员与外姓亲戚从称谓上就可以区分得一清二楚。如区分父系母系,叔叔、姑妈和舅妈、姨妈等。英美人并无如此清晰明了的差别,亲属称谓比较简单。本家成员与外姓亲戚在称谓上混为一谈,仅用 grand-parent、brother、sister、uncle 等几个词就能概括。

中国传统的称谓,既表现出家族式生活的特点,也反映了中国传统的文化和伦理道德,如长幼有序、尊卑、亲属等。而在西方,由于其社会的组织机构,不以等级身份为核心,提倡人人平等,因此在英语亲属称谓中没有尊卑之别。英美人宗族观念也很淡薄,不仅不会用亲属称谓去称呼家族以外的人,甚至连家族以内的人都很少用。

2. **职业称谓** 中国的传统职业类别繁多,但不是每一个具体的职业都可成为一个称谓语。西方人则很少用正式的头衔来称呼别人。正式的头衔一般只用于法官、高级政府官员、军官、医生、教授和高级宗教人士等。

(二)问候及告别习俗的差异

问候大致分为语言问候和非语言问候两类。就语言问候来说,中西方问候方式都可分为祝愿式问候、关心式问候、交谈式问候、称谓式问候、称赞式问候五类,但在具体问候上存在一定的差异。例如,关心式问候,汉语中的"你吃了吗?""你到哪儿去?"这种问候方式是欧美人士不能接受的,他们认为这干涉到了自己的隐私。又如,在交谈式问候中,中国人常以对方正在干着的事情为话题,通过提问的形式来进行。但英语国家的人们,尤其是英国人,常常以谈天气来打招呼。

中西方道别的礼貌用语也存在着明显的差异。

1. 英语国家的人道别时很注意对双方接触的评价，以表达愉快相会的心情。而中国人在道别时一般没有如此复杂的对当前接触的评价语，注重的是相互表达关怀之情。

2. 英语国家的人结束交谈或访问辞别时多提出的理由总是由自己因故而不得不告别，这就是西方人人皆知的"white lie"。中国人着眼的是对别人的关心，所以，拜访人告别时会说："你还要早点休息，我就不多打扰了"等。

3. 西方人在道别时常常表示不得不告别并表示歉意。而在汉语道别语中的"对不起，打扰了。"则会让西方人产生误会："我并未感觉到你打扰了我，也未表现出受到了干扰，你为什么要这样说呢？"

4. 关切和祝愿之别。西方人不能理解中国主人在客人离去时说"慢走""一路小心"这类话，他们认为这些话给人以父母般命令人的感觉。他们不能理解汉语这类送行语是视朋友如亲人的一种叮咛。西方人注重的是祝愿，强调的是对他人个人自主的尊重。

5. 表达再次相会愿望的形式也存在差异。中国人的某些客套话，如"有空常来呀！"往往会被西方人理解成诚挚的邀请。

（三）送礼习俗

1. 中西方不同的送礼观念　中国人往往注重礼品的实质意义，即它的实用价值，而不喜欢中看不中用的东西。而西方人往往注重礼品的纪念价值，注重礼品的包装。确切地讲，中国人送的是礼品，西方人送的是纪念品。

2. 中西方不同的送礼目的　中国人送礼，往往目的性很强。中国人的礼，往往是在请求别人帮助前送出去的。而西方人注重的是送礼这一行为，以及礼物的象征意义，而且一般是在得到帮助之后送，不会太贵。

3. 中西方接受礼物时的不同反应　在中国，人们接受礼物时往往并不喜形于色，且不当面打开礼品，认为这样做非常不礼貌。而西方人在接受礼物时，想到的首先是感谢。为了表示谢意，他们往往会当面打开礼物并称赞一番，与你同时分享快乐。

中西方在送礼上有如此大的文化差异，说明任何一种文化所表现出来的思维和行为方式上都是在一定的地理环境和历史条件下形成的。

多元文化护理是指对世界上不同文化的民族进行探讨并分析，重点研究其生活方式、对健康与疾病的认识、宗教信仰，并运用这些知识满足不同文化背景下的护理对象的健康需要。多元文化护理是对"以人的健康为中心"的整体护理观的完善和提高，强调了人的完整性和自主性，尊重护理对象的权益。护士在照顾患者时，要从患者的文化立场出发，正确理解患者的认知与行为，尊重多元文化背景中不同患者对护理的要求，而不能从自己的文化立场出发，用自己所属文化的标准去衡量、认识与对待患者。因此，护理人员有必要了解并掌握不同国家、不同民族、不同区域内的宗教习俗与礼仪习俗，克服自己的文化局限，探索影响患者健康的各种文化因素如生活方式、饮食习惯等，制定出符合患者文化背景的护理措施，以满足不同文化背景下患者的身心、社会、文化及发展的健康需要。

第二节　宗教文化与护理

一、宗教文化

宗教是一种重要的文化现象，是文化的表现形式之一。在人类漫长的历史岁月中，宗教是人类文化重要的载体,构成了文化实质性的内容。世界各民族都有自己不同的宗教信仰,各种宗教都有其完备的信仰体系,形成以宗教意识形态为内核和导向的宗教文化传统,得到作为文化载体的广大信徒的广泛认可。情况相当复杂,因此我们用尊重的态度,尊重他们的信仰、尊重他们的人格,尊重他们的宗教文化。

二、三大宗教文化与护理

(一)尊重不同患者的宗教信仰

改革开放后的中国,护理所面对的服务对象也扩展到世界各民族,各个民族都有不同信仰。其中基督教、佛教、伊斯兰教是世界三大宗教,信徒遍布世界各地。作为一名护理人员,有必要对这些宗教文化进行了解。

1. 基督教　基督教是世界上最大的宗教。公元一世纪中叶,基督教产生于地中海沿岸的巴勒斯坦,创始人是耶稣。耶稣是上帝耶和华之子,他出生在巴勒斯坦北部的加利利的拿撒勒,母亲名叫玛利亚,父亲叫约瑟。耶稣三十岁时受了约翰的洗礼,又在旷野中经受了魔鬼撒旦的诱惑,这一切坚定了他对上帝的信念。此后,耶稣就率领彼得、约翰等门徒四处宣传福音。耶稣的传道引起了犹太贵族和祭司的恐慌,他们收买了耶稣的门徒犹大,把耶稣钉死在了十字架上(后人因此而崇拜十字架)。但三天以后,耶稣复活,向门徒和群众显现神迹,要求他们在更广泛的范围内宣讲福音。从此,信奉基督教的人越来越多,目前全球有1/4~1/3的人信奉基督教。基督教又分为天主教、东正教及基督教新教三大宗教派别,中国人信奉的基督教或耶稣教,其实是基督教新教。三大宗教派别在信仰、教义方面都存在差异,其习俗也不尽相同,但是所有的教徒都信仰耶稣的教义。

2. 佛教　佛教起源于古印度(天竺),相传公元前六世纪由北天竺迦毗罗卫国(今尼泊尔境内)净饭王的长子悉达多乔答摩所创立,距今已有两千五百多年的历史。传说悉达多生于公元前565年,活了大约八十岁,与我国的孔子大致同时。因他是释迦族人,所以他的弟子又尊称他为释迦牟尼,意为释迦的圣人。

释迦牟尼死后百余年间,佛教发生分裂:一派称为"上座部",主要由一些长老组成;另一派称为"大众部",拥有广大的僧侣,公元前一世纪前后又由"大众部"的一些支派组成"大乘佛教",并且称呼非大乘佛教的教派为"小乘"。

我国西藏的佛教是在公元七世纪,松赞干布执政时期正式传入西藏。同时由我国内地和印度、尼泊尔传入的。由我国内地传入的主要是大乘佛教,由印度、尼泊尔传入的主要是密教。佛教传入西藏后,曾经为藏地原始的"苯教"所不容,佛教和苯教进行了长期的斗争,最终战胜了苯教,同时也融合了苯教的一些教义、神祇和仪式,并形成了自己浓厚的地方宗教特色。这种带有地方特色的西藏佛教,后来被外地人俗称为"喇嘛教"。

3. 伊斯兰教　伊斯兰教亦称回教、清真教,是阿拉伯各国和伊朗、阿富汗等国居民信奉的宗教。在6、7世纪期间,阿拉伯半岛上还没有建立统一的国家,居民多从事畜牧业。他们属于不同的部落,各自信奉着许多自然神。到7世纪初,由于东西商路改道,致使该地区的社会经济状况迅速恶化,为改善这种状况,需建立强大的国家,实现半岛上政治的统一。伊斯兰教就是在此背景下创立的。创始人穆罕默德在麦加城联络亲友,创立了伊斯兰教。伊斯兰是阿拉伯语,意为"顺从"。伊斯兰教信徒通称穆斯林,意为"顺从者"。伊斯兰教信奉"安拉",相信天地万物都属于"安拉","安拉"是唯一的"真主"。穆罕默德自称是"安拉"的使者,是代表"安拉"向人们启示的(他的说教后被信徒们编成《古兰经》)。他创教后,由于遭到当地掌管多种崇拜祭祀大权的贵族反对,于 622 年被迫从麦加逃往麦地那,并在麦地那传教获成功,进而利用宗教势力建立了政权,组织了穆斯林军队,630 年攻占麦加城,迫使全城居民信奉伊斯兰教。两年后,伊斯兰教极大推广,统一了半岛。目前世界上的穆斯林主要分布在中东、亚洲和非洲。伊斯兰教在唐代传入中国,主要分布在新疆维吾尔自治区、哈萨克自治区内。

（二）尊重教徒的尊称

在临床护理中,给教徒一个得体的称谓,可以彰显护士对他们的尊重。

1. 基督教徒称谓　基督教徒内设有主教、牧师、长老、执事和传道员。对于神职人员常以姓和所任职位称呼,对传道员者称之为先生或弟兄,师母或小姐。无论职业教徒还是非职业教徒,所有的新教徒都可以以"同道"互称,意为共同信仰耶稣所传的道。教徒和教徒之间互称为姊妹。

2. 佛教徒称谓　佛教尊称出家的男子为比丘,女子为比丘尼,俗称和尚、尼姑;尊称在家修行的男子为优婆塞,女子为优婆尼,俗称居士。以上四种人称佛教四众。佛教寺庙设有主持和两序职事等,主持即一等的主僧,在我国称之为方丈。在主持之下就是东西两序职事,又称为头首,对于他们的称呼是在职称后面加上"师"或"师傅",在不知僧尼身份时,可以通称法师和师太。

3. 伊斯兰教徒称谓　伊斯兰教徒称"穆斯林"。教徒之间皆互称"兄弟";对知己朋友称"哈比布"(阿拉伯语意为知心人、心爱者);在清真寺做礼拜的穆斯林,称"乡老";对于贫穷的穆斯林,称"乌巴力"(阿拉伯语意为可怜者);对于到麦加朝觐过的穆斯林,在其姓名前冠以"哈吉",是穆斯林中十分荣耀的称谓;对于办经学教育和管理事务的穆斯林,称"社头"、"学董"、"官寺乡老";对于德高望重、有学识和有地位的穆斯林长者,尊称"筛海"、"握力"、"巴巴"等。

（三）尊重不同宗教礼仪形式

1. 基督教　礼拜是基督新教最重要的活动。因基督教认为耶稣是在星期日复活的,因此称之为"主日",并在该日举行礼拜。通常于每周日在教堂中举行,由神父或牧师主礼。主要内容包括:祈祷,是指教徒们向上帝和基督耶稣的认罪、感谢、祈求和赞美等。依各人的信仰习惯,祈祷方式各异,主要有"心祷"、"口祷"、"私祷"、"公祷"等。祈祷完毕,颂称"阿门",意为"真诚",表示"唯愿如此,允获所求"。唱诗,是基督教举行礼拜仪式时所唱赞美上帝的诗歌,这些赞美上帝的诗歌,大多用四个声部合唱。讲道,是指神父或牧师对圣经进行讲解。除每周一次的公众礼拜外,还有一些特殊的礼拜,如婚丧礼拜、感恩礼拜等。在礼拜时,教堂内常置有收捐袋或奉献箱,信徒可随意投钱于其中,作为对上帝的奉献。在临床护理中,如有信仰基督教的患者住院,在不影响其他患者和正常的医疗护理程序下,神职人员做礼拜我们应给予理解和支持。

2. 佛教　"合十礼"是佛教最常用礼节。佛教徒见面时,以两手十指相合指尖向上置于胸前来行礼——称"合十"或"合掌"。一般教徒见面时,多以"合十礼"表示敬意。如参拜佛祖或拜见高僧时要行跪合十礼,行礼时,右腿跪地,双手合掌于两眉之间。佛教徒为答谢施主也常用此礼节。"顶礼"是佛教最高礼节,是向佛、菩萨或上座所行礼节。又称"五体投地"。五体是指两肘、两膝和头,当佛教徒行"顶礼"时双膝跪下,两肘、两膝和头着地,然后用头顶尊者之足,称"顶礼"。出家的教徒对佛像必须行顶礼,表示恭敬至诚。出家人的"袈裟"不能随便放在地上或墙角处。如遇佛教徒患者,护士在做晨间护理时,一定要尊重佛教习俗。

3. 伊斯兰教　是穆斯林身体力行的主要攻修之一,即做礼拜。穆斯林一天要进行五次礼拜,一周要进行一次聚礼。此外,一年当中还有诸如在开斋节和宰牲节等节日进行的会礼,礼拜时朝向麦加克尔白(天房)依次完成七个不同的动作。礼拜的仪式主要由端立,即举两手于头的两旁,诵念"真主至大",《古兰经》经文首章;鞠躬,以手促膝,行鞠躬礼;直立并抬起双手,诵念"赞颂主者,主必闻之";叩头,两手掌俯地,叩首至鼻尖触地;跪坐。因为,伊斯兰教认为妇女头发是羞体,应该用布把它遮盖起来,只露一张脸。男子要带无檐小帽,有黑白两种色。在护理实践中,护士一定要尊重他们的礼仪习俗,避免不必要的矛盾纠纷。

（四）尊重不同信仰的宗教日

不同宗教有不同的宗教日。如果在宗教日期间,护士了解患者不同的宗教信仰,并向他们的节日表示祝贺,一定会增加护患之间的信任和友谊。总之,在护理工作中,只有把"生物的人"和"社会的人"结合起来,正确对服务对象的生理、心理、精神的健康问题进行评估,才能提高护理质量。

1. 基督教的宗教日

（1）圣诞节:圣诞节是基督教最重要的节日,为庆祝耶稣诞生,定于每年的 12 月 25 日为圣诞日。12 月 24 日通常称为圣诞夜或平安夜,一般教堂都要举行庆祝耶稣降生的夜礼拜(根据圣经,耶稣降生于晚上),礼拜中专门献唱《圣母颂》或《弥赛亚》等名曲,演出圣诞剧,再现耶稣诞生的情景等。12 月 25 日为圣诞节,教徒们扮演圣诞老人分送礼物、装饰圣诞树,以增加节日气氛。

（2）受难节:是纪念耶稣受难的节日。据《圣经·新约全书》,耶稣于复活节前三天被钉在十字架上而死。这天在犹太教的安息日前一天,因此规定复活节前二天星期五为受难节,基督教多数教派都纪念这一节日。

（3）复活节:为纪念耶稣复活的节日。据《圣经·新约全书》载:耶稣受难被钉死在十字架上后,第三天复活。根据公元 325 年尼西亚公会议规定,复活节在每年春分后第一个圆月后的第一个星期日,一般在 3 月 22 日至 4 月 25 日之间,基督教多数教派都纪念这个节日。庆祝活动的具体内容各地不一,最流行的是吃复活节蛋,以象征复活和生命。

（4）圣灵降临节:亦称五旬节。据《圣经·新约全书》载:耶稣复活后第 50 天差遣圣灵降临,门徒领受圣灵后开始向世界各地传布福音,虽然教会规定每年复活节后第 50 天为圣灵降临节,但基督教多数教派不守此节。

（5）感恩节:为美国基督教的习俗节日,起源于 1621 年。起初为迁居美洲的清教徒庆祝丰收的活动,后经美国总统华盛顿、林肯等定此节为全国性节日。1941 年起定为 11 月第四个星期四举行。教堂在这一天举行感恩礼拜,家庭也举行聚会,通常共食火鸡等。中国基督教部分教派守此节,并举行感恩礼拜。

2. 佛教的宗教日

（1）佛诞节:又称佛诞会、佛生会,是为纪念佛祖释迦牟尼诞辰而举行的佛事法会。因法会中以浴佛为主要内容,故又称浴佛节、浴佛会、灌佛会。佛诞节定为阴历四月八日举行浴佛仪式,这起源于佛降生时双龙吐水洗浴太子身的典故。信徒到佛寺举行诵经法会,用各种名香浸水灌洗佛像,并供养各种花卉。同时,还举行拜佛祭祖、施舍僧侣等庆祝活动。我国汉族一般是在农历四月初八。

（2）涅节:是纪念释迦牟尼的圆寂日。届时,佛教寺院要举行佛涅法会,挂释迦牟尼画像,诵"异教经"等。我国一般是农历二月十五日。

（3）佛成道日：即佛祖释迦牟尼在菩提树下修行成佛的日子。据佛经记载，释迦牟尼出家后，经过六年苦修，认识到如此苦修不是通往解脱的正确道路，决定放弃苦修，另辟蹊径。经过七天七夜的思考，释迦牟尼终于豁然大悟，认识了人生痛苦的原因以及灭除痛苦的方法等真谛，得到对于人生真实的彻底觉悟，这就是我们通常所说的"成佛"或"成道"。后世把这一天称为"佛成道日"。为纪念这一天而举行庆祝活动，称为"成道节"、"成道会"。中国传统的佛成道节是在农历十二月八日，也就是腊月初八，俗称"腊八节"。

3. 伊斯兰教宗教日　伊斯兰教有三大节日：开斋节、古尔邦节和圣纪节。

（1）圣纪节：伊斯兰教教历三月十二日为圣纪节，是穆罕默德诞生和逝世的日子。穆斯林到清真寺举行圣会，集体诵读《古兰经》，宣扬穆罕默德的生平业绩，歌颂穆罕默德的高尚品德和丰功伟绩，有的还举行聚餐。穆罕默德的逝世与诞生的月、日相同，因此中国穆斯林的圣会活动兼有纪念穆罕默德诞生与逝世的双重意义，故又称圣忌、圣祭或圣会，新疆地区则称牟噜德节。庆祝活动一般在清真寺举行，由阿訇诵经，赞圣，讲述穆罕默德的生平业绩和懿行等。有的穆斯林炸油香、熬肉粥，邀请亲朋聚餐纪念。

（2）开斋节：是伊斯兰教重要节日。穆斯林在希吉拉历9月斋戒一月。斋月的最后一天寻看新月，新月的第二日即行开斋，举行各种庆祝活动。如果未见到新月，继续斋戒顺延三天。在我国新疆伊斯兰教称"肉孜节"。据载，斋月是穆罕默德由麦加迁徙到麦地那的第二年作为履行斋戒功课的月份。圣训中也有"你们要见新月而封斋，见新月而开斋"的话。因此莱麦丹月斋戒最多是30天。（"月斋戒"是阿拉伯语"莱麦丹"的意译）。

（3）古尔邦节：亦称宰牲节、忠孝节。定于伊斯兰教历12月10日。穆斯林举行会礼，宰牲献主，是伊斯兰教朝觐议事之一。宰牲畜肉分三份，一份送亲友，一份施舍，留一份自食，亲友间相互拜会。

（五）尊重不同宗教的禁忌

由于不同宗教信仰有不同的饮食禁忌，所以护士在指导患者饮食方面要特别注意到他们不同的营养摄取需要，以确保身体营养的足够摄入及健康问题。

1. 基督教的饮食禁忌　根据《圣经》可知基督徒的饮食原则如下：

（1）不可食用自死物，也不可触摸。

（2）不可食用血液及其制品，因为血中有生命。

（3）不可食用拜过偶像的祭物，因为，我们做主的宴席不能同时做鬼的宴席，吃祭物乃是大罪。

（4）基督徒的饮食是信心的饮食，神所造的物都是好的。

（5）凡持感恩的心，奉着神的名食用，百物均为圣洁的。

2. 佛教的饮食禁忌　佛教的主要饮食禁忌包括：过午不食、不吃荤腥、禁饮酒等。

（1）过午不食：按照佛教教制，僧尼每日仅进一餐。虽也有进两餐的，但必须在午餐前用完，过午不准进食，即"过午不食"。午后只喝白开水，连牛奶、椰子汁都不可喝。我国汉族地区因需要在田里耕作，体力消耗大，晚上非吃东西不可，但进食称为"药石"。

（2）不吃荤腥：佛教中的"荤食"指蒜、葱、辣椒等气味浓烈、刺激性强的东西，吃了这些东西不利于修道，为佛门所禁止。"腥"则指鱼、肉类食品。东南亚国家的僧人饮食靠托钵乞食，或由邻家轮流送饭，无法挑食，所以无素食或肉食之戒。我国佛教的经典中有反对食肉的条文，因此无论是藏传佛教徒还是汉族僧尼乃至很多在家居士都戒肉食。当然，汉族地区在家的居士，有吃长素的，也有吃花素的，如观音素、十日素、八日素或六日素等。

（3）不喝酒：传说佛陀时代有一位具神通的弟子因误饮酒，醉卧于途，神通尽失，威仪扫地，佛陀当即率众弟子现场说法，制定了酒戒。此戒被列为出家在家佛弟子的五大戒之一。但患风湿病者为驱风寒适量饮用是可以允许的。此条也包括烟、毒品等麻醉性物品。

3. **伊斯兰教的饮食禁忌**　伊斯兰教对饮食有严格的规定，不仅要求教徒要食清洁的食物，还提倡人们在食用可食之物时，不能过分和毫无节制。伊斯兰教饮食规定以佳美为原则，所谓"佳美"除一般通常理解的色、形、味或营养滋补外，更主要的是指该食物的"洁净与性格"。穆斯林讲究"卫生与卫性"，正可谓"食以养性"。举凡食草类动物其性善，其食洁，如牛、羊、驼等。而尖齿、獠牙的食肉类动物或食腐尸、腐食之动物其性贪、恶，其食污，如猪、狗、乌鸦等。

（1）禁食猪肉：古代埃及人、犹太人、阿拉伯人都厌恶猪，视猪肉为秽物，不能吃、不能用手触摸，也不可用于祭神。埃及人不愿见到猪，在路上偶然见到了，要马上到河里去洗澡，甚至穿着衣服就往河里跳，几乎把猪当成了瘟神。

（2）禁食动物血：伊斯兰教禁食血液的原因，是认为动物的血液乃是"嗜欲之性"，也是污秽的物质，被清洁的人性所嫌弃。

（3）禁吃自死动物：自死动物，指所有自然死亡的禽畜，包括因疾病、饥饿、跌撞、衰老等各种原因而死亡的动物。伊斯兰教认为自死物是污秽的、令人厌恶的。禁食自死的动物的肉在穆斯林看来有其重要的哲理：凡自死的动物，必有毒，而且血气未去，嗜欲之性仍存，终为人心所累，故不可食，食之会给身体带来不同程度的损害或因其他事故而丧命。同时，穆斯林认为禁食自死物的肉是服从真主的意志，真主禁止穆斯林吃自死物就是让穆斯林有机会去吃活生生的动物的肉，以便从中汲取营养，在大地上更好地生活。伊斯兰教法规定：勒死的、捶死的、跌死的、绞死的、野兽吃剩下的动物也属禁食之列。

（4）其他：《古兰经》规定穆斯林禁饮酒；禁食无鳞鱼，包括鳗鱼、鳝鱼、鲇鱼、甲鱼等；禁食驴、骡、马、蛇、鹰、虎、豹、狼等动物的肉。戒饮酒也是伊斯兰教的重要戒律。穆罕默德认为，饮酒罪恶极大，对于世人虽然也有某些利益，但其危害比其利益大得多。它使人消耗资财，家业破产，丧失理智，发疯撒野，打架斗殴，引起纠纷，互相结怨。此外，酒醉误事，使人不能履行拜功。伊斯兰教不但禁止穆斯林饮酒，而且还严厉谴责与酒有关的 10 种人：酿酒者，饮酒者，聘请酿酒者，饮酒者，运酒者，使人运酒者，斟酒者，卖酒者，分享酒价者，买酒者。伊斯兰教在禁酒的同时，还严格禁止毒品，包括大麻烟、鸦片烟、可卡因、海洛因、冰毒等各种麻醉品。

总之，在多元文化护理中，只有对不同宗教信仰和礼仪有所了解，对人性了解，才能真正达到对患者的尊重，才能真正称得上是系统化整体护理。

第三节　习俗文化与护理

了解各国风俗礼仪是护患交往的需要。随着我国改革开放与世界各民族、各地区的交往日益增多，护士的服务对象也不断扩大。为了尊重服务对象，就需要了解服务对象的风俗习惯，真正做到"以人为本"，因人施礼。

一、中国部分民族的习俗文化

中国是一个多民族国家，除汉族外，还有 55 个少数民族。各民族因其历史发展不同在生活方式、文化习俗和传统礼仪等方面有很大差别,中华各民族素有"礼仪之邦"的美誉,少数民族更因讲礼貌、重礼节而闻名世界。因此,为满足民族交往及提供多元化的护理,需要了解少数民族的文化习俗和传统礼仪。下面仅描述人口据前5位的我国少数民族情况。

（一）壮族

是由古代百越的一支发展而形成的,是我国少数民族中人口最多的一个民族,共有1548万多人,其中云南有100万,主要聚居在文山壮族苗族自治州,红河、曲靖也有一部分。

1. 交往礼仪　壮族为好客民族,凡某家来客人被认为是全寨的客人,往往几家轮流请吃,有时一餐饭吃五、六家。平时有相互做客的习惯,餐桌上务必备酒,方显隆重。敬酒的习俗为用白瓷汤匙"喝交杯"。用餐时须等最年长的人入席后才能开始;长辈未动的菜,晚辈不得先吃;给长辈和客人端茶、递饭,必须双手捧给,且不能从客人面前或从背后递送;鸡头、鸡翅敬给老人。先吃完的要逐个对长辈、客人说"慢吃"再离席;晚辈不能落在全桌人之后吃完饭。壮族人路遇老人要主动打招呼,男的要称"公公",女的则称"奶奶"或"老太太"并主动让路。若遇负重的长者同行,要主动帮助并送到分手处。在老人面前不跷二郎腿、不污言秽语,不在老人面前跨步。

2. 习俗禁忌　忌讳农历正月初一杀牲;有的地区的青年妇女忌食牛肉和狗肉;妇女分娩后的三天内(有的七天)忌讳外人入内;忌讳分娩后尚未满月女性串门。登上壮族人家的竹楼要脱鞋。忌讳戴着斗笠和扛着锄头或其他农具的人进入自己家中,火塘、灶塘是壮族家庭最神圣的地方,禁止用脚踩踏火塘上的三脚架以及灶台。青年结婚,忌讳孕妇参加,尤其不能看新娘。特别是孕妇不能进入产妇家。产妇家门上悬挂柚子枝条或插一把刀,以示禁忌。不慎闯入产妇家,必须给婴儿取个名字、一套衣服、一只鸡或其他礼物,做孩子的干爹、干妈。壮族十分爱护青蛙,有些地方有专门的"敬蛙仪",所以壮族地区严禁捕杀青蛙、吃蛙肉。每逢水灾或其他重大灾害时,壮族都要举行安龙祭祖活动,乞求神龙赈灾。仪式结束后,于寨口立碑,谢绝外人进寨。

3. 文化艺术　壮族以唱山歌闻名,山歌言语婉转、讲究押韵、富有感染力。每年举行的唱山歌会,称为歌圩。以农历三月初三最为隆重。大的歌圩有万人以上参加。被誉为歌仙的刘三姐是壮族歌手的典型代表。歌圩期间举行男女间抛绣球、碰蛋等娱乐活动,吃五色糯米饭、唱壮戏、兼办物资交流等,预祝五谷丰登。壮族人善舞,具有悠久历史的"铜鼓舞",节奏鲜明,舞步雄健。"壮锦"是享有盛名的纺织工艺品。

4. 宗教信仰　古代壮族没有形成统一的宗教,其先民由自然崇拜发展到祖先崇拜和多神信仰。壮族普遍崇拜祖先,每户正堂的神壁上供奉"天地国亲师之位"和祖先神位。唐、宋以后,佛教、道教先后传入,建立了寺庙。1858年以后,天主教传入,1862年基督教传入,但都未传开。各家都有神龛,敬奉祖先。不少地区有巫公、巫婆进行占卦等。

（二）满族

1. 交往礼仪　满族为我国人口第二多的少数民族,其悠久历史可追溯到两千多年前的肃慎人。辽、宋、元、明几个朝代则称"女真"。长期生活在长白山以东、黑龙江、乌苏里江流域的广阔地区。16世纪后期,努尔哈赤崛起,以女真人为主体融合了部分汉人、蒙古人和朝鲜人,形成了新的共同体即满族。现有人口近千万。满族有自己的语言、文字。满族人见面或拜见客人有多种礼节,其中有打千礼、扶鬓礼、拉手礼、包见礼、半蹲礼、磕头礼等。满族尊老敬上的传统更为明显,晚辈每日早、晚都要给老人请安;途中遇见长辈要让路,长辈的教诲要洗耳恭听,长辈外出远行,须送至大门;吃饭时长辈先坐、先吃,晚辈才能坐下拿起筷子;饭后,长辈放下筷子,晚辈才能够离席。现在满族的某些礼节,吸纳了汉族的一些习俗礼仪规范。如过去满族"父子不同席",现在已经改变。满族人好宾客、喜交友、重感情,待人接物"重客守信"。家中有客人来,全家人穿戴整齐迎到门外。待客必设炕桌、置酒菜。要求"酒要斟满、茶斟半碗",有"酒满敬人、茶满欺人"之说;且饮酒必用大盅,尽欢而止,宴客的菜肴均是双数。对于初次登门的客人,主人要主动向客人介绍内眷,表示敬意。

2. **习俗禁忌**　满族禁忌较多,不允许亵渎神灵和祖宗;满族以西为贵,祖宗匣放西炕上,西炕不得随意坐人和堆放杂物;忌打狗、杀狗和忌食狗肉;不戴狗皮帽、不铺狗皮褥,忌讳戴狗皮帽或狗皮套袖的客人。不许打、射乌鸦、喜鹊,因为曾有"神鹊救主"的传说。

3. **文化艺术**　满语属阿尔泰语系,满文是16世纪末参照蒙古文字母创制的。满族文化非常发达。大量的神话、传说内容丰富,风格独特,是萨满教的精神核心及概括性展示。既有口耳相传的,又有文字记载的。满族神话按内容可分为:

(1) 起源神话:包括人类起源、万物起源、文化事物起源等。

(2) 宇宙关系神话:在萨满族神话中,宇宙是喧嚣的多层的立体世界,即所谓"登天云,九九层,层层都住几铺神"。

(3) 灵魂神话:满族神话的特点,是动、植物神话、祖先神话,自然神话共融一处,并有图腾崇拜的遗迹。满族自古好歌舞,喜运动,如跳马、跳骆驼及滑冰等。旗袍是满族的典型服饰,也是现代流行服装之一,在国际上享有很高的盛誉,是中华民族文化宝库中的一朵奇葩,受到国内外妇女的青睐和赞赏。

4. **宗教信仰**　满族在历史上信奉萨满教。萨满教起源于原始渔猎时代。在各种外来宗教传入之前,萨满教几乎独占了我国北方各民族的古老祭坛,其影响根深蒂固。直到后来,甚至在佛教或伊斯兰教成为主流信仰的我国北方一些民族当中,仍可明显见到萨满教的遗留。满族还信仰佛教,在承德避暑山庄有许多喇嘛寺。佛教神祇还被纳入萨满祭祀中,甚至有的满族人为孩子取名"观音保"、"菩萨保",可见,其佛教信仰在满族人中间有着深广的影响。

(三)回族

1. **交往礼仪**　回族是我国分布最广、人口较多的一个民族。居住在全国大多数的县、市,尤以青海、宁夏、甘肃、新疆、河北、云南等省(区)分布较多。回族有着"待客要丰,持家从简"的习俗。日常见面时要问安,问者说:"色俩目尔来孔",答者说:"安色俩目"。回族的见面礼,表情大方庄重,右手握拳,伸出拇指,向里压放胸前,微鞠躬,表示内心敬重对方,衷心祝愿。对回族人的邀请不能随便拒绝,如有特殊情况要讲清原因,并表示谢意。有客人来访时,主人要迎到大门外,客人进屋入座后,立即献上香茶,端上瓜果点心等招待,而且所有家庭成员都要与客人见面、问好。若是老年客人,在冬季要烧热炕请老人坐,并献上"五香茶"或"八宝茶"。男主人与客人愉快交谈,女主人准备丰盛饭菜款待客人;就餐前要先洗手。入席时,谦让年长者入座上席。进餐时,首先上盖碗茶,上席长者动筷子后,其他人才能进食。小口进食,不说污言秽语;饮水时,要小口慢饮。给客人加菜、倒水时,要向内拨、倒,忌讳反手向外拨、倒。客人道别时,主人应满面笑容,一再挽留。全家人都要与客人道别、祝福。对待贵客、远客还要送出村庄或城镇才能分手。

2. **习俗禁忌**　切忌从正在做礼拜的老人面前走过;回民禁吃一切动物的血和自死的动物,不吃猪肉、犬肉、猎食其他动物的猛兽等。进回族清真寺忌抽烟。

3. **文化艺术**　回族讲汉语,通用汉文字,是一个文化发达的民族,在中华民族文化史上占有突出的地位。许多重要学术领域都有其杰出代表人物。

4. 宗教信仰　回族人普遍信仰伊斯兰教。伊斯兰教对回族的形成和发展有着深刻的影响作用(参考前述的伊斯兰教内容)。

（四）苗族

1. 交往礼仪　苗族是我国最古老的民族之一,人口众多,分布辽阔。他们主要分布在贵州省境内,少数分布在湖南、四川、云南、广东等省及广西壮族自治区的部分地区。苗族人开朗大方、勤劳朴实,不论是熟人或陌生人,见面均互相问候一句"鸟荣"(一切可好)。苗家在屋梁上挂着各种粮食,是五谷丰登的象征。门口挂着的牛角是用来敬酒的,也是用于驱邪的吉祥物。据说到苗家作客时,只要摸摸牛角就会给你带来好运。踩踩堂屋中间的木板,称"平安桥",能让人平平安安,万事如意。苗族人把会讲苗语的外族人奉为上宾接待。苗家人待客必杀鸡宰鹅。如是远道贵客,则在寨前摆酒迎接。苗族传统是鸡头要敬给长辈。主人常常把鸡头夹给客人,客人应该双手接过鸡头,再转献给在座老人或长辈。有的地方由老人或长辈用筷子把鸡心或鸭心夹给客人,客人则必须把鸡心分给在座的老人。鸡杂、鸡肝要敬老年妇女,鸡腿则留给小孩。男性客人一定要接受苗家的敬酒,如实在不会喝酒,应该非常有礼貌地说明,否则将会失去苗族同胞的信任。

2. 习俗禁忌　苗族禁忌很多,如忌踩三脚,忌坐火炕上方,忌震"龙岩";父母健在忌戴白帕,大年三十忌吹柴火、忌外人来串门。忌讳别族人称呼自己为"苗子",认为这是带侮辱和挑衅性的语言。吊唁人家的老人过世忌说"死"字,只能说"老了";吊唁别人的孩子夭折也忌说"死"字,只能说"跑了"。

3. 文化艺术　在数千年的历史发展中,苗族形成了优良的民族传统,创造了丰富多彩的物质文化和精神文化。包括服饰住食、婚嫁丧葬,以及礼仪节庆、信仰禁忌等等。其中如男女青年的对歌求偶,服饰方面的银饰、花边,饮食方面的腌鱼、油茶,"干栏"式住屋和吊脚楼,等等都是很有代表性的,其遗风遗俗,至今犹存。苗族传统医药,俗称"苗医"、"苗药",内含广博,诊治独到,是中华民族传统医药学宝库中的珍贵遗产。苗族素有习武风尚,世代相传,创造和发展了自成流派的"苗拳"、"苗刀"、"苗棍"等等。苗族民间文学相当发达,包括神话、传说、故事、寓言、笑话、古歌、史诗、叙事诗、抒情诗歌、酒歌、礼词、巫词、理词、议榔词、谚语、谜语、童谣,等等,几乎是应有尽有。苗族人能歌善舞,最流行的舞蹈有芦笙舞、鼓舞、傩舞等。

4. 宗教信仰　苗族的主要信仰有自然崇拜、图腾崇拜、祖先崇拜等原始宗教形式,苗族社会迷信鬼神、盛行巫术。苗族对一些巨形或奇形的自然物,往往认为是一种灵性的体现,因而对其顶礼膜拜,酒肉祭供。其中比较典型的自然崇拜物有巨石(怪石)、岩洞、大树、山林等;对大量的名目繁多的"鬼"的崇拜等等;祭礼典仪方面的巫师歌舞娱神、傩戏傩舞,椎牛祭祖、芦笙踩堂等,也多带着一种十分古朴、原始的神秘色彩。

（五）维吾尔族

1. 交往礼仪　维吾尔族主要集中在我国新疆维吾尔自治区,其中大部分居住在南疆。作为一个古老民族,他们的生活习俗具有独特的民族风格。维吾尔族是一个非常重礼仪的民族,他们热情好客、崇尚礼节,且有严格的礼仪讲究。不同阶层、性别、年龄的人,是否信教、关系亲疏的人,见面礼节各有不同。由于宗教的教规和传统的习俗,人和人在日常生活中交往,总的原则是:晚辈礼让长辈,男子礼让妇女,年轻礼让年长。两名男性见面时,必说"萨拉姆","萨拉姆"原为阿拉伯语,意为"平安、和平"。两名女性见面时,脸颊相贴、拥抱,然后相互问候。过去习俗规定,男女见面时,只问候,不准握手。如果家中只有女人时,男客人不得入内。家中来了客人，全家人都要出来迎接，女主人用托盘端茶送水，并将家中好吃的食品都端出来。招待尊贵的客人，必须用手抓羊肉、拉条子等美味佳肴款待。入席时，要让尊者靠近壁炉的首席就座。上炕要跪坐，即双腿伸直，脚底朝天。饭前，由主人手执陶罐或阿不都瓦壶，连续三次倒水，为客人依次净手，然后用毛巾擦一擦双手，切不可将沾在手上的水甩掉或双手抖落。吃饭时，不要拨弄盘中食物或用鼻子嗅食物，勿让饭屑落地，碗中不剩食物。共用盘子吃抓饭时，不伸手乱抓，也不将自己抓起的饭粒再放回盘中。吃馕时，应将馕掰成碎块，不要囫囵啃咬。主人收拾餐具后，客人方可离席，否则即为失礼。

2. 习俗禁忌 维吾尔族对于禁忌非常严格，住宅大门禁忌朝西开。跪坐时禁忌双腿伸直，脚底朝人。禁吃一切动物的血和自死的动物。进入墓地和清真寺，禁止携带污浊的物品。

3. 文化艺术 维吾尔族有历史悠久、风格独特的文化艺术。维吾尔族人能歌善舞，在农村中，结婚、节日、欢迎贵客以及一切喜庆的日子，男女老幼都载歌载舞，传统的舞蹈有顶碗舞、大鼓舞、铁环舞、普塔舞等多种，而赛乃姆是最普遍的舞蹈，全疆尤其盛行于南部地区的"夏地亚纳"，是一种欢乐的民间集体舞。维吾尔族的民族乐器有十几种，常用的有"达甫"（手鼓）、"独他尔"、"热瓦甫"等，新疆维吾尔民间文化艺术在其发展历程中形成了最具代表性的木卡姆。木卡姆艺术唱词包括哲人箴言、先知告诫、乡村俚语、民间故事等，维吾尔木卡姆艺术的音乐形态丰富多样，有多种音律，繁复的调式，节拍、节奏和组合形式多样的伴奏乐器显示出鲜明的民族特色和强烈的感染力。维吾尔木卡姆艺术2005年入选联合国教科文组织"人类口头和非物质文化遗产代表作"。

4. 宗教信仰 维吾尔族人民在历史上曾信仰过萨满教、摩尼教和佛教等宗教。到了15世纪时，伊斯兰教排除了其他宗教，在维吾尔族地区逐渐占据统治地位，成为全民信仰的宗教。伊斯兰教对维吾尔族的政治、经济、文化和生活习俗方面的影响，都是十分深远的。维吾尔族大多数人信仰逊尼派的教法学派之一哈乃斐派，也有相当一部分人信神秘主义派别的苏菲派，在新疆称为依禅派，还有少部分人信仰瓦哈比派。逊尼派自称正统派，是伊斯兰教教徒最多的一个派别，崇奉《古兰经》，相信末日和来世，注重五功（念经、礼拜、封斋、纳税、朝觐）。每天五次礼拜，每七天一次主麻（集体礼拜）。礼拜寺是逊尼派教徒进行宗教活动的场所。礼拜寺的种类和大小不同：有居民礼拜寺，主麻礼拜寺和行人礼拜寺等多种。在维吾尔族中信仰依禅派的人主要分布在和田、墨玉、莎车、库车等地，在喀什、疏勒、疏附、吐鲁番以及伊犁地区也有很多信徒。

二、部分国家习俗文化

埃及是世界上四大文明古国之一，它位于中东地区，地跨亚、非两大洲，大部分国土位于非洲的东北部。绝大多数居民是阿拉伯人。埃及的主要宗教是伊斯兰教，居民大多数信奉伊斯兰教。莲花被定为国花，猫为国兽，橄榄石为国石。

（一）埃及习俗文化

1. 交往礼仪 在人际交往中，埃及人所采用的见面礼节，主要有拥抱礼或亲吻礼。会根据交往对象不同而方式不一。常见的亲吻形式有三种：

（1）吻手礼：向尊长致敬或向恩人致谢。

（2）吻面礼：用于亲友之间，尤其是女性之间。

（3）飞吻礼：用于情侣之间。埃及人常用的问候语有"祝您平安"、"真主保佑你"、"早上好"、"晚上好"等。

埃及人热情好客,到埃及人家做客,应注意以下三点:

(1)应事先预约。

(2)通常穆斯林家里的女主人不待客的,故不要对其打听或问候。

(3)就座时勿将足底朝外,更不能朝向对方。

2. 习俗禁忌 埃及人最忌讳用左手相握;在埃及人家中用餐的时候,不能用左手取食,不能在用餐时与别人交谈,忌喝酒。用餐之后,要洗手。主人送上的茶水必须喝光。如有余茶,会触犯埃及人的禁忌。

埃及人喜欢美丽华贵的仙鹤,寓意喜庆与长寿。讨厌猪和大熊猫。埃及人最喜欢绿色和白色,分别代表"吉祥之色"和"快乐之色"。讨厌黑色和蓝色,视为不祥之色。

(二)英国的习俗文化

英国位于欧洲西部,绝大多数居民信奉基督教,少数信奉天主教。在英国,玫瑰被定为国花,知更鸟为国鸟,砖石为国石。

1. 交往礼仪 英国人注重礼节和自我修养,为人处世较为谨慎和保守。他们在待人接物上讲究含蓄与距离,喜欢孤芳自赏,不愿与别人过于亲近。他们是社交场的"绅士"。英国人见面礼节主要是握手礼。且握手时简短、有力、毫无拖延之意。与英国人讲话要十分客气,办事说话要委婉如"请"、"谢谢",不要使他感到有命令的口吻。否则,你会遭到冷遇。英国人严守时间,遵守诺言,请英国人吃饭或拜会,必须预约,并准时到达。"女士优先"是英国人人皆知的行为准则。英国人最怕老,因此在称谓中不要有"老"字,也不要在交谈中对其年龄有暗示,不必要的搀扶也会引起对方的不愉快。

2. 习俗禁忌 英国人十分忌讳百合花、菊花,视为死亡的象征。英国人厌恶大象和黑色猫;非常忌讳带有人像、大象、孔雀、猫头鹰的图案。如果数字"13"与"星期五"恰巧碰在一起,他们会有大难临头之感。英国人接受贵重的礼物。凡涉及私生活的服饰、香水、肥皂,带有公司标志与广告的物品,不宜送给英国人。巧克力、鲜花、威士忌、工艺品以及音乐会票是送给英国人的首选。在英国,拍打别人,跷二郎腿,右手拇指与食指构成"v"形时,手背向外,都是失礼的行为。吃饭的规矩更复杂,吃饭时,身子坐直,不准高高兴兴地问别人或不停地交谈。喝汤时不能发出声响,并用匙的一侧从里往外舀,不能端着汤盆把剩下的汤全喝完。

(三)法国的习俗文化

法国位于欧洲西部,西部面临大西洋。绝大多数居民信奉天主教,少数人信奉基督教、犹太教或伊斯兰教。鸢尾花为国花,公鸡为国鸟,珍珠为国石。法国人喜欢蓝色、白色和红色。

1. 基本礼仪 法国人是最为著名的"自由主义者",渴望自由,但纪律较差。法国人天性浪漫热情、诙谐幽默、善于雄辩、爱冒险、视社交为人生重要内容。法国的美食、时装和艺术是世人有口皆碑的,因而法国人拥有极强的民族自尊心和民族自豪感。他们认定法语是世间最优美的语言。与法国人交谈时若能讲几句法语,一定会使对方热情有加。法国人讲究骑士风度,尊重妇女。以"护花使者"为男人的天职与荣幸。见面的礼节主要是握手礼、拥抱礼和吻面礼。吻面礼使用最多、最广泛,寓意亲切友好。法国人喜用谦称,多为第一人称复数,或者是第三人称,即"敝人"或"敝公司"等。交往时回敬其谦称或敬称,他们会很受用。

2. 习俗禁忌 法国人将仙鹤视为淫妇的化身,孔雀视作祸鸟,大象象征笨汉,核桃代表不吉利。法国人厌恶黑桃图案。法国人忌讳的色彩是黄色与墨绿色,忌讳数字"13"和"星期五"。一般情况下,13日不外出,不住13号房,不坐13号座位或13个人同桌进餐。不宜以刀、剪、剑、餐具或带有明显广告标志的物品赠予法国人作为礼物。用餐时只吃不谈,是不礼貌的。两手允许放在餐桌上,但不许将两肘支在桌上。放下刀叉时,将其一半放在碟子上,一半放在餐桌上,否则视为不礼貌。不吃宠物、肥肉、肝脏之外的动物内脏、无鳞鱼和带刺带骨的鱼。

（四）俄罗斯的习俗文化

俄罗斯位于欧洲东部和亚洲北部,是国土面积最大的国家。俄罗斯人最主要宗教是东正教,绝大多数居民信奉此教。太阳花被定为国花。俄罗斯人普遍喜欢红色。

1. 交往礼仪　俄罗斯人性格开朗豪放,注重礼貌,见面时互致问候,行握手礼。但熟悉的人尤其是久别重逢时,则与对方热情拥抱。献上"面包和盐",这是给予对方极高的礼遇,来宾必须欣然笑纳。

2. 习俗禁忌　拜访俄罗斯人时,赠以鲜花最佳,送女士的鲜花宜为单数。他们讨厌黑色,黑色仅用于丧葬活动。数字"7",被认为是成功、美满的预兆,十分忌讳"13"和"星期五"。俄罗斯人非常崇拜盐和马,十分厌恶兔子和黑猫。不允许以左手接触别人或递送物品,他们主张"左主凶,右主吉"。拜访俄罗斯人,进门后应立即自觉脱下外套、手套和帽子,摘下墨镜,这是一种礼貌。俄罗斯人多用刀叉进餐,忌讳用餐发出声响。吃饭时只用盘子而不用碗。当他们将手放在喉部,表示已经吃饱。

（五）美国的习俗文化

美国本土位于北美洲的中部。美国居民以白人为主,其次是黑人,还有少量的土著居民以及亚洲人、南美人。美国人大多信奉基督教,小部分人信奉天主教。玫瑰花被定为国花,山楂为国树,白头雕为国鸟,蓝宝石为国石。美国人最喜欢的色彩是白色。

1. 交往礼仪　美国人性格外向,热情直爽,不拘礼节。见面礼非常简单,一般情况下,同外国人见面,美国人常以点头微笑为礼,或者向对方"嗨"上一声作罢。只与亲朋好友亲吻、拥抱。多数美国人喜欢别人直呼其名,表示亲切友好,而不爱用先生、夫人、小姐之类的称号。访问必须预约,最好在抵达前,先通个电话告知。贸然登门是失礼的。即便是给亲朋好友送礼,也要事先告知,否则最好把礼物直接放在家门口,再通知他自己去取。如夜间有客来访,不能穿睡衣迎客。到朋友家做客,必须预备小礼物送给主人。在美国,凡是服务性项目均需付小费,客房服务、旅馆门卫等,需付不低于1美元的小费,在饭店吃饭结账时收15%小费。

2. 习俗禁忌　美国人忌讳数字"13"、"3"和"星期五"。视蝙蝠为吸血鬼与凶神。美国人视自己的年龄、妇女婚否、东西的价钱、个人收入和财产状况为个人隐私,忌询问。忌向妇女送香水、衣物、化妆品等物。忌送带有公司标志的礼物,有做广告的嫌疑。正式场合,美国人讲究礼节、讲究服装,注意整洁,穿西装较好。特别是鞋要擦干净,手指甲清洁。美国人一般以刀叉就餐,习惯于用右手执叉,左手执刀,将菜切割完毕后,放下餐刀,右手执叉取食。

三、各国习俗文化与护理

不同民族和文化背景下,可产生不同的生活方式、宗教信仰、价值观念,护士应注意患者价值观念的差异。尊重患者的价值观念和风俗习惯,满足他们的自尊心和愿望。

我国是多民族国家,由于人们所处的文化背景和社会环境不同,生活方式与习惯、道德、信仰、价值观和人生观差异较大,对同一个问题有不同的解释方式、心理体验和感受,护士应尊重、宽容和谅解服务对象的语言和行为,一切从服务对象的感受和需要出发,做到"用服务对象的心来感受世界,用服务对象的眼睛来看待世界"。不能因为服务对象使用了与自己不同的文化来解释事情的发生及健康问题,就认为服务对象荒唐可笑、不可理喻而不理睬,更不可取笑服务对象。如有的民族认为其身体不适,是亲人死亡后的鬼魂附体,此时护士应根据服务对象的知识结构与文化背景和服务对象沟通,理解服务对象的心理与行为,正确地进行引导和护理。

在与不同国家不同宗教信仰的服务对象交流时,还应特别注意文化习俗禁忌。如许多国家的人忌讳"3"、"13"、"13 号与星期五相遇",护士应予以避免为患者安置此类数字的床号或在忌讳日安排患者不愿的护理活动。

为了完善多元文化护理,护士应具备良好的专业和文化素养,努力学习各种社会文化知识,掌握多元文化的价值观、信念与习俗,尊重不同文化背景下服务对象的文化要求、对健康与疾病的观念、宗教信仰和行为方式,将护理工作与服务对象的文化背景密切结合,针对服务对象的文化背景,创造适合服务对象的文化环境,制定切实有效的护理计划,提供符合服务对象需要的高品质护理服务。

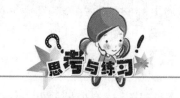

思考与练习

1. 列表说明世界上三大宗教的主要礼仪、节日名称及时间、教规及习俗禁忌。

2. 请写出我国少数民族的基本礼仪、节日名称及时间、习俗禁忌。

3. 请说出部分国家的基本礼仪、国鸟、国花、民族嗜好及习俗禁忌。

4. 一位来自英国的男性糖尿病患者,信仰伊斯兰教。忌肉食,喜欢甜食。一年前大学毕业后来到中国从事环保技术研究。就医时全身水肿,吃不惯中国食品,不愿忍受糖尿病患者的饮食,不适应中国病房的设施。时间观念强,讲究效益原则。不喜欢护士整理他的物品。要求固定的护士为其提供西方式的护理关怀。请回答:

(1) 如何使该患者适应其目前的状况?

(2) 与该患者交流时应注意哪些禁忌?

(3) 上网查询英国的护士护理糖尿病患者的常用方法。

(丁 璐)

主要参考文献

1. 田民,郭常安.护理人际沟通.杭州:浙江科学技术出版社,1999

2. 王斌.人际沟通.北京:人民卫生出版社,2004

3. 金正昆.服务礼仪教程.北京:中国人民大学出版社,2005

4. 李成江.护士礼仪与行为规范.北京:中国科学技术出版社,2006

5. 方立珍.护患沟通技巧.长沙:湖南科学技术出版社,2004

6. 田丽明,张玉水.礼仪课堂.北京:中国农业科学技术出版社,2007

7. 彭幼清.护理学导论.北京:人民卫生出版社,2004

8. 张书全.人际沟通.北京:人民卫生出版社,1999

9. 李峥.人际沟通.北京:中国协和医科大学出版社,2004

10. 陈文.职业礼仪.合肥:安徽教育出版社,2009

11. 史瑞芬.护理人际学.北京:人民军医出版社,2009

12. 陈刚.护理与人际沟通.合肥:时代出版传媒股份有限公司,2009

13. 沈杰.沟通无处不在.北京:新世界出版社,2009

14. 张书全.人际沟通.北京:人民卫生出版社,2008

15. 王茂跃.现代社交礼仪.芜湖:安徽师范大学出版社,2010